地域を紡ぐ包括的医療・ケア

―「支えあう地域」をめざして

松浦　尊麿

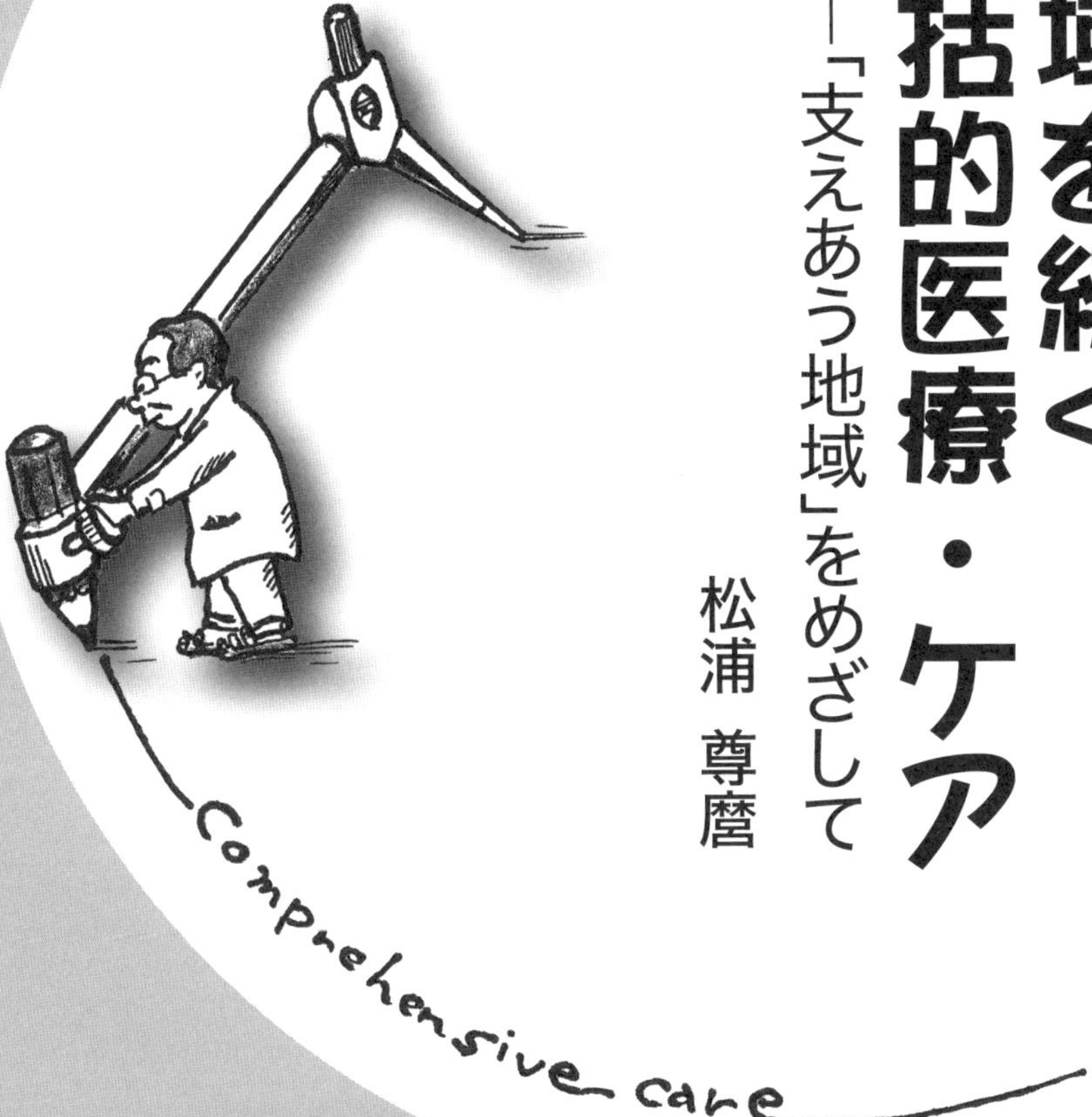

大垣書店

地域を紡ぐ包括的医療・ケア

発刊に寄せて

長野・佐久総合病院名誉院長　松島松翠

広島県の南東部、瀬戸内海には、小さな島がたくさん名をつらねている。その中の一つ、上蒲刈島で生まれ育った松浦先生が、研修のため、佐久病院へ勤務することになった。昭和47年（1972）のことである。

先生は、大学を出て外科の医局で研修中であったが、佐久へ行くきっかけとなったのは、若月俊一著「村で病気とたたかう」（岩波新書）という単行本であった。

佐久病院では、すでに大分以前から予防活動に力を入れていた。「病院祭」と称して、臼田町の「小満祭」に合わせて病院を開放して衛生展覧会をやり、住民の衛生教育をしていた。さらに昭和34年（1959）からは、近くの八千穂村という村で、村ぐるみの健康管理を開始した。

佐久病院へ赴任した松浦先生は、外科の研修後、内科に移って診療に従事しながら、やがて地域の健康管理活動にも取り組むことになる。日本で最初の地域ぐるみの健康管理である八千穂村での全村健康管理活動は、やがて長野県全域に拡大することとなったが、先生は、当時、無謀と言われたその取り組みに、私と一緒に打ち込んだ、いわば同志である。

佐久病院ではよく酒を飲む。終戦後頃は食料もそれほど十分にはないというのに、酒だけはいつもあった。それで、やがて病院のことを佐久病院と言わず、「サケ病院」と言うようになった。もちろん、ただ飲むだけではない。飲みながらいろいろ議論をするのである。若月先生もいつも顔を出して一緒によく飲んだが、それは、職種間の垣根を越えた学習の場でもあった。

当時は、各職場の奥にも酒はあったから、松浦先生が、夕刻、どこかの職場の前を通ると、必ず「先生、一杯やっていかねえかい」と誘いの声が飛んでくるのであった。「まだ一人もんだそうじゃねえかい。寮みたいなさびしいところへまっすぐ帰るこたぁねえよ」と。職員たちの優しい心使いが身に染みたと、松浦先生は言う。

昭和57年の初春、瀬戸内海で最も大きい島である淡路島の西海岸にある五色町から、斎藤貢五色町長が佐久病院へやってきた。五色町では、今度「健康な町づくり」を目標に、町起こしを目指すので、五色町の国保診療所に、所長として松浦先生に来てほしいというのである。今度は行政としてかかり合うことになるのだが、松浦先生はこれを受け入れ、行政の立場で新たな取り組みを始めることになった。淡路島の国保五色診療所は、「健康の丘」と名付けられた小高い丘陵にあり、診療所からは瀬戸内海を見晴らすことができた。

先生の最初の著書には、五色診療所での在宅ケアに取り組んだ初めての経験が語られている。五色町に赴任して間もなく、松浦先生の前にもさまざまの病気を持つ老人たちが現れて来た。

町に多い生活習慣病の早期予防のためには、学童期からその対策を講じなければならないと考えた先生は、保護者や学校の先生、教育委員会、町の医師会などを説きふせ、合同で学童期からの生活習慣病健診や学校での健康教育を進めることになる。学童への健康教育をはじめた当時を振り返り、「血圧だとか動脈硬化などを、どう小学校生に理解させるか、頭を痛めた」と述べている。

診療の合間に、看護師さんたちの手伝いを得ながら、動脈硬化の風船モデルや血液の流れを示す実験道具をつくるのに苦心されたと聞くが、松浦先生のこの大工仕事とともに、「住民協働型」の保健・医療・福祉の町づくりが始まった。

平成元年の勤労感謝の日に、第一回の「住民のつどい」が開かれた。言わば「住民学会」である。同じ課題をもつ住民の人たちが一緒に学習したり、実践したことを皆の前で発表しあうのである。それが終了すると、健康グループやボランティアグループが持ち寄った「健康食」パーテイを開き、活動グループの交流が行われる。住民が主体的に、健康づくり、地域づくりに動き始めたのだった。そのうち、新たに劇団をつくるという話が出てきた。高齢化で生じている問題や、みんなで支えあっていかなければならないことを、劇を通して皆に訴えていこうというのである。役者に選ばれたおばちゃんたちは、はじめは怖気づいていたが、ものの一週間もすると、いっぱしの役者に変身した。「えらい有名になってしもうて、映画俳優みたいに、サングラスかけて歩かなならんように なってしもうた」などという、おばちゃんたちのエピソードが、先生の著書で面白おかしく書かれている。

年月がたち、松浦先生も定年間近となり、五色町が市に吸収合併されるのを機に、大学の看護リハビリテーション学部教授として教鞭をとることになるのだが、数年を経て、兵庫県の山間部の多可町にある「多可赤十字病院」に、院長として招聘されることになったのである。

多可赤十字病院に赴任した当時に掲載された新聞紙上で、松浦先生は「老後も住み続けることができる農山村であるためには、専門職や保健・医療・福祉施設からの支援だけでなく、専門的医療・ケアと住民相互の支援が連動する仕組みがなくてはなりたたない。また、医療だけでなく、地域内の各種施設・事業所と連携を図りながら、住民の健康問題や要支援世帯へ複合的な支援を融合的に推進する必要がある。農山村存続にとっても、それらの取り組みを通して地域づくりにもかかわる医療でなければならない」と、その思いを述べている。

地域の状況が変わる気配がないことを感じた先生は「狭い医療観のなかに閉じこもり、地域の抱える問題を横目に見る傍観者であるべきではない」「病院が動けば地域も動く」と職員のやる気を鼓舞した、と聞く。

そのうち、集落で「向こう三軒両どなり」の地域づくり活動が始まり、今、その動きが全町に拡大しようとしている。「共に支えあうまち」づくりにむけ、その活動はとどまることがない。

この著書では松浦先生の地域づくりにむけた40年にわたる、たゆまない取り組みと、そこから得られた教訓が事細かに綴られており、これからの我が国の地域医療、包括ケアのありようを指し示す極めて貴重な内容となっている。

はじめに

兵庫県の山間にある病院に院長として赴任するよう要請があり、65歳になって、また地域医療の現場に舞い戻った。

今更、自分に何かできるというのかと自問もしたが、足腰が立つ間は、現場に身を置き余生を生きてみたいと思った。

どのような地域で生きようとも悲喜こもごもの人生だが、誰しも、やがては命を終える定めに身を委ねていることに変わりはない。しかし、生活の場でそのことを達観し、いかなる困難をも受けとめ、心静かに生きていくことは至難である。

老いの苦しみ、病の苦しみ、死んでいく苦しみを少しでも軽減したいという願いが、科学や、それぞれの苦しみに対応する専門職を育むこととなり、「ケア」の捉え方も細分化された感がある。

五色町時代から私は「包括的地域ケア」という呼称を多用していたが、内心では、ケアそのものが包括的な概念であり、「包括的」と頭に冠することに躊躇を覚えていた。しかし、「ケア」というと、細分化されたそれぞれの分野での「ケア」という狭い意味で理解されがちな当時の時代背景のなかで、あえて「包括的」と述べてきた。

本書は、地域で経験してきた医療・ケアの取り組みの経緯に沿って、その事業の取り組みに至ったエピソードにふれながら、事業の概要を紹介し、取り組みについての省察も試みた。また最終章では、地域医療・ケアに関連する事柄について、これまで折に触れて書き留めた私見を「地域医療・ケア考」としてまとめた。あれもこれも詰め込んだという印象であるが、単なるエピソードや事業記録だけでは、実践をとおしての思いが十分に伝えられないという危惧の念から無理な構成となった。

五色町での取り組みのドキュメント記録は「死んだてか、まだ生きとらよ」（厚生科学研究所）で、実践記録としては、「保健医療福祉の連携による包括的地域ケアの実践」（金芳堂）で、学生向けには「地域ケア総論」（久美出版）で書き留めたが、地域医療、地域ケアのあり方が問われている今日、約40年前から包括的地域ケアの基盤づくりにむけて、私どもが試行錯誤したことがそのまま今日の課題であり続けていると感じることが多かった。その思いから、化石のような古い取り組みもあるが、これまでの取り組みとその省察、私の実践思想ともいうべき事柄をあらためて整理し、参考に供する意義もあるのではないか、と考えるに至った。

本書は短い年月であったが多可赤十字病院に赴任してからの取り組みも追加し、総集編としてまとめた。

目次

おわりに

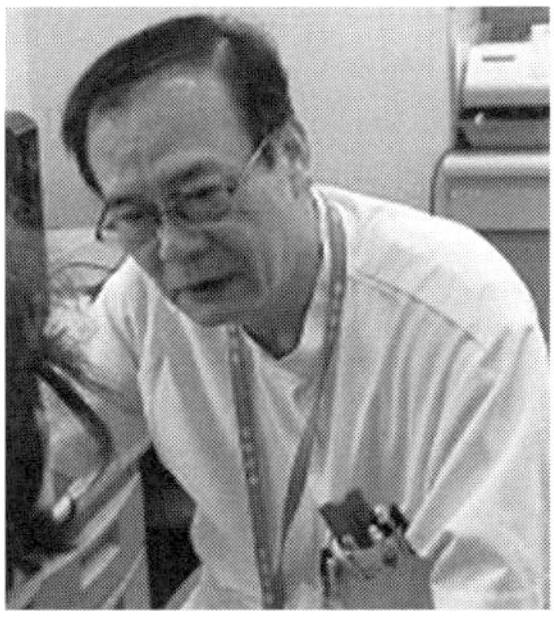

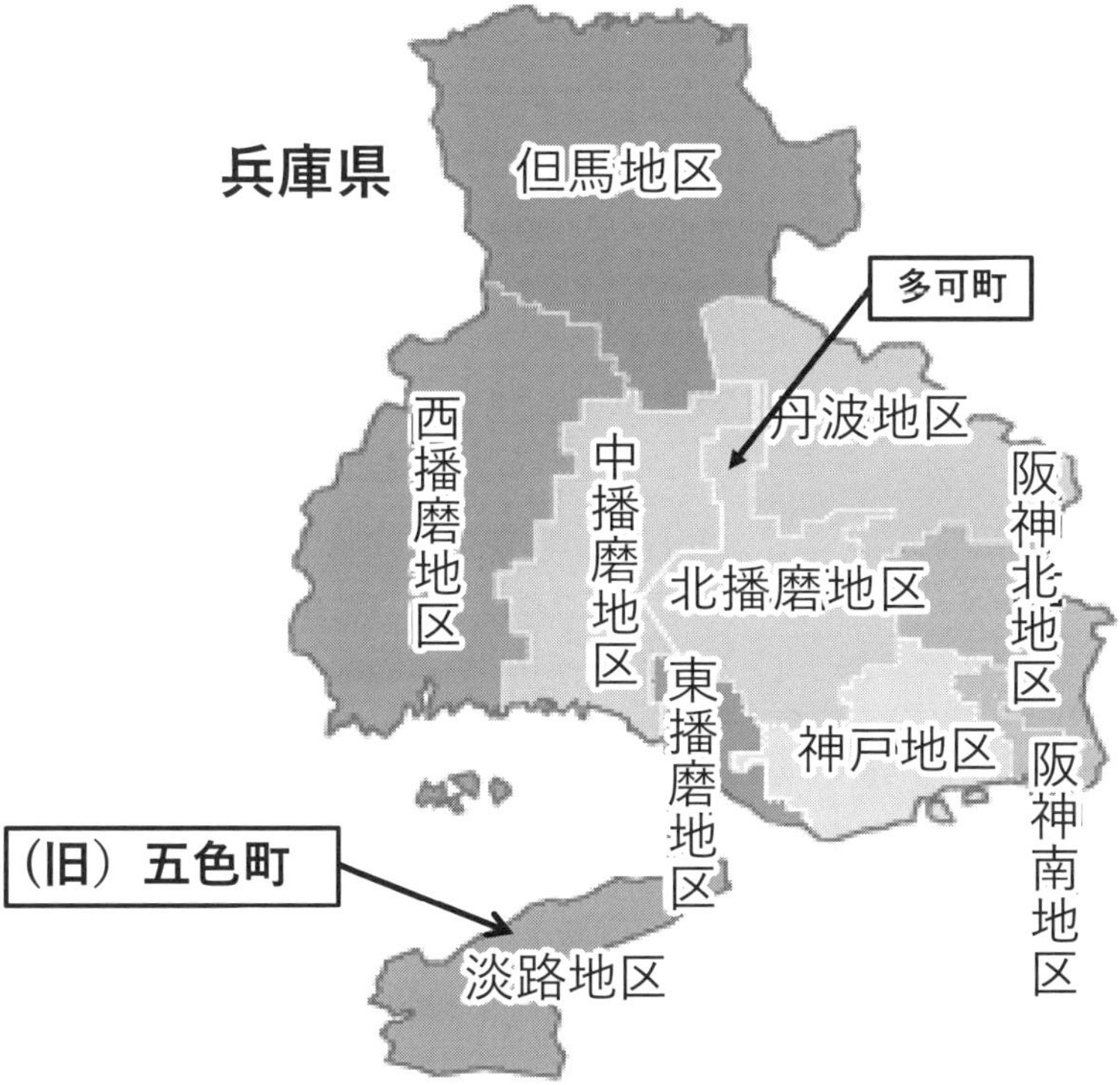

兵庫県
但馬地区
多可町
丹波地区
西播磨地区
中播磨地区
北播磨地区
阪神北地区
東播磨地区
神戸地区
阪神南地区
（旧）五色町
淡路地区

第1章　農村での医療を志して

「農村医療のメッカ」佐久病院との出会い

なんとか医大に入学したものの、大学紛争が全国的に拡大していくさなかで、私たちの大学生活は荒れた環境に翻弄され、学生時代を謳歌する余裕もない暮らしだった。

卒業後、どういう道をたどったらいいのか皆目見当がつかないまま、結局、私たちの学年は、崩壊したインターン制度のなかでそれぞれ、医局に所属して見よう見まねの研修を余儀なくされた。外科の医局に入ったものの、紛争のあおりでギスギスした雰囲気の大学に嫌気がさしていたとき、若月俊一著の「村で病気とたたかう」という単行本を手にした。

昭和20年から始まる信州の農村での医療活動は、私のすさんだ気持ちを揺さぶった。漠然とした思いの霧が晴れるのを感じながら一気に読み終えた私は、無謀にも何のつてもない佐久病院に電話してしまった。一度来てみるようにとの返事に、夜行列車に飛び乗った。

いきなり尋ねた得体のしれない者にもかかわらず、事務長は院長との面談を計らってくれた。本の著者である若月俊一先生に出会うことに戸惑いながら、応接室で硬直していると、まもなく先生が入ってきた。

「どうもどうも、お待たせしちゃって」

若月先生の第一声であった。満面の笑顔で、若造に対しては不釣合いなほど丁寧な物腰に、固まっていた体が一気に溶解した心持だった。

身の上を聞かれ、はっきりした記憶はないが、たどたどしく、何の具体性もない思いを話したように思う。

「ここは何もないところですよ…。どうしてこんな田舎に…。」

若月先生は、若者を諭すような口調で尋ねられた。

「大学にいると、ダメになりそうで…。」

なんと言っていいかわからず、不遜なことを口走ってしまった。

「大学にいるとダメになりますか…。ハハハ、若いっていいね、事務長さん」

傍らに座っている事務長に向かって先生が高笑いした。

面談が終わり、せっかくだから、と事務員の方に院内を案内してもらった後、事務長にお礼の挨拶をした。

「いつからこられますか?」すかさず事務長に聞かれた。

「面接で、院長がいつでもいいよ、と言ってるよ」

事務長の言葉に、「エッ」と絶句してしまった。

あれが面接だったのか。いつでもいいって、病院は大丈夫なのか。あまりのあっけなさに逆に病院の立場を慮ってしまった。

それから、ほどなく、住み慣れたアパートを引き払い、夜行列車で信州に向かった。

病院のある臼田の駅に降り立ち、初冬の風に凍りつくような寒さを感じながら千曲川に架かる橋を渡った。そこから田んぼの中にそびえる巨大な病院の姿をあらためて眺めた。

かくして、佐久の地で学ぶことになったが、入職すると第一線の野戦病院みたいで、その忙しさたるやすさまじいものがあった。

佐久病院は現在、佐久地域に高度急性期をになう佐久医療センターが開設し、従来からの病院とあわせ近代化されているが、今思えば、若月先生や佐久病院を築きあげてきた先生方も健在で、開設当初からの生々しい苦難の日々を語ってもらえる貴重な時期だった。

若月先生が佐久に赴任されたのは昭20年のことだが、当時、病院はわずか20床で医師は2人だったと聞く。以来、劣悪な生活環境と貧困のなかにあった農村に身を置き、住民の病気や衛生環境の改善に邁進し、村のなかでの劇を通じた衛生講和や出張診療班による潜在疾病の早期発見、八千穂村での全村健康管理の開始など、農村に飛び込み、その時々の問題の改善にむけて地域の人びととの共感性を育み、科学的な分析も常に行いながら取り組んでいかれた。昭和22年（１９４７）には農民や農協関係者も参加した長野県農村医学会を立ち上げ、さらに日本農村医学会、アジア農村医学会の設立、国際農村医学会発展の中核的施設として、農村の暮らしと健康問題に取り組む世界の人びととの連携の輪がひろがっていった。

農村の課題は時代とともに変化していったが、農薬中毒や農機具災害から農民を守る活動などに果敢に立ち向かい、先生に共感した医師が次々に集まり病院の規模も大きくなっていったのである。近年では高齢者の医療や介護、福祉などのネットワークの構築のもとで、地域ケア科を中心とした在宅医療・訪問看護・ケアマネジメントなどが行われるにいたっている。

いまや県内で最も規模の大きい病院となったが、規模もさることながら、いずれの時代も、農村地域の現実の問題を直視し、つねに農村住民の立場にたった医療を担っていく姿勢が貫かれ、その意気込みは若い医師や職員たちに受け継がれている。

無謀に飛び込んでいって、無我夢中で過ごした10年だったが、私の人生において、実にかけがえのない経験をし、さまざまな職種の人たちから学ぶことの多い時期だった。

心に留まる先生と言葉

佐久病院時代、私の実践思想に少なからぬ影響を与えることとなった松島松翠先生の人物像と、心に残っている若月俊一先生の言葉を紹介する。

生涯で恩師と思える人をあげるとすれば、松島松翠先生をおいて他にない、と私は密かに思っている。もちろん、若月俊一先生は偉大な先生であり、その人物像を私なりに表現すれば、現実を見据え問題を的確にとらえる透視力と実践力、冷徹に科学的探究を行う姿勢、詩をこよなく愛する心、自分に敵対する人たちさえいつの間にか巻き込んでしまう包容力、底知れぬロマンチストという多面性が混然一体となっている、とてつもない人であったが、恩師というのもおこがましい存在であった。

終戦前後から今日に至る地域医療の課題に果敢に挑戦し、職員のみならず国内外の幅広い分野の人びとに、はかり知れない感動と影響を与えてきた偉大な人である。それだけに若月先生の交友関係は幅広く、医療関係者はもちろん、文化人、ジャーナリスト、学者など、実に多彩で、先生の底知れぬ多面性を物語っている。

私はと言えば、あっけなく病院に迎え入れてもらったが、赴任後には若気の至りで浅はかな提案をしたりしていたので、若月先生にしかられることが多く、掴みどころがないおっかない先生という印象が強かった。松島先生は東大の医学部を主席で卒業され、外科におられたが佐久病院の創成期に赴任され、若月先生とともに今日の発展を支えてきた方である。健康管理部の地域活動に関心があった私は、松島先生の勧めもあって同部にも所属し、旧八千穂村の全村健康管理活動などにも参加させていただいた。直属の上司であった松島先生は、文化活動、なかんずく音楽に関心が深い方で、今なお歌い継がれている病院歌「農民とともに」を作曲された。（ちなみに作詞は若月俊一先生である）「仕事は楽しくなければ長続きしませんよ。『楽しい』ことは自発性の発露にもつながる」と言われたように、職場内が険悪な雰囲気のときも、穏やかな姿勢はくずされず、物静かに話をされていた。移動中などはいつもなにがしかのメロディーを口ずさんでおられたが、今思えば、新しい曲でも作っておられたのであろう。

病院の新しい挑戦のときには、松島先生は終始私たちとともに行動された。全県にわたる健康管理運動を広げようと始まった巡回健診事業の出張先でも皆と酒を飲みながら夢を語り、夜更けて部屋に帰ると原稿を前に黙々と思索されていたが、その真摯な姿は今なお私の脳裏に残っている。若月先生が無謀ともいえる思いを語り、松島先生が現実のなかでそれをどう具体化していくかを黙々と模索されていたが、この2人の偉人の生きざまを同時に垣間見られたことは私のかけがえのない財産となった。

若月俊一先生の言葉

◆現実のなかで実践するには、やはりセンチメンタル・ヒューマニズムは必要ではないか。センチメンタルというと諸君はすぐあざ笑うけど、人間はよく考えてみると、理論よりも案外センチメントでゆさぶられているものです。世間は一般にそうですし、また世間はそのことをよく知っている。知らないのは、案外いわゆる理論家や評論を職としている連中ではないでしょうか。

（ヒューマニズムは科学的なものでなければならない。センチメンタル・ヒューマニズムみたいな怪しげなことを言っちゃいけない。センチメンタルな言い方自身が人を惑わしやすい、という批判に対して）

◆地域の健康は、地域住民自身がつくる。私どもは専門の立場からそれにアドバイスし、援助するのです。

◆住民参加を口にするのはたやすいが、これをほんとうに実行することはむずかしい。

◆福祉は、「与えられる」ものだけではない。住民が自ら「つくりあげる」ものでもある。

◆けんかは、引き時が大切だ。決して深追いをしないこと。勝負があったと思ったら、それから先はすぐに手を握ること。敵と思っても、そのときは笑顔で酒を飲むんだよ。

◆「君たちね、この病院がなぜここまで発展してきたのか、あの無医村的状況のなかで、村の中に飛び込んでいって、農民の健康と生活から目をそらさないで、嘘も隠しもなく真正面から取り組んできた姿勢、それを世間様が支持してくれたからこそなんですよ。それを、専門技術を身につけると、自分が偉くなったような錯覚をして、ふんぞり返る職員がどれだけ多くなったか…。技術はね…、それを必要とする住民のものなんです。このままじゃ、病院は住民から離れ、大学病院とちっとも変わらなくなる。…、アカデミズムがだめだと言っているのではないんです、学問は、医療は、誰のためにあるのか、ということなんです」

(若月俊一先生が医局をはじめ幹部の居並ぶ会議でアジテーションしている場面に幾度となく出くわした。赴任してペイペイの私は、いつも片隅の方で、その迫力に圧倒されながら聞いていた)。
◆客観的必要性(ニーズ)を主観的要求(ディマンズ)まで高めることこそが、私たち技術者の任務であり、その努力が「運動」である。
◆ほんとうによい病院というのは、地域に結びついて地域住民のニーズに応えているかどうかで決まる。
◆病院がまちづくり、地域づくりと結びつくということは、地域の人と一緒になるということです。面倒くさいことだし、嫌なことも随分あると思いますよ。だけども、それをやらないで、自分たちの小さな仲良しクラブの立場だけでやっていたら、そのとき病院は腐敗し、官僚化するんじゃないでしょうか。いつの間にか民衆から離れることになるんです。それは決して「地域医療」じゃない。
◆若い医者や看護師さんたちは、もっと文学を読まなくちゃだめだよ。
◆若者よ。若い医学生よ。私はもう一度君たちに呼びかけたい。母なる君たちの郷土を愛せ。

〈出典文献〉■松島松翠編著、『現代に生きる若月俊一のことば』、家の光協会、2014

第2章　淡路島での包括的地域ケアの基盤づくり

1．（旧）五色町での取り組みの概要

（1）直面した問題に向き合い多面的取り組みへ

島に生まれた身として、いずれは島で医療に携わることを志したが、その後、縁があり、昭和58年に淡路島の五色町国保診療所に招かれ、25年にわたり農村での医療に従事することになった。

五色町は淡路島の西海岸に位置する財政基盤の脆弱な農漁村で、当時、人口はおよそ1万1000人程度であったが、人口の高齢化は県下でも指折りの高さであった。のちに研修に来た医学生の感想で「牛と年寄ばかり多いところだった」と言わしめるほど高齢者ばかりが目立つ地域だった。身を置いた国保診療所は町立の診療所であり、身分は町の公務員である。

五色町における各種の事業は、図2-1の如く、保健・医療・福祉にわたる各事業の立ち上げが、相互に作用しあいながら多面的に進展していった。診療という臨床の場や保健事業の場で遭遇した個

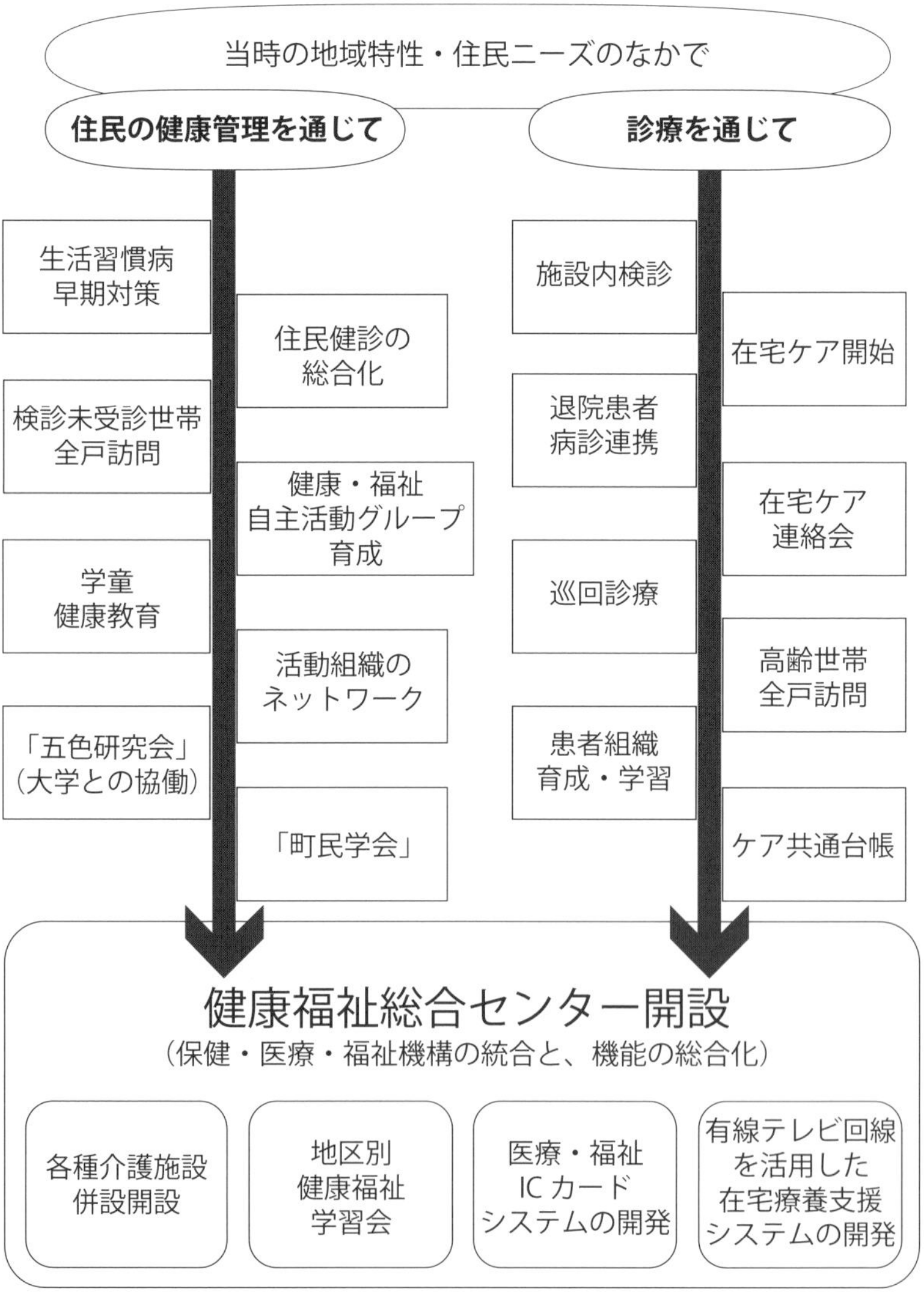

図２－１　五色町における包括的地域医療（ケア）の形成過程

別課題について、当面の対応策を試行していくなかで、次第にネットワークが形成されていくとともに、それが施策化されて事業に発展していくという経過を辿っている。

その時々の個別課題をきっかけとして立ち上がった事業は、住民の自主活動組織の連合体においても事業のあり方が論議されるようになり、住民サイドから問題提起を行うとともに住民独自の活動も行われた。このように一見ランダムにみえる各種の事業の立ち上げは、実際には、それぞれの事業が相互に触発しあい、各種のネットワークと住民活動の影響を受けながら新たな事業の創出につながっていっている。振り返れば、五色町での各種事業の立ち上げ過程はネットワーク形成の歴史だったともいえる。

（2）赴任当時に感じた地域の特性

五色町で包括的地域ケアの基盤づくりを始めた昭和58年当時の地域的特徴はおよそ次のようなものであった。

①脳出血、糖尿病の死亡率が高いことに表現される慢性疾患管理の不徹底
②注射依存にみられる住民の一発勝負的な健康観
③看護・介護の必要性の認識および知識の不足（住民、医療・福祉提供側ともに）
④行政各課の自己完結的・前例重視志向の事業推進

⑤「健康づくり」事業の画一的な実施
⑥若者の流出による人口減少と高齢化の進行
⑦中・壮年層の活力の低減
⑧保健・医療・福祉施策についての議論が行政内で希薄
⑨医療機関のプライマリ・ケア機能が乏しい

五色町の疾患統計をみると、人口の移動が少なく糖尿病素因の蓄積のためか、糖尿病の罹患率が高い、というのが印象的だった。また脳出血の死亡率も非常に高く、高血圧など生活習慣病に力を入れる必要があることをうかがわせた。一方で、住民の健康意識は、「予防」や「自己管理」意識が乏しく、体調がすぐれなければ、「注射一本打ってもらいたい」という言葉に象徴される一発勝負的医療観であった。

また、看護や介護についての必要性や知識は、住民だけでなく、保健や医療従事者にも乏しく、重症化して駆け込んだ患者に対応することが医療であるという風潮が根強く残っていた。行政としての事業は、保健部門、医療部門、福祉部門の業務やそれぞれに携わる専門職の日常的な交流はほとんどなく、いわゆる縦割り的で、制度にもとづいて粛々と事業を実施している状況であった。

当時、町長の肝いりで、健康づくりに力を入れよう、と「健康の町」宣言をしていたが、担当課でもどう「健康の町」を創っていくかという行政施策づくりに関する議論が乏しく、「宣言」が独り歩きしていると感じていた。診療所も当面の医療にあたるだけで、プライマリ・ケア機能の乏しい医療施設であった。

他方、農業や漁業は零細で、若者の流出がつづいており、住民に活気がなく、「健康づくり」だ、「生活習慣病予防」だと説いてまわる意欲が私自身そがれていたように思われる。

（3）自分の行動指針をつくる

当時、私は、「『包括的地域ケア』の基盤をつくる」という言葉を多用していたが、その意味は、住民の全ライフステージを包含した包括的なケアの取り組み、という意味であり、そのためには、保健・医療・福祉・教育分野などの連携を深め、町をあげて地域ケアを推進する、という意味をこめていた。

地域実践の場で「戦略」を立て、活動を展開していくためには、まず、地域の現状を十分把握しなければならない。また、地域ケアはサービスの提供側だけが推進するものではなく、当事者や地域住民との協働という人間相互の活動でもある。それ故に、相互理解と共感の醸成が不可欠であり、安易に、他地域の実践事例を当地に当てはめる性急さは地域ケアに携わる者の最も戒めるべきことであると感じてはいたが、出くわす当面の問題に右往左往しているだけの日々を自省し、地域ケア基盤の構築に向けて自分の行動指針をまとめた。

これは、なにがしかの実践をしていくうえでの自分自身の心得のようなものであり、実際には、具体的な課題への当面の対応をとおして、スタッフや住民と「共感」を育んでいくことを大切にしようと思っていた。

地域ケア基盤の構築に向けて当面の行動指針

①地域特性と現実に視点をあて
②住民の「健康性」づくりの重要性への気づきに基づく自主的な活動に支えられながら
③ライフステージに沿った地域ケア活動を創出し、
④それを安定的に維持していくシステムの構築をめざす。そのもとで、
⑤住民の自主活動の高揚による「共生活動づくり」を高揚し、
⑥地方自治体の「公的責任」もあわせて明確にしていく。

（4）五色町での取り組みの特徴

当面の問題への対応をしながら、同じような問題を抱えた住民に、事業として、システムとして対応していけるよう、長い年月をかけて積み木のように事業が組み立てられていったが、その特徴を後

から振り返ると、その取り組みは次のような特徴にまとめることができる。

①行政施策の重点に健康・福祉を据える

この点に関しては、首長の重点行政施策の柱に「福祉と健康の増進」が謳われていたが、当初、その施策の具体化に関しては保健センター、国保診療所、トレーニングセンターなどの施設建設が行われた段階であり、何をめざし、どういう取り組みをするかのコンセンサスが形成されていなかったため、行政内で改めてその議論を行なった。

②従来からの画一的事業を見直す

従来から実施されていた保健事業のなかには、実施目的が曖昧であったり、方法などについて改善すべきものが少なくなかった。たとえば、高齢者ばかりが参加した動脈硬化予防教室の開催や、肺癌検診・乳癌検診・胃検診・基本健診などのバラバラな実施、福祉事業・保健事業の縦割り的実施などである。これらの事業については、あらためて目的を考え合い、住民が参加しやすい方法に改善していくことが検討され、コンセンサスの得られたものから随時変更していった。

③多職種・各機関間の共感性あるネットワークを構築する

複合した問題を抱えた住民への包括的な地域ケアの推進をめざして、

・保健師・看護師・ホームヘルパー・社会福祉協議会事務局・ソーシャルワーカーなどケア専門職のネットワーク化

表２−１　主要事業の推移

昭和　59年	・国保診療所から在宅ケアの開始
58年	・現場実務者の在宅ケア連絡会
60年	・住民自主活動グループ育成・支援
61年	・多職種による在宅共同ケア
62年	・健診未受診者世帯全戸訪問
	・在宅ケア台帳の統一・共有
	・高齢世帯全戸訪問
63年	・健康福祉自主活動組織の全町的ネットワーク結成
平成　元年	・受診困難世帯への巡回診療開始
	・保健・医療・福祉ICカードシステム構築
	・住民組織による「暮らしと健康を考える住民の集い」開始
2年	・中核病院との在宅医療・ケア連携
3年	・保健・医療・福祉行政機構の一本化
	・健康福祉総合センター開設によるケア機能の統合
4年	・小中学校での健康教育開始
7年	・地域ケアに関する「五色研究会」発足ーアカデミズムとの共同
	・学童への健康教育教材の作成
	・24時間複合ケア体制の構築
12年	・双方向有線TVを活用した在宅療養支援開始
	・小地域巡回健康福祉学習会の開始
	「介護保険料低減とケアの充実の同時達成」戦略の開始

・早期生活習慣病予防対策のための学校・医師会・保護者会・大学などのネットワークづくり
・住民の健康福祉学習やボランティア・セミナーのための公民館・社会教育・学校との連携
・住民の自主活動グループの育成とグループのネットワーク化
・大学などとの連携による学際的研究体制の構築

など、各事業の創出を機会にさまざまなネットワークが構築されていった。

また、包括的な地域ケアを推進する行政側の力量を向上するために、

・保健・医療・福祉に関する課題別プロジェクトチームの編成

・職員合同学習会や職員研究発表会、職員全体会議の定例開催などが行われた。

④住民の自主的組織（グループ）活動の育成支援を行う

従来の健康教育は、病気の知識や日常生活の注意についての知識の切り売り的指導であることが多く、一方的な押しつけ的な面が少なくなかった。また、知識の習得が必ずしも実際の行動変容に結びつかず、ともすれば、習得した知識に極端にとらわれる人もいるなど、人間の健康性をそこないかねない危惧があった。そこで、同じ課題や興味を持った人たちによる自主的健康グループの育成とその活動支援に力が注がれていった。その過程のなかで住民の自主的活動が高揚し、自分の健康を考えることと「健康を育くむ地域」の重要さの気付きが生まれてきた。このような自主活動の広がりとグループ間のネットワーキングが地域づくりの基盤となった。

⑤地域ケアのためのハードシステムを構築する

地域ケアの質的充実や各機関、各職種のネットワーク化のためには、人的ネットワークの礎に支えられたハードシステムの整備が不可欠であるため、保健センター・町立医療機関・福祉担当部署などで個別に保有され、単独的に活用されていた保健・医療・福祉情報の共有が進められた。さらに、ICカードを媒体とした連携医療の試みや、全町に敷設された双方向有線テレビ網を活用した在宅療養支援システムを構築するなど、ハードシステムも整備されていった。

2．在宅ケアの開始から多職種連携へ

(1) 在宅ケア開始のエピソード

診療所に赴任した頃、午前の外来が終わると、老人の家への往診に明け暮れた。日中、往診する家は留守のことが多く、「こんにちは」といいながら勝手に上がりこみ、襖をいくつか開け、一人で横たわっている病人を発見する、ということも多かった。

「なんや、しんどいねん。注射でも一本打って…」と病人が訴える。

「数日前から、フン、フン唸りますねん。フンフン唸らん注射でもひとつ…」と、家人に依頼される。「唸らん注射とは…」。心中穏やかでない気分で注射を打つ。

こんなこと繰り返してて、いいのか…。割りきれない気持ちで帰路につく日が続いた。

一人暮らしであったり、家族はあっても日中は一人ぼっちの老人は、すぐねたきりになる。その原因の多くは脳血管障害かリウマチくらいに思っていた私は、風邪ひきが簡単にねたきり老人をつくる現実に驚いた。

病状が進行し動けなくなって往診を依頼してくることが多いが、老いた体はそう簡単に回復しない。長引くと足腰が立たなくなる。脱水もひき起こし、認知機能が低下し、いっそう病気の治療を妨げる。悪循環である。高齢世帯では介抱も十分ではなく、医療職が家に出かけていき、「介抱」の仕方を具体的におしえてあげる必要があると感じた。

診療所会議で在宅ケアを提案したが、当時、職員は在宅ケアや訪問看護などの言葉を耳にしたことがなかったせいか、「診療所が、そんなことまでせなあかんの」「行ってなにするの」などの戸惑いの声があがった。

医者にいわれたことを忠実に処置するだけという医療に慣れていたせいか、看護師のなかに〝看護〟の思いがないように思えた。

賛同が得られない気配を感じながらも在宅ケアの記録用紙を作った。その記録項目に沿って記入していきながら、「ああ、こういうことか、こうすることか」と思ってもらうしかない。そこから、皆が何かを感じ、つぎの行動に移ってくれればよいと思った。

昭和58年（１９８３）、折りしも診療所に重症の肺炎で入院していた90歳のおばあちゃんが、「自分の部屋の黒い天井を見ながら死にたい」と懇願して退院したことを契機に診療所看護師による在宅ケアが開始された。

その後、診療所に保健師が入職してくれたので、外来の待合室の一角に医療相談室を開設し、外来待合時に慢性疾患通院患者の食事・生活指導や服薬指導、生活上の悩み相談、治療中断者の把握と家庭訪問指導、在宅ケアのマネジメントを行うようになった。

ケースによってこの医療相談室が町の福祉課や社会福祉協議会、保健所、中核病院、保健センター

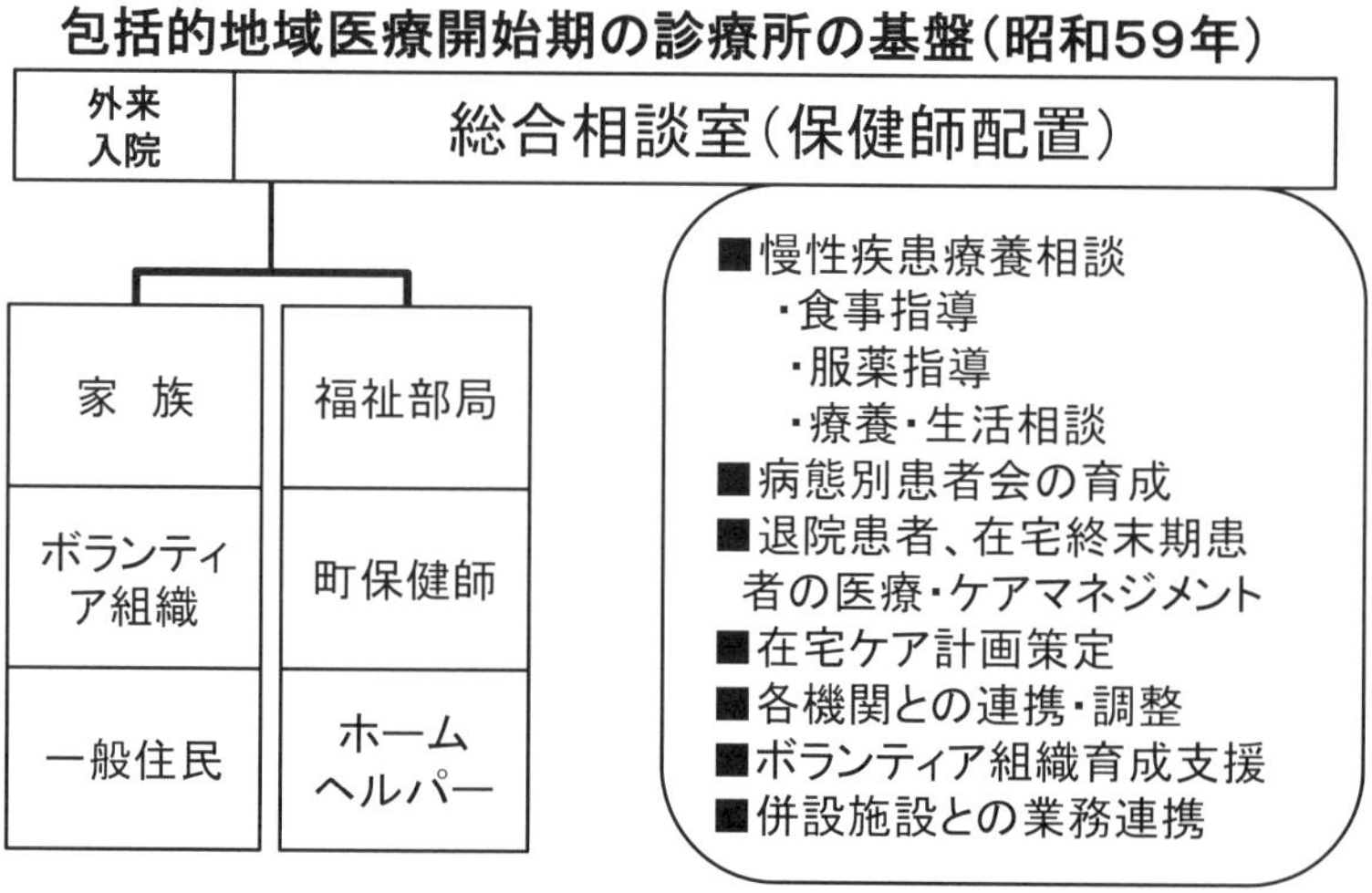

図2－2　医療・ケア連携のための診療所の中核部署

との連絡の窓口としての役割を果たすようになったが、それは現在の「地域医療連携室」の拡大機能版ともいえるものであった。

(2) 手探りの在宅ケア

診療所保健師・看護師による在宅ケアは、主として入院加療が必要にもかかわらず何らかの事情で自宅療養している人、通院困難で看護・介護支援が必要な人、高齢者世帯で療養生活が気になる人、癌などのターミナルステージで自宅療養している人などを対象とした。対象者のなかには慢性疾患の治療を中断していた人が少なくないため、毎月末に慢性疾患通院患者のリストを作成し、中断者には診療所の保健師が家庭訪問し、生活状況を見て回った。

在宅ケア対象者の年齢は70歳以上の人が最も多く、高齢患者を高齢配偶者が介護している事例が多かった。

在宅ケアの主な内容は、患者の全身状態の観察、理学療法士同伴の機能訓練、食事・体位交換などの療養指導、全身清拭、褥瘡の処置などである。また、末期癌患者などの終末期患者の看護援助や、医師の指示による点滴、検査なども行なった。

しかし、医療職による在宅ケアは、いきおい身体面のチェックや褥瘡などの処置に目を奪われやすい傾向があった。在宅ケアの最も重要な目的は、家族への介護アドバイス、医療・福祉諸制度の活用相談など、患者やその家族が抱える問題の援助、そして、患者の悲しいと思っていること、楽しみにしていること、〝夢〟などに耳をかたむけ、悲しいと思っていることをいかに減らすかに意を注がなければならない。ねたきりの人が〝夢〟などあろうはずもないと思わず、ささやかな夢をどうかなえてあげるか、そのあたりも忘れてはならないとの思いから、当時の在宅ケア記録用紙には、それらを聞き取る欄も設けた。

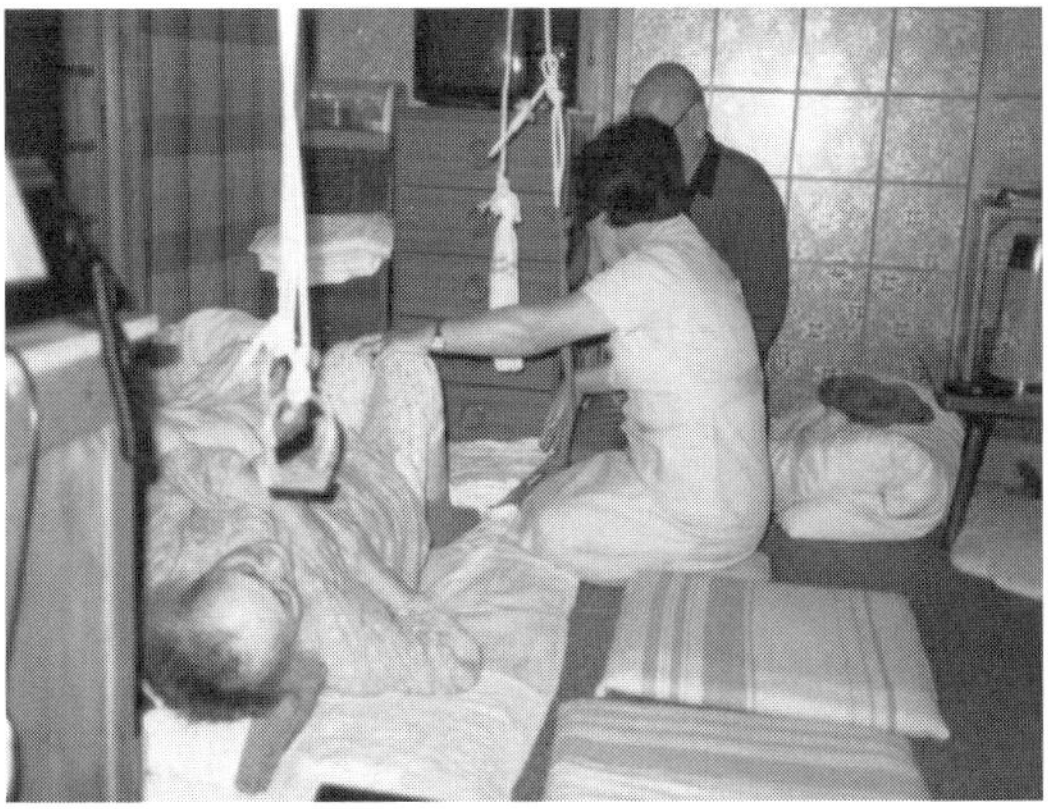

在宅ケア開始当初の訪問看護

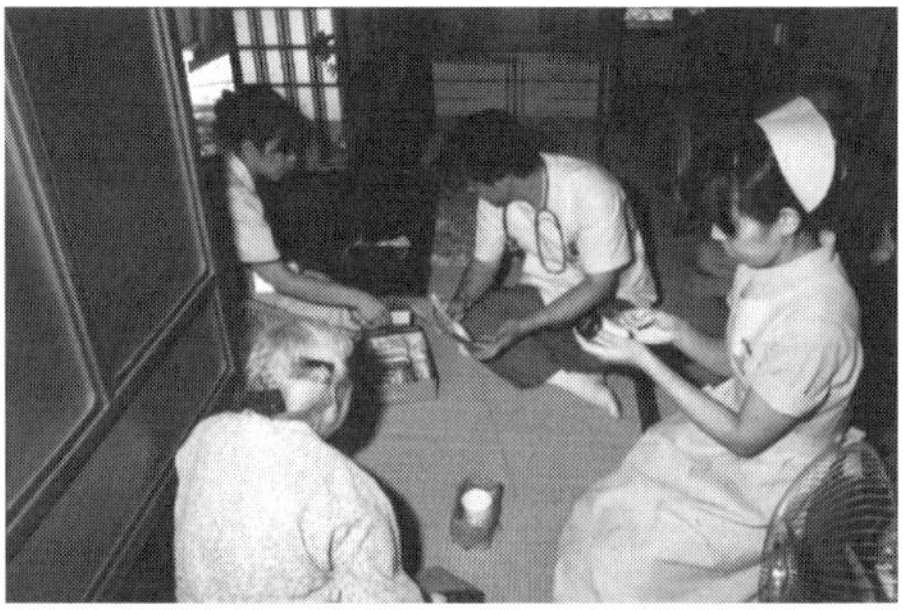

巡回診療

（3）高齢者世帯を巡る定期的「巡回診療」の開始

診療所を訪れる高齢者のほとんどが複合した慢性疾患を抱えており、定期受診が必要なのだが、定められた期間内に定期的に受診することは、医療者が思う以上に大変なようであった。受診が不定期の人、受診中断する人も少なくなく、病状や服薬状況が心配な人があとをたたない。あるとき、診療所会議で、受診中断者がどの程度いるのか、どういう人が受診中断しているのかを調べてみることを提案した。みんなで手分けしてカルテをチェックしてみると、やはり山奥など不便なところで生活している高齢者が多かった。身内や近所の人の車に便乗して通院していた人もいれば、病気の状態や治療継続の必要性についての理解が乏しいのではと思われる人たちもいて、いつの間にか重症化していることが危惧された。

「来られない人たちは、こちらから出向いて診療して回ろう」

受診中断者の概要がある程度つかめた段階でスタッフと話し合った。家に出向くといっても従来からの急変時の「往診」ではない。定期的な訪問診療である。当時、「訪問診察」という制度がなかったこともあり、「巡回診療」と名づけ、希望する世帯への訪問診療を開始した。定期的といっても、多くは２週間か１か月に１回程度の訪問である。前回訪問したときと病状が変化していることもあるため、富山の薬売りのようにさまざまな薬剤を入れた薬箱も持参した。また、簡易検査機器なども持ち運ぶため、医師１人での訪問は困難でもあり、看護師や診療所保健師との同行訪問となった。保健師の同行訪問は、医療以外の問題がある場合に福祉などの部署に支援をつなげるマネジメントをしてもらいたいと考えたからであった。この巡回診療で世帯の状況を垣間見た経験は、多職種による「在宅ケア連絡会」の立ち上げにつながっていった。

◇　◇　◇

〈省察〉在宅医療などの新たな取り組みをめぐる阻害要因と促進要因

職員の意思疎通をはかり、チーム医療をめざすことを目的に昭和58年（１９８３）に最初の診療所会議を開催したが、その当時の診療所の状況は次のようなものであった。

阻害要因

①長期にわたる古い医療体質のなかで、「医療は医師が行うもので、他の職員は指示に従うだけ」という風潮が住民や職員の意識のなかにある。

②感情的つながりの濃い農村社会の反映として、職員にも「あるべき論」は、すぐには受入れられ

難い。

③行政組織の職員として、変化を好まず、保身的志向が強い。

④医師が変わる度にその意向が異なるので、職員は警戒的となっている。

⑤医療従事者としての研修がほとんどなく、先進事例の情報が乏しい。

⑥患者や住民の立場に立った業務のあり方を考えるという習慣が乏しい。

このような状況を克服しながら在宅医療や訪問看護が実現していった要因は、次のように要約される。

促進要因

①複合的な問題を抱えた慢性疾患患者の一事例を中心に据えたこと。

②患者および家族の希望に沿った医療を具体的にどう進めていったらいいか、患者の感性によりそった話し合いを大切にしたこと。

③あまり細かい手順や計画は作らず、その時々の状況に応じて職員と話合って自然に進めていったこと。

④在宅ケアの開始にあたっては、あらかじめ記録票を準備し、それに記入していくなかで、その目的や意義を感じてもらう工夫をしたこと。

⑤本人や介護者の意向をもとに、次に何をしていくかを職員で話し合ったこと。

⑥在宅ケアの終了時に家族から感謝の意が伝えられ、医療職としての喜びを共有できたこと。

これらの経験を踏まえると、「あるべき論」を職員に強要するかたちで新規業務の創出を図るのではなく、個別事例を大切にした各自の感性にもとづいた動機から出発することが大切であると思われる。また、体制整備やシステム化は実践の積み重ねのなかで、段階的に構築していく方が職員の目に前進している状況が実感できると思われる。

◇　◇　◇

(4) バラバラな対応から多職種協働へ

(1)「在宅ケア連絡会」開催にむけて

診療所からの在宅ケアが開始されてほどなく、山奥の一人暮らしのおばあさんの在宅ケアを終えて帰ってきた看護師が、「あの家には以前からホームヘルパーさん（当時は「家庭奉仕員」と呼ばれていた）が行って身のまわりのお世話をしているそうですね」と報告してきた。

診療所からの在宅ケアを提案した私としては、非常に反省させられる思いであった。

一診療所だけで唯我独尊的に在宅ケアを進めていった過程は、思い上がりともいえるものであったろう。ねたきり老人、在宅療養患者、その他日常生活に援助を必要とする人に対して、ホームヘルパーの家庭訪問、町保健センター保健師による訪問指導事業、診療所保健師・看護師による在宅ケアが行われていたが、それぞれの立場から訪問を行いながら、相互の連絡、情報交換もなくバラバラに対応していたのだ。さまざまな問題を複合的に抱えながら援助を必要としている人への総合的な支援ができていなかったわけである。

その反省から、町の福祉課や保健センター、社会福祉協議会などに「連絡会を開催したらどうか」と提案した。いぶかっていた課長さんや係長さんたちを説得して初めての連絡会をもったが、やはりうまくいかなかった。補助金や予算にもとづいた自分たちの分野の事業について一方的に説明されるだけでの場になってしまったのである。

行政機関はとかく縦割り思考が強いといわれるが、その責任者となると、はからずもそういう姿勢になってしまうのかもしれない。

その場では、かろうじて「現場の実務者同士が相談しあうのはいいだろう」ということになったが、妙にぎくしゃくした雰囲気で終わってしまった。連絡会は、どの課が管轄する会か曖昧なまま、ともかくスタートした。

⑵「在宅ケア連絡会」の構成と内容

連絡会は、当初、ホームヘルパー、保健センター保健師、診療所保健師・看護師、保健所保健師で構成されたが、後に福祉課担当者、社会福祉協議会事務局の人たちも加わった。

会は毎月開催され、次のような事項を中心に協議された。
・在宅ケアの要請世帯についてのケアの要否、ケアの内容、役割分担
・実施中の在宅ケアにおけるケア内容・役割分担の再検討
・在宅ケア対象者に関する情報交換
・事例検討（ケースカンファレンス）
・在宅ケアに関する合同学習

昭和59年（１９８４）の春、難産の末、在宅ケア連絡会が始まったが、半年ほどは、それぞれが関わっているケースについて、当たり障りのない報告をして押し黙ってしまう陰鬱な会議であった。あたかも、他の分野の人からとやかく言われたくないとでもいう風情や、職種間の警戒感が露骨に漂っていたのである。あまりの重苦しさに私は密かに「お通や会議」と称していた。

しかし、困難であっても継続することは大事なことで、そのうちにぽつぽつと困っている事例の悩みが語られるようになり、次第に会議らしくなっていった。

寄り集まって事例検討しても、「どうしたらいい、どうしたらいい」というばかりで、実のある話し合いにならず、結論が出ずじまいのことも多かったが、同じ苦労をともにする共感は確実に多職種の間に広がっていった。

五色町での多職種協働の萌芽は訪問入浴時の共同訪問であった。会議の席でベテランのホームヘル

パーさんが「医学的なことがよくわからないなかで、ねたきりの高齢者の入浴サービスをヒヤヒヤしながらやっている。そういうときに保健師さんや看護師さんが一緒にいてくれたら…」と打ち明けたことから始まった。

その後、入浴サービス時には看護師などが共同訪問するようになったが、それを契機に、在宅患者への共同ケア、通所リハビリへの社会福祉協議会を窓口にしたボランティアによる送迎など、相互協力による活動が生まれていった。

以来、在宅ケア連絡会での事例検討を毎年、報告書としてまとめるようになった。報告書が各課長や町長の目にとまるに及び、連絡会の意義が理解され、少しずつ行政施策として反映されていくようになり、保健・医療・福祉機能の統合の場である「健康福祉総合センター」の開設につながっていった。

平成3年に健康福祉総合センターが開設されてから、この会はセンター内の特別養護老人ホームの生活指導員、介護士、看護師など施設ケアのスタッフも含め、在宅ケアと施設ケアスタッフの合同の「ライフケア・カンファレス」として引き継がれた。

(3)早期ケア・情報の共有をめざして

当初、在宅ケアの対象者は、ねたきり状態の老人が多かった。褥瘡も、認知症も重度になると改善が困難なことが多く、皆で頑張ってみても結局は悲惨な状態になってしまい、無力感におそわれるケースも少なくなかった。それまで、ねたきりになりそうな人の情報をキャッチせず、どうしようもなくなって依頼されたケースについてのみ対応していたからである。

「もっと早く、『ねたきり予備群』といえる人を見つけ、ねたきりにさせないようにしていくことが大事ではないか」しばらく話し合いが続いた。

①高齢者世帯を全戸訪問し、早期ケアにつなげる

全戸訪問なんて無理だ、という懸念を抱きながらも、年に一度、保健師、ホームヘルパー、診療所看護師や町職員の応援も得て、ともかく高齢世帯の全戸訪問を実施することとなった。

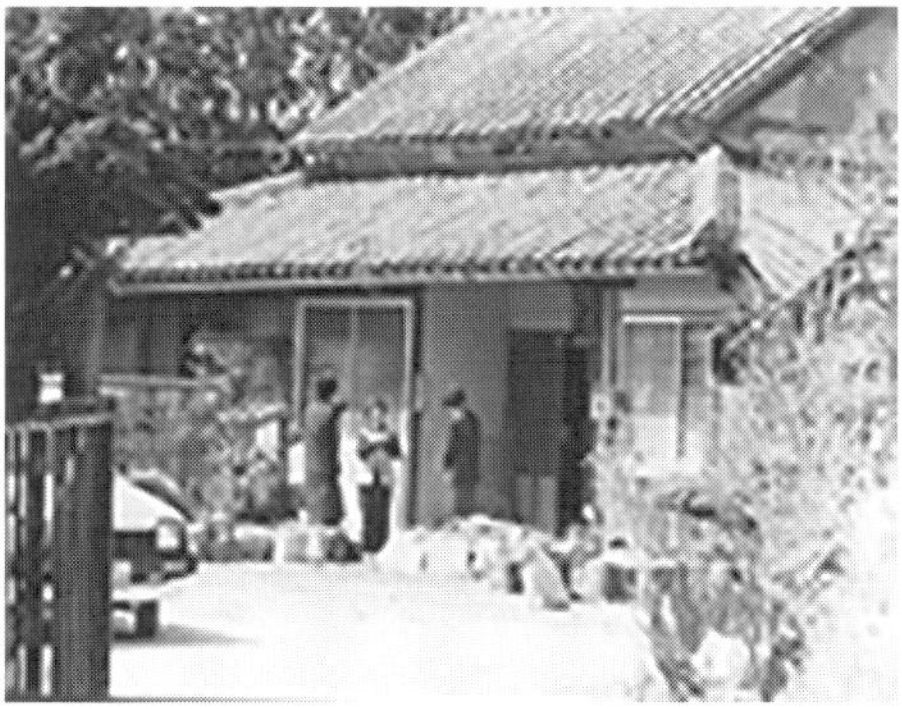

高齢世帯全戸訪問

日ごろの仕事の合間をぬって戸別訪問し、生活状況や健康状態、日常生活動作の程度、困っていることなど事細かに記録するわけで、当初予想したよりも困難を極めたが、以後、高齢世帯全戸訪問は毎年行われるようになった。職員にとっては苦労の多い取り組みだったが、全戸訪問記録は「高齢世帯基本台帳」として保管され、早期ケアが必要な人を抽出する貴重な基本情報となり、この台帳は、くしくも阪神淡路大震災発生時に、虚弱高齢者の安否確認を迅速に行うツールともなった。

全戸訪問により得られた個々の高齢世帯の情報は「在宅ケア連絡会」から名称変更された「ライフケア・カンファレンス」で検討され、早期ケアが必要と判断した場合は、主治医のあるケースについては主治医と連絡をとり、診療所からの訪問看護、巡回診療、ホームヘルパーの生活支援、保健師による訪問指導などの事業につなげるなど、早期にケアが開始されるようになった。

②情報共有のために在宅ケアの共通記録台帳をつくる

在宅ケアの記録は、当時、保健師、ホームヘルパー、看護師の記録様式がバラバラで、情報の共有ができていなかった。

それぞれが得た対象者のプライバシーを共有するということについての危惧が各職種に根強くあったことが共通記録用紙の作成を阻む要因であったが、自分の仕事の記録について、他職種に介入されたくないという気持ちもあったであろう。

当然のことながら、こと対人サービスにかかわる職種の人たちはプライバシーを厳重に保護することが基本的な責務である。しかし、共同して融合的なケアを進めるためには基本情報や記録は相互に正確に把握されねばならない。

長い議論の末、この記録様式を「ライフケア台帳」として統一化し、同一の様式で、それぞれが担当しているケースの記録をすることとなった。この台帳は、健康福祉総合センターの情報管理室に一元管理され、担当者以外持ち出せないように管理された。

共通台帳の名称を「在宅ケア台帳」ではなく「ライフケア台帳」としたのは、町立の特別養護老人ホーム入所時の基本台帳としても活用できる、いわば在宅ケアと施設ケアの連動した情報台帳とするためであった。在宅ケアを受けていて、やむなく施設入所する際は、この台帳を通して申し送りできることになったわけである。

◇　◇　◇

〈省察〉高齢者をめぐる医療・福祉・介護・保健担当者の連携

市町村を基盤とした住民のケアは、医療・保健・福祉分野いずれも単独的な事業展開は困難であり、複合した問題を抱えて生活している住民からすれば、各分野の機関や担当者によるバラバラな対応は困惑させられることになる。しかし、設立母体が異なった機関や異職種間のネットワーク形成は困難なことが多く、たとえ連携会議ができても形式的であったり、建前と本音が異なり、十分機能せず結局、形骸化していく事例が少なくない。

五色町においても、当時、高齢者のケアについては、身体的ケアは主として診療所の医師、看護師が関わり、生活支援についてはホームヘルパーや町の地域福祉係、社会福祉協議会などが、また、健康相談などは町保健センターの保健師が担っていたが、診療所からの在宅ケアを開始した当初、それ

表２−２　高齢者ケア共同への道程

形態	年度	主な動き	課　題
単独	～昭和57年	・町福祉課、社協、診療所単独事業 ・ホームヘルパー派遣事業 ・保健、医療の拠点施設群建設	・窓口業務中心 ・外来中心（国保直診） ・保健拠点なし
	58年	・国保五色診療所から在宅ケア開始 ・町保健センター訪問指導事業	・個別的事業展開 ・窓口バラバラ
連絡	59年	・在宅ケア連絡会の開始 ・診療所医療相談室開設 ・診療所保健婦配置	・情報交換のみ ・職種間、機関の壁 ・各課の不理解
連携	60年	・入浴サービスの共同実施 ・共同訪問事例	・重度の人のみ対応 ・要ケア者の実態不明
	平成2年	・早期ケア−中核病院との連携 ・共通台帳作成、記録方式の統一 ・高齢世帯全戸訪問の開始	・課毎の事業計画 ・在宅ケア連絡会未認知

それの事業内容も全く知らず、各分野が単独事業をしている状況であった。筆者自身も診療所看護師から、独居老人家庭に以前からホームヘルパーが関わっているとの報告を受けるまでは、他の分野のケアスタッフの活動について認識が浅かった。その反省もあり、情報交換と事例検討の場としての「在宅ケア連絡会」の呼びかけを行なったが、立ち上げについても順調には運ばなかった。

その要因は、次のような事柄があげられる。

①課外のスタッフとの会合について課長などの理解が得られにくかった。

②縦割り事業のなかで、課を越えた共同取りみについて違和感をもたれた。

③スタッフの間に異職種に対する警戒感が根強かった。

④スタッフ側の都合が優先され、要支援者への総合

ケアの必要性の認識が希薄であった。

このような環境のなかで、初回は課長、係長級も出席する会合となったが、各課の都合や各職種の建前的発言などしか出されず、連携の必要性についての共通認識は生まれなかった。

その後、対応困難な事例との遭遇をきっかけに、ホームヘルパー、看護師、保健師、地域福祉実務者などケアスタッフだけの検討会が開催された。事例が中心テーマであったためか、それぞれのケアスタッフの思いや悩みなどが語られ、連携への萌芽がみられた。当初、時間内に異なった課間の会議を開催することが許されないまま、時間外に続けられた会は次第に相互の感情的な壁意識を払しょくしていき、共同ケアの具体的事例が生まれてきた。

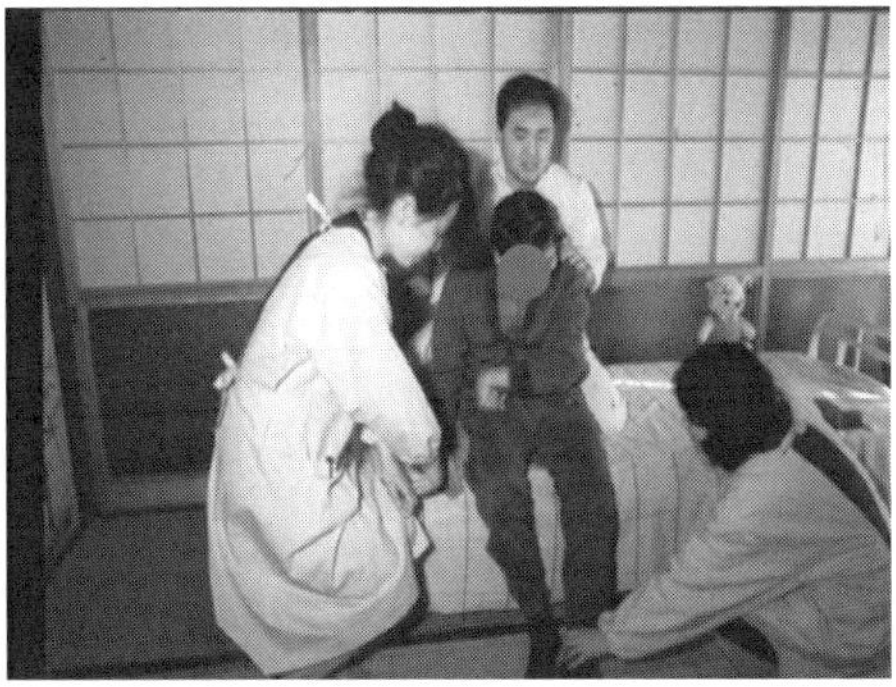

保健師・理学療法士・ヘルパー共同訪問

この多職種ネットワークの形成と機能発展の要因は次のような事柄があげられる。

①現場スタッフが困難な課題や悩みを共有することによるシンパシーの醸成が進んだ。
②異職種との交流のなかで自他の役割が再認識された。
③競合意識が緊張感のある活動姿勢への転換をもたらした。
④要支援者の困難な状況を中心に語り合われるなかで、スタッフ

の都合優先の姿勢がはばかられる雰囲気が生まれた。
⑤具体的な　共同ケアの事例の積み重ねにより、連携することのメリットが実感として理解されるようになった。
⑥それまで気づかなかった新しい活動が生み出されていくことにより、各職種ともに活力が出てきた。

などであるが、形式を重んじたり、統制的であったりするネットワークでは、実際的な活動内容の向上へのエネルギーは生まれなかったと思われる。

◇　◇　◇

〈省察〉多職種が参加するカンファレンスの場での基本的な留意事項

筆者らは多くの事業について多職種のネットワークを形成してきたが、人間集団の「連携」は極めてデリケートな面があることを学んだ。

近年、保健・医療・福祉の専門職やその他の領域に携わる人たちによるミーティングやカンファレンスが開催されることが多くなったが、時として、その場が連携をそこねるきっかけとなることもある。各職種には特有の価値観、専門性があり、問題に対する視点が異なりがちであるため意見が異なる場面も少なくない。それが、ともすれば感情的な諍いとなり、「連携」の形骸化につながることさえある。

人間集団の「連携」にあたっては、技法論を戦わす前に人として専門職として、少なくとも以下のような事柄に関しては十分留意する必要がある。

「対話」の場において留意すべき事柄

■「立場」からの声高な主張

一つの課題に対して、それぞれの「立場」を前面に出して議論すると、多くの場合、最も大切にされなければならない当事者にとって、望ましくない結論につながることが少なくない。また、とくに影響力のある「立場」の人がいつも声高に主張するようなカンファレンスでは、総合力を発揮した融合的ケアにはつながらない。

「立場」と「立場」がぶつかるような議論からは、生産的な結果はえられないことを認識しなければならない。

■専門用語を駆使した「ごりおし」

多分野の人が参加するカンファレンスの場では極力、参加者皆が分かりやすい言語で議論することが総意や参加者の共感を得やすい。しかし、議論が白熱したり、自分の意見が通らなくなると、いきおい参加者に解りにくい専門用語を駆使して、強引に自説を通そうとすることが、どくに医療専門職にみられることがある。意見がとおらないのは、自分の視野の狭さからくることもあることをわきまえておかなければならない。

■「大変さ」「忙しさ」を口実にした押しつけ

事例によっては、やっかいな対応を引き受けなければならないことがあるが、互いに自分の領域の仕事の大変さや忙しさを口実に、他の領域の人たちに対応を押し付けることが多くなると、相互の信頼感が低減する。複合的なケアを適切に提供するために忙しさを押して「連携」しているわけであり、それを理由に安易に他領域、他職種に依存することは慎まなければならない。

■縄張り意識をむき出しにした批判

複合した問題を抱えた人たちへのケアは多職種、多機関が共同して対応しなければならないことが多いが、とかくそれぞれの職種、機関、部署ごとのセクショナリズムが生まれやすい。これは職能団体にもいえることであるが、それぞれが利益誘導を図るとまではいかないにしても、排他的になりやすい傾向があり、「連携」の場が互いの足を引っ張り合う場になっていることも少なくない。人間集団は小さくまとまろうという傾向があり、それが多職種協働を阻害しやすいことを自覚しておく必要がある。

■「客観性」「科学性」を盾にした「生活支援」への攻撃

保健や医療の分野では、エビデンスに基づいた事業遂行の重要性がいわれている。とくに医療分野では、従来、それぞれの専門職の経験をもとにした医療が行われるきらいがあったが、さまざまな経験や科学的証拠を集約し、より客観的根拠にもとづいた医療が指向されるようになった。このことは医療の進歩にとって極めて重要なことであるが、一方、地域ケアの場では、人びとの多様な生活感覚や価値観に向き合うことが多く、科学性を超えた判断をしなければならないことも少なくない。それが「生活支援」であり、「科学的」根拠をもとに意見を述べることは必要であるとしても、「科学的」でないことを根拠に安易に「生活支援のあり方」を批判することは戒めなければならない。

■他人の発言中にむやみに首をかしげる仕草

カンファレンスはさまざまな職種が互いの専門性や多様な視点を持ち寄って、幅広い視野から適切なケアを生み出そうとする場である。したがって、意見のなかには自分とは見解を異にしたものも少なくなく、首を傾げたくなる思いをした経験は誰しもあることである。

しかし、議論の場で、意見を述べている人に、はなから首を傾げる仕草をすることは、相手の意見を拒絶していることをあからさまに示す表現であり、合意形成を目的とする場では慎まなければならない。

◇　◇　◇

形は必要だが、形式にはこだわらない。

◇　◇　◇

3．学童への生活習慣病の早期予防に挑む

(1) 取り組みに至るエピソード

赴任後しばらくして、町の保健センターの所長も兼務することとなった。診療の合間に、町の保健事業の一環として、一般住民を対象とした生活習慣病についての講話をする機会が多くなった。五色町は、当時、脳出血の死亡割合が全国平均の約2倍と多く、糖尿病の罹患率が極めて多かった。健診で高血圧や糖尿病の疑いがある人に対して、生活習慣病がいかに怖いか、日々の食生活・運動などが大切であることなど、一生懸命話したつもりになっていたが、うなずいて聞いている割には、生活改善への動機づけになった気配はなかった。

動脈硬化予防教室も行われていたが、参加している人の大多数は高齢者であった。「ほとんど動脈硬化が完成している人たちに『動脈硬化予防』なのか…」と疑念をいだきながら講話をしていたが、あるとき、保健師さん方にその疑問を投げかけた。

「昼間に集まってくる人たちは、この年代の人たちになってしまう。それでも健康教室の実績はあげないといけないし…」という返事が返ってきた。生活習慣病の早期発見のために成人への健診の受診勧奨は進められていたが、第一次予防をめざした事業はまったくなく、学会などで、いかに第一次予防が必要かが論じられている割には、他地域でも参考になるような事例はみられなかった。

口酸っぱく生活習慣の改善が必要な旨を話しても、長年獲得した生活習慣を変更していくことは至難であった。なかには「好きなだけ飯が食えんのじゃったら、死んだほうがましや」などとうそぶくオジサンもいたりして、健康教室の効果が疑わしいと感じられた。

「子どもたちを対象として生活習慣病健診と健康教育ができないか」と、思いあまって保健師さんに話したが、ことはそう簡単ではない。保護者が納得するのか、学校教育現場でそれができるのか、教育委員会を説得できるか、学校医である地元の医師たちは、それをよしとするのか…、想像しただけで気持ちが萎えてしまうことであった。

地元の医師たちが賛同しなければ、どうにもならないことなので、思い切って町の医師のとりまとめ役である開業医の先生に相談を持ちかけた。町の生活習慣病の状況、健康教室の効果が思わしくないこと、早期予防、第一次予防のためには少なくとも学齢期の子どものころから、将来の生活習慣病発症因子をさぐる必要があること、学校教育現場で生活習慣の改善がいかに必要かを教育することの必要性について談判した。無鉄砲なことを、と一蹴されると思っていたが、思いのほか医師会の重鎮は、あっさりと同意してくれた。

「わしから、教育委員会に話してみちゃろ」

思わぬ積極的な賛同に、力が抜ける感じだったが、第一歩が踏み出せた思いであった。

それから、学校長や養護教諭、教育長などにそれとなく話をしていったが、今ひとつ、理解しかねる、という反応しか返ってこなかった。事業化はとん挫すると悲観的になっていたが、「保護者に説明して、親がその気になれば、学校も教育委員会も動くのでは」という栄養士さんの提案を受け、仕事の終わった夜、保健センターの職員と一緒に各集落を回り、保護者会で、町の生活習慣病の実態や学童期からの生活習慣病予防の開始の必要性について説明していった。

「子どもにそんなことしてもらえるの、ありがたい…、大きゅうなって、病気してもらいとうないもんな」

保護者たちの思わぬ反応に、事業化の可能性に明かりがみえた心境だった。一生懸命話せば理解してもらえるものである。

その後、保護者の代表がそれぞれの学校長や教育委員会に依頼してくれたのだった。私たちが談判するより、よほど影響力があり、かくして事業化の準備が始まった。

（2）小・中学校での生活習慣病予防の仕組みづくり

①事業の目的

生活習慣病の発症予防と心の健全発育をめざし、

・児童・生徒の生体内部環境や食生活（栄養摂取状況）の実態把鐘を行い、当面の課題について対応を図る。

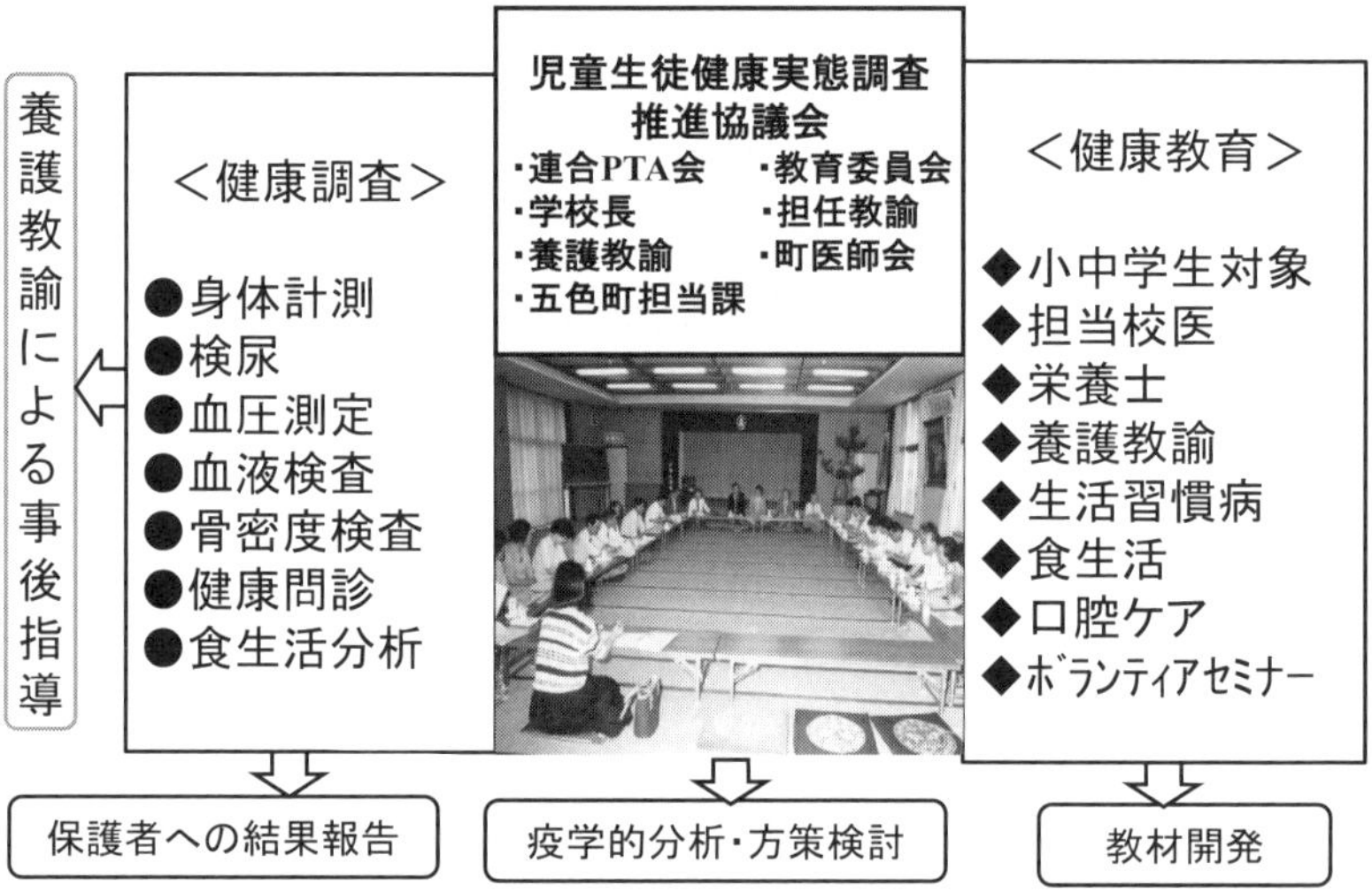

図２－３　学齢期生活習慣病予防事業の体制と内容

・学齢期から成人に至るまで追跡を行い生活習慣病発症リスクを分析する。
・学校教育の場で「健康教育」を実施し、心身の健康についての知識と実践力を身につけさせる。

などを目標とした。

②地域保健と学校教育分野の連携による推進体制

学校と地域の連携した活動を推進するため、町、医師会、学校（校長、教頭、養護教諭、担任教諭）、教育委員会、協力大学、保護者などで構成する合同会議を設置し、毎年二回、次のような点についての協議を行なった。

・児童生徒の健康実態調査の進め方
・調査結果を踏まえた集団・個別指導法
・児童・生徒への健康教育方法の研究開発
・「親と子の健康教室」など保護者への指導
・保護者の健康活動グループの育成

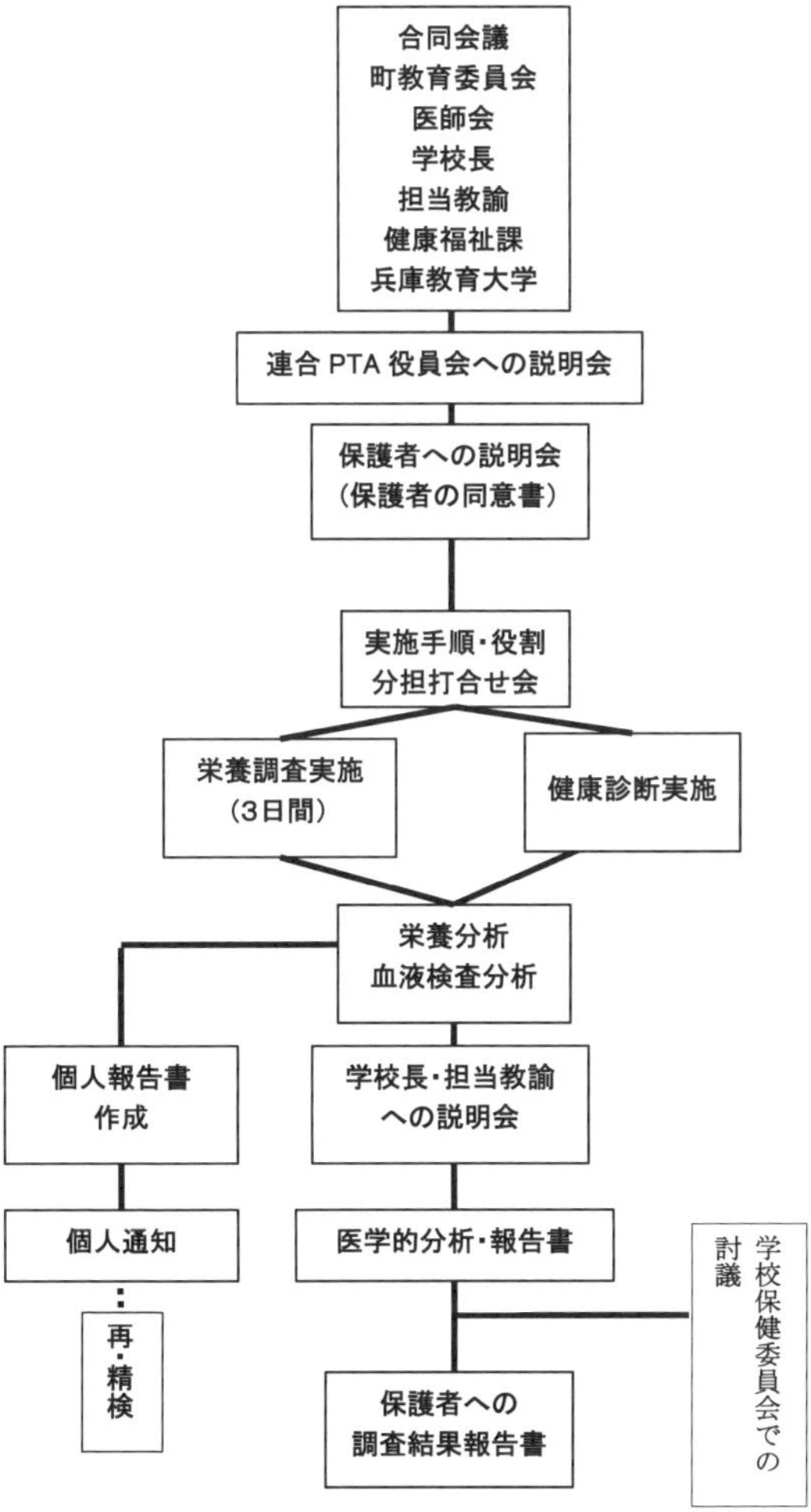

図２－４　児童・生徒健康実態調査実施手順

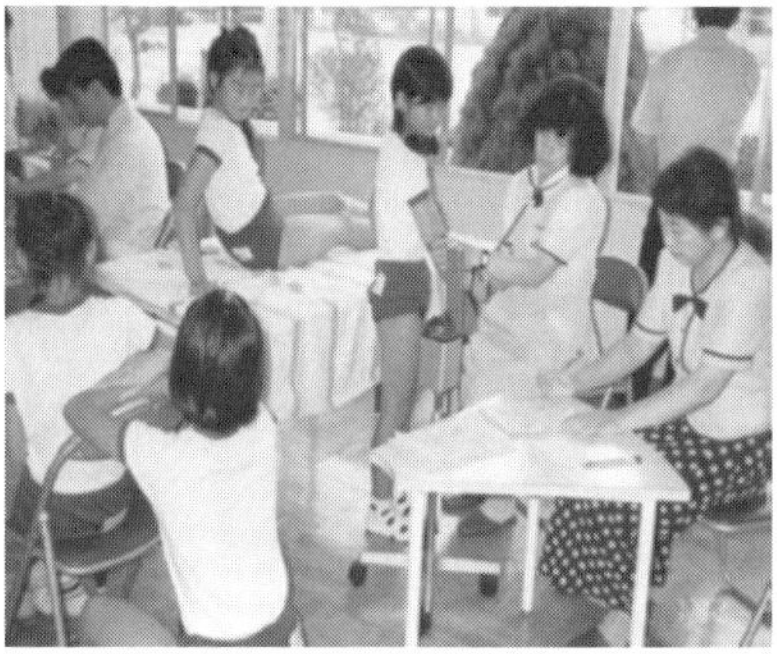

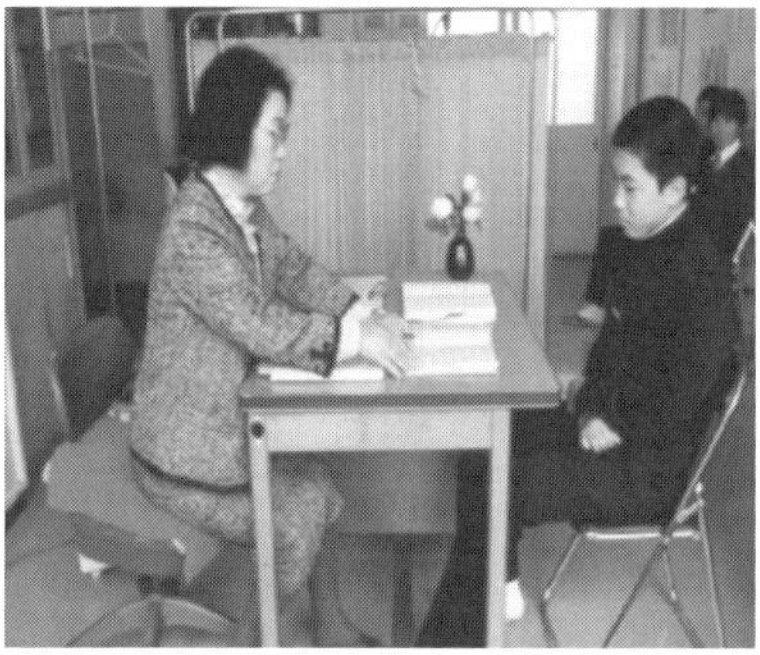

養護教諭による個別事後指導

③児童・生徒を対象とした健康調査と健康教育の流れ

事業の流れは図2-4に示すように、毎年、合同会議で事業の意義の再確認と取り組み方法についての検討が行われ、各地区別に保護者への説明会が開催された。実施手順の詳細については、養護教諭・町保健センター担当者・協力大学などで検討され、町医師会での打ち合わせや役割分担を経て実施に移された。

④早期生活習慣病予防対策の内容

五色町の児童生徒を対象とした早期生活習慣病対策の主な事業は

・児童生徒の現在の生体内部環境についての健康実態調査
・栄養分析と保護者への指導
・学校教育の一環としての健康教育
・心の健康教育の一環としての学習（ボランティア・セミナー）

などである。

子どもたちの健康状態の把握は表2-3に示すような内容の健康診断と栄養調査の両面が行われた。血圧・脈拍については、起立性調節障害を調べるために立位と臥位で測定した。

表２−３　児童・生徒健康実態調査表（Goshiki　Health　Study）調査項目

[血圧および身体計測]

1. 最大血圧／最小血圧（臥位、立位）	4. 身長
2. 脈拍（臥位、立位）	5. 体重
3. 皮脂厚	6. ローレル指数
	7. 胸囲

[臨床・生科学検査]

【血液】

1. 赤血球	10. 尿素窒素
2. ヘモグロビン	11. 血糖値
3. ヘマトクリット	12. 総蛋白質
4. 白血球	13. アルブミン
5. 総コレステロール	14. A／G比
6. HDLコレステロール	15. GOT
7. LDL＋VLDLコレステロール	16. GPT
8. 中性脂肪	17. 血清鉄
9. 尿酸	18. 不飽和鉄結合能

【早朝尿】

1. 糖	5. PH
2. 蛋白質	6. Na／cr
3. ウロビリノーゲン	7. K／cr
4. 潜血	8. Na／K

[栄養調査]

1. 3日間食事調査（小5・中2）
2. 食習慣

[問診]

1. 家族構成、職業
2. 家族・本人の既往歴
3. 性的成熟度
4. 日常身体活動度

アトピー性皮膚炎、小児喘息などアレルギーが関連する疾病が増加していることを踏まえ、ＩＧＥの検査を追加した。また、カルシウムの摂取量が不足している栄養調査結果を踏まえ、１９９年度からは骨密度（音響的骨評価値）を測定し、栄養調査結果と併せて保護者への食生活指導を行なってきた。

調査結果は保護者に報告するとともに、指導が必要な学童については、養護教諭が個別に指導を行なった。また、各学校別の傾向や経年変化など疫学的分析の結果については合同会議の場で報告され、その対策について協議が行われるとともに、各学校における学校保健委員会で具体的取り組みが話し合われた。

（3）教師たちと健康教育に取り組む

子どものころから、生活習慣病に対する知識と予防のための実践力を養成することの重要性については当時から認識されていた。しかし、取り組みに当たっては学校教育との兼ねあい、学校長をはじめ担任教員、養護教員の理解、教育委員会としての対応、学校医である医師の理解と協力など、多方面の理解と協力がえられなければ取り組めない事業でもあり、全国的にも参考になる事例はあまり見受けられなかった。また、小学生や中学生向けの健康教育教材は見当たらず、手作りの教材を作らなければならない状況もあって、学校教育現場での健康教育に取り組めるまで、数年の歳月を要した。

小・中学校における健康教育の取り組みは、第1年度は、学童（小学校５、６年生）を対象とした健康教育をどう進めていくかについて、担任教諭、養護教諭、町保健担当者（保健師、栄養士、医師）で研究会をもち、理科、家庭科、保健などの教科で指導されている内容と「健康教育」の内容をどう関連させるか、どういう教材を作成すればいいか、などの協議を行なった。また、ＫＹＢ（know your body）を用いて、あらかじめ学童の健康知識の程度を把握した。

毎年度行われる実態調査の結果を含めて、健康教育の方法について忌憚のない意見が交わされるなかで、学校教諭と地域保健担当者の相互理解が深まっていった。

第2、３年度は各学校でテーマを決め、独自カリキュラムのなかで研究授業を行い。その成果を持ち寄って健康教育の方法を改善していくこととなった。

Ｔ小学校では生活習慣のアンケート調査と血圧に関する公開授業を行うとともに養護教諭たちは町の診療所・保健センターなどを見学し、校医、栄養士による健康に関する話や栄養についての指導を受けた。６年生は自分たちの食事調べや間食調べをとおして自分たちの食生活に関心を持ち、食品成分表などの資料作りや血圧測定などの実習のなかで塩分や糖分について考える学習を行なった。歯の健康については、全学年にプラークテスターを用い自分の歯磨きの不十分さを確認させ、歯科医から正しい歯磨き法が指導された。これらの健康教育は子どもたちにとって、ただおいしさだけを求めて食べているおやつの食べ方や食事のとりかたを考え直す機会となった。

筆者が校医を務めたH小学校では、初年度は、生活習慣病の基礎知識と食生活改善など学童の実践力を身につけさせるための研究授業を毎月1回、校医である筆者と栄養士により行い、各授業後に校長、教頭、担任教諭、養護教諭による検討会を開いた。第3年次には保護者への公開授業を行い、1年生から6年生までの各学年別カリキュラムを作成し、担任教諭が中心となって健康教育が進められた。

中学校では保健体育や家庭科の時間に健康実態調査結果を生かした学習をし、生活習慣の見直しを考える内容とした。自分の健康調査結果を活用しての授業は自分のこととして受け入れられ、かなり深い理解ができるようになったと思われる。

また、毎月1回、ボランティア・セミナーを開催し、心の健康教育の一環として介護実習や福祉施設でのボランティア活動をとおして自分の健康とともに他人の健康を考えることの大切さを学んでもらった。

これらの健康教育をきっかけとして家庭でも親と語り合うなど、家庭での健康管理面にも影響を与えたと思われる。また、試行錯誤しながら健康教育を実施する過程で教員、校医、町の保健担当者との連帯感が醸成され、継続的に共同事業を行う礎ができていった。

(4) 小学校5、6年生を対象とした健康教育事例

■ねらい

・生活習慣病についての基礎的な理解を深める。
・生活と病気についての関連を理解する。
・健康のためのライフ・スキルを身につける。

■H小学校の健康教育の方針（教頭）

①校内研修の充実

・健康教育の重要性を共通理解し、主体的に取り組んでいこうとする姿勢を確立する。
・健康や医学に対する知識を専門家である医師や栄養士から学びつつ、子どもの健康の問題を教育の問題としてとらえ、前向きに取り組んでいける力量をつける。
・性教育を含めた、年間指導計画を作成する。その際、健康実態調査結果などを踏まえ、子どもの実態の上にたったものとする。
・校医・栄養士など専門家の参加による研究授業を進める。

②医療機関との連携

・健康教育カリキュラムの作成、それに基づく授業実施に際しては、研究協議を重ね、本校の子ども

たちの実態にあったものとする。
・相互の専門性を生かしながら、協力して教材・教具の開発に努める。
③家庭との連携
・参観日に健康教育の授業をしたり、講演会をもったり、広報活動を行なったりすることにより、学校と家庭が歩調を合わせ、子どもの日常活動、食生活、運動などの指導にあたる。

事例A　担当：校医

①テーマ：おとなになってかかりやすい病気
②学習のねらい
③五色町の「おとな」の主要死因をもとに「生活習慣病」を身近に感じてもらう。
④高血圧、動脈硬化、癌（肺癌）について、どんな病気かを簡単に説明し、長い間の生活習慣が影響することを感じてもらう。

〈授業の概要〉
①授業の目的説明
・今日は、おとなになってからも病気をしないで元気でいられるにはどうしたらいいかということを、皆で勉強していきます。

②おとなになってかかりやすい病気について知っているものを質問する。
・家でお父さんやお母さんから聞いたことがあるものについて発表させる。
・児童が発表した病名を板書する。
・板書した病気がどんな病気か知っていることを発表させる。
・その病気が人体のどこの病気か、人体模型を使って説明する。
③五色町のおとなの人が死んでいく主な病気について調べる
・模造紙に主要死因をわかりやすくグラフ化しておく。
・模造紙の絵を見せながら、一番多いものから順に質問しながら隠してある正解をみていく。
④高血圧、動脈硬化、肺癌について、およそどんな病気か学習する。
・模造紙の心臓（ポンプ）と血管の絵を見せながら、柔らかい血管と固い血管、流れる血液の量が多い血管では、どれが強いパワーがいるかを考えさせる。
・長い年月をかけて血管にいろんなものが溜まっていき、固く血管内が細くなっていく様子を説明する。
・食べ過ぎると血管に溜まりやすい食物をあげ、偏食しないよう説明する。
・硬くてもろい血管に強い圧が加わったとき、破れやすいことも推測させる。
・肺癌模型を使って、一本のたばこを吸うことにより肺がどのように汚れていくかを実験する。
⑤学習のまとめ
・おとなになっても、学習したような病気になりたくないという気持ちがわいてきたかどうか確認する。
・子どものときから気をつけていかなければならないということが、どの程度感じられているか確認する。

〈授業後の研究協議における校長、教頭、教諭の指摘事項〉

①模造紙、肺癌模型、人体模型などが同時に並べられていると、児童の注意が分散するので授業の進行に合わせて提示するようにすべきである。

②大事なポイントについては板書する必要がある。

③高血圧の説明は少し難しかった。

④模型の使用をもっと児童にやらせてもよかった。

⑤1時間の指導内容をもっと絞ってもよい。

⑥喫煙による肺の変化の実験は児童に強い印象を与えた。

⑦医師の授業ということで、いつもより児童の目は活き活きしていた。

⑧児童が感じたことを家に持ちかえり保護者と語り合うことが期待される。

〈児童の感想文（抜粋）〉

・わたしたちがお医者さんの授業を受けたのは初めてです。どんな授業を受けるのかなぁと、わくわくしながら受けました。

・先生が来て、おとなになったらどんな病気にかかりやすいかを教えてくださいました。はじめに、五色町ではどんな病気で死んでいる人が多いかを勉強しました。しんぞう病で死ぬ人も多いなんて私は知りませんでした。

・私がびっくりしたのは、たばこを吸うと肺の色が少しずつ茶色になることです。黒くなった肺はたばこをやめても、もとのピンク色にはもどらないのだろうか。私は、こわいなぁと思いました。

・僕はたばこがこんなに人の体に害をあたえるとは知らなかった。おとなになったら絶対にたばこはすわないぞ。絶対に健康で長生きするぞ。また、こんな授業を受けたいです。

事例Ｂ　担当：校医

①テーマ：動脈硬化と食生活

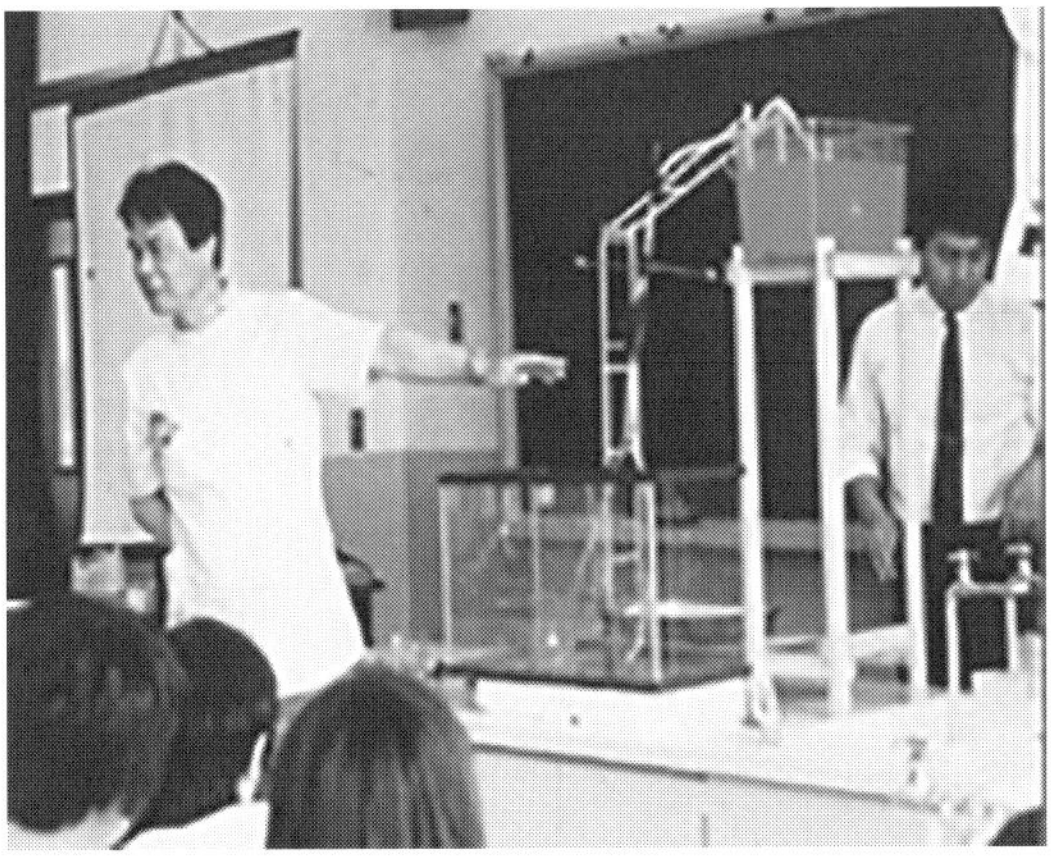

動脈硬化血管モデルによる血流比較実験

②学習のねらい

循環器系の生活習慣病の主要因である動脈硬化について、実物スライドや実験を通して病態の概略を理解し、食習慣の歪みとの関連を実感してもらう。

〈授業の概要〉

①導入

・この前は、生活習慣病について勉強しました。どんな病気がありましたか。

・五色町の主要死因のグラフを見せる。

・今日は心臓から体に血を送る血管の勉強をしましょう。

②２種類の血管

・皆、自分の手を見てごらん。血管が見えますか。外から見える血管はみんな、栄養を運んだ後、栄養をもらいに帰っていく血管なのです。
・今度は皆で自分の脈を触れてみましょう。どこで触れるかな。わからない人は友達に教えてもらいましょう。それでもわからない人は先生が教えてあげます。ドキドキ触れますね。でも血管は見えませんね。この血管は心臓からたくさんの栄養を体中に運ぶ血管なのです。体の隅々まで十分に栄養を運ばなければならないので勢いよく流れています。ケガをしても破れないように体の深い所を通っているので見えないのです。
③健康でない血管
・いろんな食べ物が腸から血の中に入ってきます。
・乳び血清と正常血清の2本の試験官を供覧
この2本の試験官を見てみましょう。採った血は置いておくと赤い部分と透明の部分に分かれます。この透明な部分にたくさんの食べ物が混じっているのです。

一方の試験官の方は白く濁っていますね。これは油の多いものや甘いものをたくさん食べ過ぎている人の血なのです。いつもこの白く濁った血が血管の中に流れていると、血管にこびりついてきて血管が健康でなくなるのです。
④動脈硬化を来した血管、脳出血、心筋梗塞などの実物臓器のスライド供覧、光沢のある正常血管と動脈硬化の強い血管の内面をスライド供覧しながら、その違いを実感してもらう。
⑤動脈硬化血管と正常血管のモデルによる実験1
・透明なビニールパイプで作成した動脈硬化モデルと正常血管モデルを供覧し、血管の硬さを握って比較させる。
・この2種類の血管に血液に見立てた赤い液を流して、どちらが早くビーカーに入るかの実験を行う。
実験前に、どちらが早く全部ビーカーに入るか質問する。

実験後、なぜ正常の血管からの方が早く入ったか質問する。
動脈硬化を起こして血管が細くなると血の流れが悪くなることを理解させる。
⑥動脈硬化血管と正常血管のモデルによる実験２
・実験モデルの材料として細長い風船を２つ使用する。一方の風船を一度膨らませた後、そのなかにコンクリート接着剤を注入し、膨らませたまま数日間放置しておくと内腔が硬化し動脈硬化模型ができる。他方の風船も数日間膨らませたままとし同一条件にしておく。
・実験は両方の風船に、血液に見立てた赤い液を同時に流していき、どちらが先に破れるかをみる。
・破れた風船モデルの内腔をハサミで切り開いて児童に観察させる。
・この実験から動脈硬化を起こした血管はやぶれやすいことを理解させる。
・模造紙の絵を供覧して、動脈硬化のまとめを行う。
⑦自分たちの食べ物調べ
・学童健康実態調査による栄養調査結果をグラフ化して模造紙で提示し、グラフの見方を説明する。
・グラフを見て、結果を発表させる。
・結果をみて、感想を述べあう。
・好き嫌いなく何でも食べることが病気を防ぐ意味で大切なことを説明する。
・家庭で、これからは好き嫌いなく食べる努力をすることを、お母さんたちと話し合うことを奨励する。
〈授業後の研究協議における校長、教頭、教諭の指摘事項〉

①スライドで実際の動脈硬化の血管などが供覧されたので、児童にはいつまでも忘れない強い印象が残ったと思われる。（校医としては、実物のスライドは児童には衝撃度が強すぎないかを危惧していた）
②2つの実験は非常に面白く、児童にはよく理解できたと思われる。
③実験の前に児童自身に考えさせ、葛藤させる場面が必要。
④食べ物調査については、実際の調査結果を基にしたのは良かった。授業時に児童個々人の結果を準備し、自分の結果をみながら考えることができたら、さらに効果があったのではないか。
⑤1時限の内容にしては多過ぎるような気がした。普段、1時限で教師の行う内容は今日の授業の3分の1程度である。
⑥授業に使用された教具については感銘を受けた。教師として、もう少し努力する必要があると感じた。
⑦授業内容を児童自身がまとめていく学習サブノートも作る必要がある。

〈児童の感想文（抜粋）〉
・スライドで本物の血管の写真を見せてもらいました。すごく気持ち悪かった。甘いものなんかも食べ過ぎたら、あんなになるんだなぁと思いました。五色町の女の子がお菓子を食べ過ぎていました。これからは気をつけようと思いました。
・今日の授業は分かりやすかったです。これからは野菜、小魚、牛乳などいろいろなものを食べて体を健康にします。
・今回は血管のことでした。スライドを見ました。気持ち悪かったけど、ずっと見てたら気持ち悪くなくなってきました。なぜかというと、見ていて、こんなことには絶対ならないぞと思ったからです。
・わたしは保健の授業が毎日あってもいいと思うぐらい好きです。授業で体の働きや病気、その原因などが分かりとても役立つからです。また、スライドを見たり、実験したりする勉強をしたいです。本当にためになりました。また、こんな授業があるといいなと思いました。
・実験で、いろんなカスがたまったり、たばこを吸ったりすると血管の血の流れが悪いことを知りました。また、脳の血管なども破れて死んだりする恐ろしいことも知りました。これから、好き嫌いをなくしたり、お菓子を食べる量を減らしたりすることを決めました。ほんとうに知ってよかったです。

事例Ｃ　担当：栄養士

①テーマ：食べ物をとる意味について
②学習のねらい
・生きていくために、食べ物を食べなければならない意味を習得させる。
・食べ物の種類によって体のなかでの役割の違いを学習し、栄養のバランスの重要性を理解させ、好き嫌いなく何でも食べようという意欲をもたせる。
・食べ物が体のなかでエネルギーになる過程を習得させる。
③教材と方法
・人体模型（消化吸収器官と基礎食品別が主として使用される組織の絵）による手作り双六、手作りフードモデルを教材とし、双六遊びのなかで食に関する関心を高める。

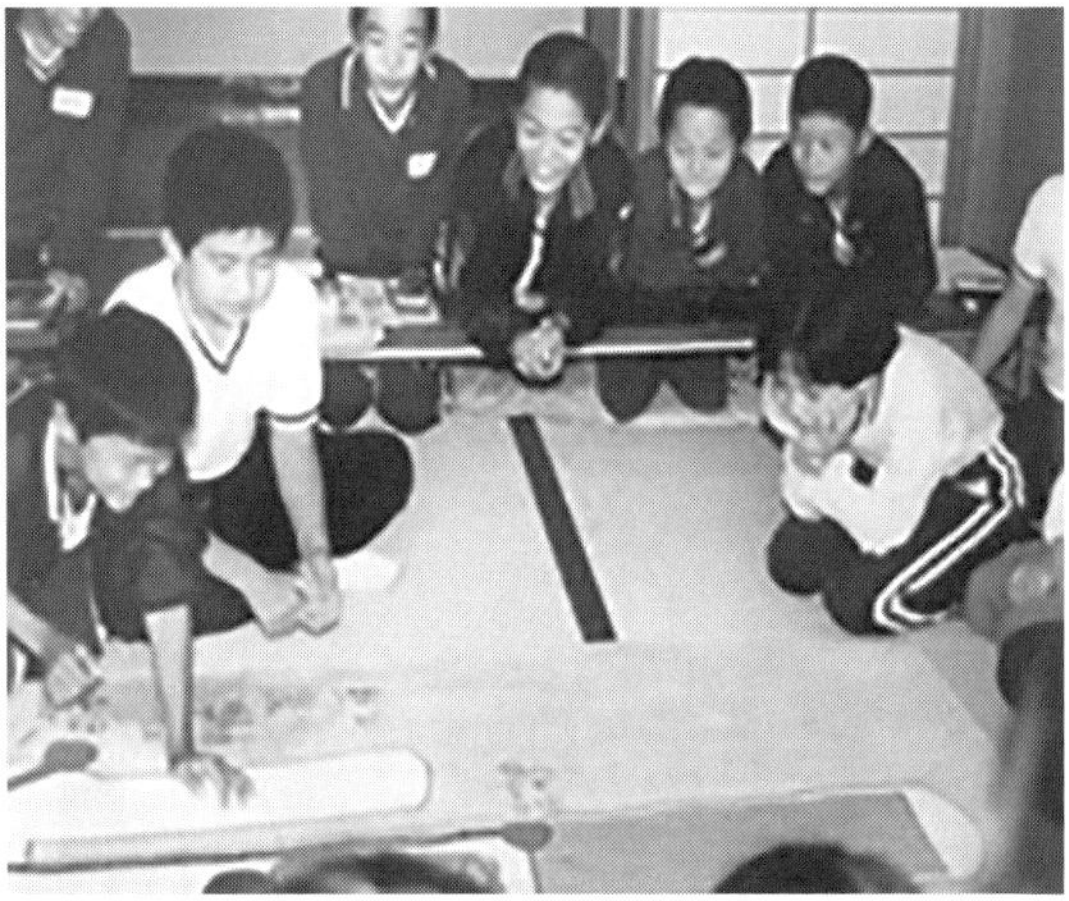
すごろく「食べ物はどこへ行く」

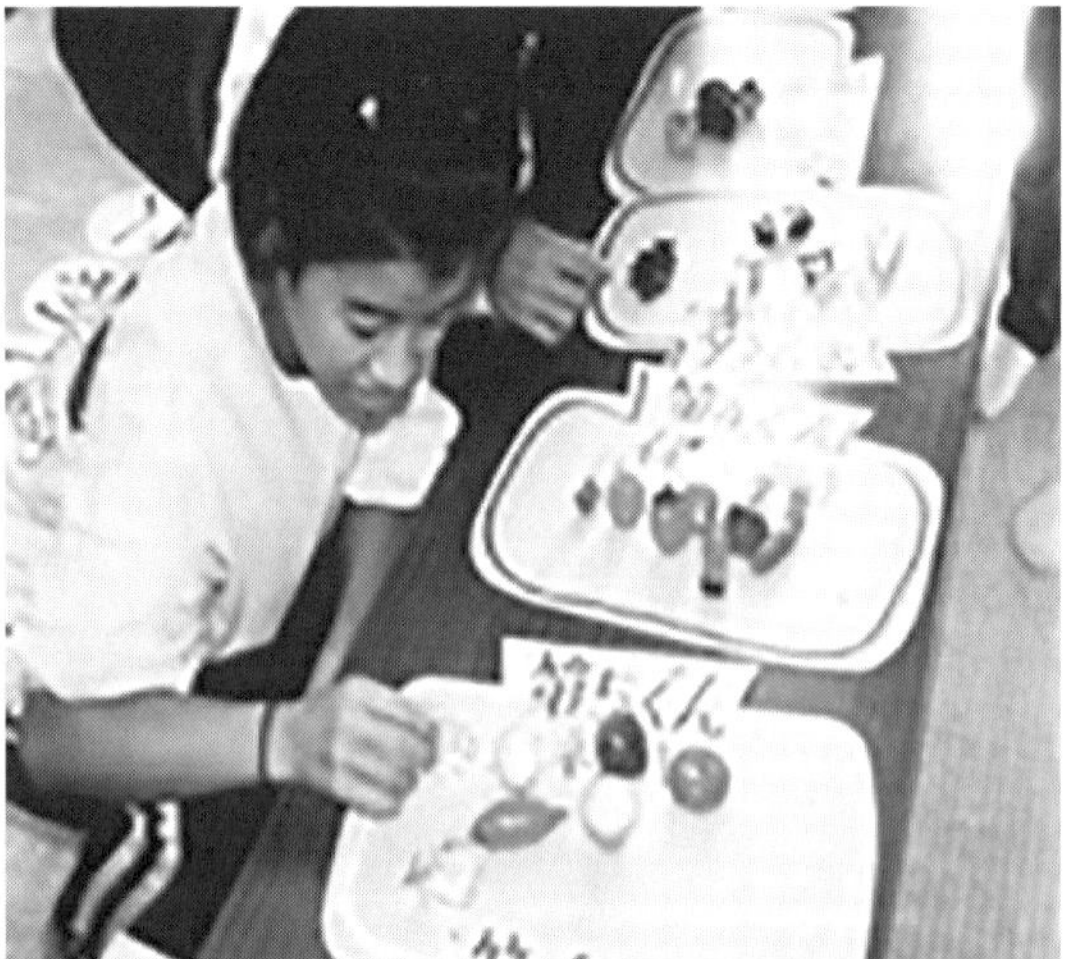
フードモデルを使った授業

〈授業の概要〉

①導入

・私たちは、毎日食事をしますが、なぜ食べ物を食べなければならないのか、皆は考えたことがありますか？　今日は、食べ物をとる意味について考えてみましょう。

皆の考えを発表させる。

・児童の回答「病気にならないため」、「大きくなるため」、「生きていくため」など。
いろんな発表がでました。では、実際に私たちが食べた食べ物は体のなかでどうなるのか、「食べ物はどこへいく」という双六遊びをしながら考えていきましょう。

②準備

・人体模型の双六を広げる。
・あらかじめ、手作りフードモデルを6つの基礎食品に分類しておく。（コマになる）
・児童を6班に分け、それぞれの班に6つの基礎食品のどれか1つを選ばせる。

③ゲームのルール

・班の代表者が、それぞれ選んだ食品を持ってくる。
（1班＊魚、2班＊牛乳、3班＊ほうれんそう、4班＊みかん、5班＊ご飯、6班＊マヨネーズ）
・じゃんけんで勝った班がサイコロを振り、出た目の数だけ食品のコマを進める。
・魚、ご飯、牛乳が門脈に入るところでは、必ず野菜と一緒でないと進めないルールにしておく。
・油脂類は別の道を通ってエネルギーになる。
・分かれ道に来た時、どの食品がどの道に行くかは食品の裏の番号と道の番号を併せて進む。
・「あがり」の終着点は、「力になる」「筋肉をつくる」「骨をつくる」「体の栄養分を吸収したあと便になる」とする。
・先に終着点に到達した方が勝ちとする。

④ゲームの後、それぞれの食品が最後に何になったか復習する。
この双六をしてみてわかったことを発表させる。

⑤まとめ

・絶えず新しい細胞に置き代わって体を成長させ、保持していくことや、体温の維持、力をつくるもとなど、食べ物が果たす役割への理解を確認をする。

・食べ物の種類によって役割が異なるので、好き嫌いなく何でも食べなければならないこと、食べ物が偏ると病気にも結びついていくことへの理解の確認をする。

〈児童の感想文（抜粋）〉

・今日はすごろくをやったので、すっごく楽しかったです。ふつうのと少しちがう体のすごろくなのでとてもユニークでした。遊びは遊びでも勉強になったので、とてもいいアイデアだなぁと思いました。

・私が一番感心したのは、すごろくを楽しみながらいろんなことを知るということです。食べ物がどこへいき、どうなるのか楽しみながら分かりました。皆にも健康って一番幸せなのだと知ってほしいです。

事例D　担当：栄養士

①テーマ：自分たちの食生活を振り返り、問題点をさぐる（親子学習）

②学習のねらい

これまでの学習の上にたって、自分の食生活を振り返り、その問題点を見いだしながら食生活の改善に結びつける。どういう献立が望ましいのかを具体的に示し、基本的なバランス献立が実践できるよう、親子それぞれの立場で考えるきっかけをつくる。

③方法

・自分たちがよく食べている、おやつの袋や箱を持ち寄り、栄養分析する。

・食事調査から食事記録の一例を皆で分析し、問題点を話し合う。

〈授業の概要〉

①前回は双六遊びをしながら、食べ物がどんな道順で吸収されていくのか学習しました。また、食べ物の種類によって体のなかでの働きが違うことも勉強しましたが、最初にその復習をしましょう。

②人体模型図で、それぞれの臓器の働きを説明しながら復習する。

③６つの基礎食品の分類と、それぞれの働きを復習する。（双六で、それぞれの食品が体のどこの場所であがりになったかを思い出してもらいながら、食品の種類で働きが異なることが修得されているか前回使用した表を基に確認する）

④今日は皆さんがよく食べているおやつは、どんな栄養分があるのか調べてみましょう。（黒板に例を書いた模造紙を貼り、持ってきたおやつの袋をみながら例にならって○をいれてもらう）

⑤模造紙を見ながら感想を発表してもらう。

（おやつとして食べているものの大半は「力」になるものであった）

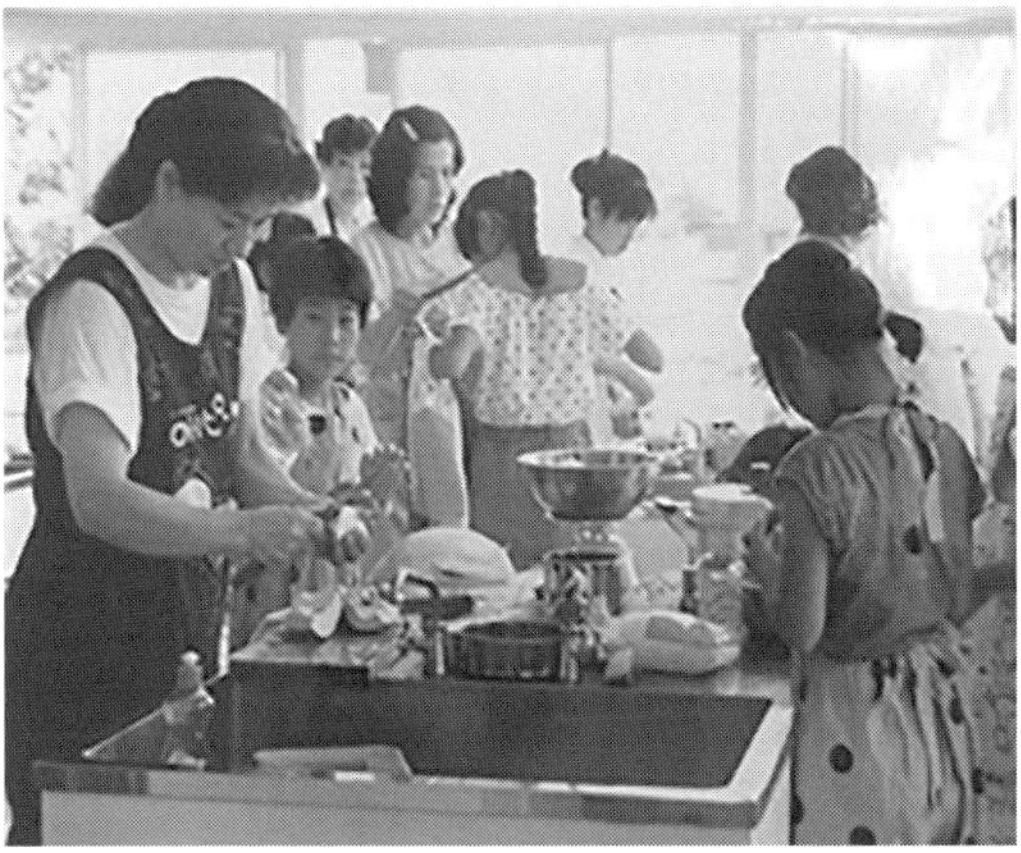

親子の栄養学習

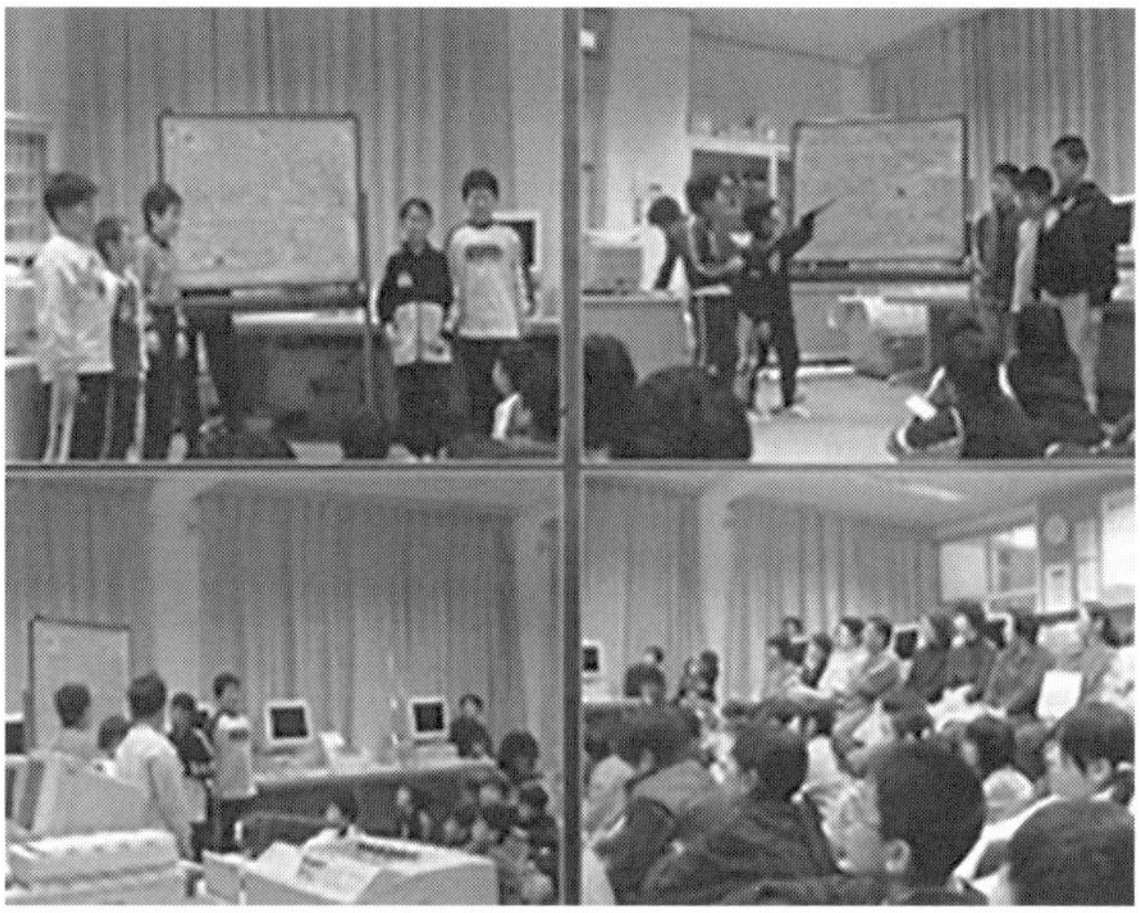

保護者を前にした健康学習のまとめ

⑥「力」になるものばかり食べているとどうなるか、質問する。
（予想として、「太ってくる」などの答えが返ってくる）

⑦説明

・「力」になるものばかりを必要以上にとり過ぎると脂肪に変わる。
・脂肪は体のいろんなところに増えてくる。（皮下、内臓、血液）
脂肪が増え過ぎると生活習慣病を発症しやすい（校医の授業の学習と結びつける）
・体の調子を整える野菜と一緒にとると脂肪の増加を防ぐ。

⑧まとめ

おやつを食べ過ぎたり、体の調子を整える野菜が少ないと血管に脂肪がたまりやすく、動脈硬化を起こしやすくなる。おやつを食べすぎないで、野菜も十分に食べるようにすることを勧める。

〈児童の感想文（抜粋）〉

・おとうさんは「何でもよく食べらなあかん」といつも言っています。その意味が勉強してよく分かりました。これからはなんでも好ききらいなく食べたいと思います。
・おかあさんも「よい勉強になった」と言っていました。

・おかしは好きですが、食べ過ぎると病気になると聞いてドキッとしました。弟はよく、おかしを食べるので、おかあさんが「弟たちにも教えてほしいなぁ」と言っていました。

◇　◇　◇

◆Ｈ小学校教頭の一文（抜粋）（兵庫教育雑誌）

本校は、淡路島の中央部に位置し、まだまだ自然がいっぱい残された農村地帯にある全校生１０３名の小規模校である。

本校では、「生活習慣病予防を学校教育の場で早期に展開すべきである」との趣旨のもとに、５、６年生を対象に健康教育のカリキュラムを作成。校医、栄養士など医療機関と連携した授業を展開している。学校では入手しがたい教具や身近なデータを駆使しての指導に子どもたちは目を輝かせている。「こんな授業が毎日あったらいいのにな」「たばこがこんなに人の体に害を与えることを初めて知りました。大人になったら、絶対にたばこは吸わないぞ」「お菓子などをたくさん食べたら血管が詰まって、最後には脳の血管がやぶれて死んだりすることを勉強しました。これからは、好き嫌いをなくしたり、お菓子を食べる量を減らしたりすることを心に決めまし

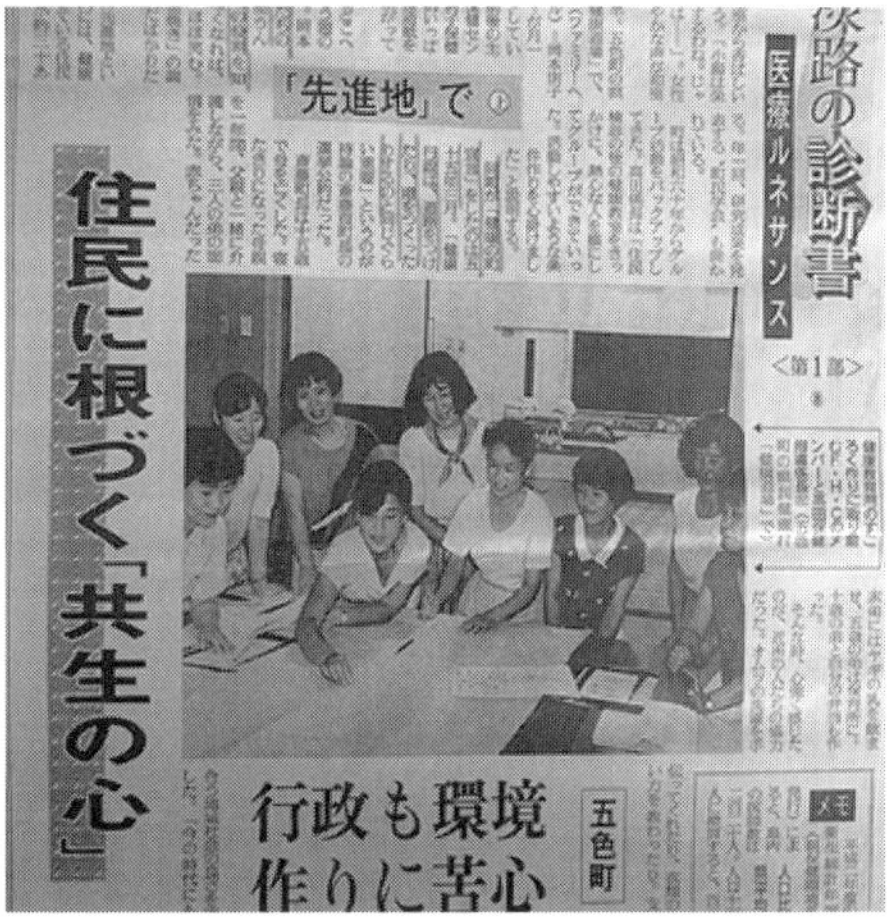
路の診断書
医療ルネサンス
〈第1部〉
「先進地」で
住民に根づく「共生の心」
行政も環境作りに苦心
五色町
メモ

子どもの健康問題に取り組むお母さんたちの活動紹介記事

た」などの子どもたちの反応に、実践の確かさを感じている。

「栄養士さんと『食べ物はどこへ行く』のすごろくをしたので、すっごく楽しかったです。とてもユニークなすごろくでした」。

この指導に使われたすごろくは、地域の健康推進グループの人びとによって考案され作られたものである。こういった町を挙げての健康教育の取り組みは、子どもたちが生命と健康の大切さを自覚し、みんなとともに健康を高めていこうとする意欲づけとなり、出発点となるものと確信する。

（5）早期予防健診でわかってきたこと

長年にわたるこの事業は、小学校高学年から中学生の子どもが生活習慣病や栄養についての知識を習得し、生活習慣病予防のスキルを習得するとともに、とりわけ、子どもの健康学習を通して、保護

表２－４　児童・生徒健康実態調査の特徴と evidence
(1983–2001)

■18年間延べ受診者8592名　平均受診率　93%
■計画・実施：町、医師会、教育委員会、保護者、大学の連携よる年間事業
■健康調査項目：健康状態を多角的視野から把握
■健康教育：保護者、学校教育現場での健康学習の実施

・体格は大きくなってきている
・貧血の児童・生徒は減少した
・血圧は上昇傾向にある
・Tーcholレベルは高くなる傾向にある
・食塩摂取量は調査初期より減少している
・アレルギー疾患の既往者が増加している
・炭水化物の摂取量が減少、脂質が増加
・血圧、肥満度、血清脂質は生活習慣病の家族歴を有する子どもで増悪する傾向がみられた
・朝食を毎日とっている子どもは健康行動が良好であった
・血圧、肥満度、血清脂質成分は小学校5年から中学3年の間でTracking現象が認められた
・総IgEレベルがアレルギー疾患発症の予知因子となりうることが示唆された
・アレルギー体質を持つ子は身体愁訴が多い傾向がみられた
・1990年以降、中学生の体力は低下しているが運動能力は向上　している
・運動能力と肥満度、血清脂質、栄養摂取の間には密接な関連が示唆された
・基準平均値を下回る骨密度の子どもが多い
・運動、食事摂取など生活習慣の悪い者に骨密度が低い傾向がみられた

者が生活習慣病予防について親の責任を認識する場となった。

子どもの生活習慣病早期予防健診の経年的結果では、次のようなことがわかってきた。

◇　◇　◇

〈省察〉早期生活習慣病予防対策を促進する要因

成人を対象とした、生活習慣病対策を一歩進め、昭和59年（１９８４）に小学校５、６年生、中学生生を対象とした生活習慣病の第一次予防をめざした取り組みが開始された。この事業の目的は、

①学童期から成人に至るまでの長期にわたる縦断的調査を行うことにより、リスク・ファクターの再検証を行う。

②学童の当面の健康上の課題を探り、具体的な対応策をたてる。

③学校教育のなかに心身の健康教育を明確に位置づけるとともに、学校保健と地域保健分野の連携により健康教育カリキュラムを作成し、学校教育現場での「健康教育」のありかたを提言する。

というものであった。

この事業の実施にあたっては町医師会、教育委員会、大学、保護者会、学校長、教諭、養護教諭と町の合同会議が設置された。ネットワークは、まず、町医師会への趣旨説明による医師会の主体的取

り組みの確認、大学への協力依頼、各地区での保護者への趣旨説明と協力依頼、教育委員会への趣旨説明という手順を踏んで形成された。以来、この事業は市町合併まで20年余にわたって継続されたが、それを可能にしたのは、まず、町内の医師がその必要性を理解し、積極的に動いてくれたことがあげられる。それまで、町立診療所の病床を有効活用することにより、末期がんの医療など開業医の先生方が困難を極めている患者さんを受け入れ、バックアップするなど開業医院の先生方と密接なかかわりのなかで医療をおこなってきたことが、理解を得やすい背景にあったと推察している。

次に、取り組みの必要性について、保健師、栄養士など職員が夜間に各地域に出向き、熱心に保護者たちに語りかけたことがあげられる。行政職員でもある彼らの専門職としての意気込みがなければ、保護者たちを立ち上がらせることはできなかったと思われる。

保護者のなかには、五色町の保健・医療・福祉の取り組みに関心を持っている人も少なくなく、子どものために自分たちが積極的に動かなければならないと、共感してくれたことも学校や教育委員会を動かす原動力となった。

児童生徒への血液検査を含めた生活習慣病予防検診には、検査や疫学的分析など専門的な関わりが必要であるが、幸い、協力していただいた大学の先生方の長年にわたる疫学分析など継続した協力が得られたが、それは単なる学問的関心を越えて、地域の人たちと交流し、地域状況を配慮しながらのものであった。

また、長期的な推移の分析だけでなく、その時々の、栄養調査や各種検査の結果は、毎年保護者に報告し、学校現場でも養護教諭が中心となり、子どもたちの指導に当たってくれたことが保護者たちの継続した理解を可能にしたと思われる。

学校教育現場における健康教育が定着した要因は、健康教育の研究授業をとおして学校の先生方が、その重要性を理解し、教材づくりの分担などに積極的にかかわってくれたことである。

これらの促進要因が相まって、長年にわたる生活習慣病早期予防の継続が可能となったと思われる。

一般的には困難と思われていた児童生徒を対象とした早期生活習慣病予防の取り組みは、将来を担う子どもの心身の健康的な成育のために、関係するすべての機関や職員、保護者がスクラムを組んだことが大きな推進力となった。

この取り組みの促進要因は次のようなものである。

①医師会員の理解と事業推進への積極的な姿勢があった。
②地域への理解が深い優秀な大学研究者に恵まれた。
③保護者が趣旨に賛同し、積極的に基礎調査などに協力してくれた。
④夜間の地区説明会開催など、スタッフの熱意があった。
⑤結果を合同会議や保護者への報告会で報告し、当面の具体的対策につなげた。

⑥疫学調査結果による事業評価が行われた。
⑦健康教育の試行をとおして、教諭と地域保健分野のスタッフとの共感が深まった

◇　◇　◇

わかってほしいときには本気度を伝える。

◇　◇　◇

4．健康意識を高めるための成人期の健康管理の工夫

当時の住民の健康意識については、第2章1に記述したように病気の「予防」などという意識は概して乏しく、保健センターで行われる健康教室の参加者のほとんどが高齢者という状況であった。健診受診率も低く、保健師さんたちの頭を悩ませていた。

生活習慣病早期発見のための各種健診は当時の老人保健法に定められ、40歳以上の成人を対象に行われていたが、婦人科検診、レントゲン検診、基本健診は実施日が異なり、住民にとっては不便で受診率低迷の一因でもあったので、できるだけ各種健診が同一日に実施できるように調整した。

また、受診率向上の一環として、国保診療所で毎週半日を健診日にあて、年齢の節目を迎えた人を対象とした「節目健診」と誕生月に随時行う「誕生月健診」を開始した。また、未受診者を対象とした「あぜ道健診」や成人期を迎えた子どもたちを対象とした「はたちの健診」などさまざまな健診を実施し、やがて全国的にみても健診受診率の極めて高い町となった。

成人期の事業は、生活習慣病をはじめさまざまな健康障害の始まる時期ということもあって、健康診断、健康相談、健康学習や自主的な健康管理意識の向上をめざした各種健康実践グループ活動の支援などに取り組んでいった。

（1）住民健診の総合化

当時、この健診は住民健診の中心となるもので、各地区毎に実施されていた。内容は、老人保健法の基本健診の内容に心電図、眼底検査、触診による乳癌検診、喀痰と胸部レントゲンによる肺癌検診、胃レントゲン検査、便潜血反応による大腸癌スクリーニング、保健師、栄養士による健康相談などである。健診結果の事後指導は各地区毎に行われ、結果の見方の説明や個別相談が行われるが、保健情報の一元管理システムが構築されて以来、個人健康管理台帳をもとに各種病態別教室につながられた。

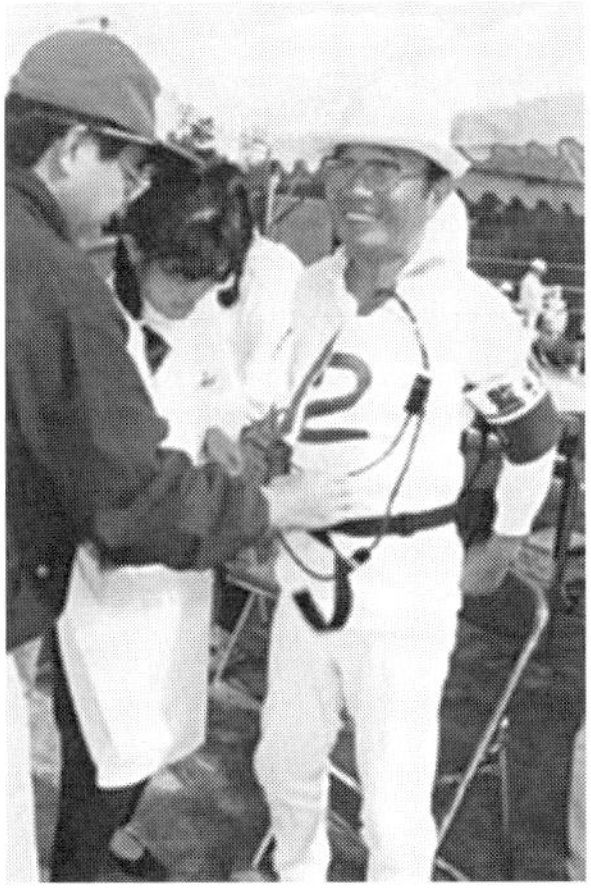

ゲートボール中の循環動態の調査

（2）年齢の「節目」健診

40歳以上70歳までの5歳間隔の節目を迎えた年に、全員、上部消化管の内視鏡検査を実施するなど生活習慣病を早期に発見する目的で重点検診と位置づけて実施した。検診は毎月1回、国保診療所において、誕生月の人を対象に行われた。検診内容は、身体計測、血圧、検尿、胸部直接撮影、肝・胆超音波検査、眼底検査、心電図、胃十二指腸内視鏡、便潜血、問診、診察、歯科検診、健康相談などである。節検診への住民の期待度は高く、毎年の住民健診と5年に1度の節目健診の組み合わせによる受診を呼びかけた。

(3)「随時受診」「未受診者」人間ドック

国保診療所で行われる人間ドックは、一般の人を対象とし、希望する日に随時受診できる人間ドックと、1年間健診を受診しなかった人を対象とした「未受診者人間ドック」の2種類とした。内容はほぼ節目健診と同様だが、栄養調査分析や体力測定が加わっていることが特徴である。

(4)「あぜ道健診」

さまざまな健診を組み合わせて受診率の向上をはかったが、健診受診者の分析では、受診する人は毎年受診するのだが、これまで健診を受診したことがない人がかなりいることが判明した。

職員の飲み会の席では、これまで受診勧奨の通知をだしても、さほどの効果はなく、受診する人だけに目を向けていたのでは生活習慣病の早期発見にはつながらないのではないか、ということが話題となった。妙案もなく議論がとん挫しかけたとき、「来んのやったら、家へ押しかけたらどうや。まあ、昼間に家へ行っても畑に行って留守やろうけどな…。ほやけど役場の職員は地元の人間やから、畑がどこにあるかはわかるやろ。『忙しゅうて健診なんか、受けてられん』いうたら、あぜ道に転がして健診して帰れよ」と威勢のいい当時の課長が顔を赤らめて言い放った。

ほろ酔い加減の議論だったので、実現の可否は別として、その奇抜なアイデアは皆の共感をよんだ。

これまで、高齢世帯の全戸訪問などの経験があるだけに、皆には、さして大変な事業だという意識はなかったのかもしれないが、実際に始めるには職員間で物議をかもした。

どの範囲を未受診者として抽出するのか。集落別に訪問班を編成し、長期間にわたり事業が継続できるのか。「健診」といっても大がかりな健診道具を持ち歩くわけにはいかないし、いつも医師が同行することは困難であり、チームを組む専門職も限られるなかで、受診勧奨とともに、血圧測定や問診などの内容に限らざるを得ない、など難問が山積していた。紆余曲折を経た末、数か月にわたりこの事業が実施されたが、次の年の健診受診率は飛躍的に高くなるなど、この困難な取り組みは予想外に大きな成果を収めた、受診勧奨の効果が薄れる5年に1回程度は、繰り返し実施することとなった。

(5) はたちの健診

学齢期の子どもたちを対象とした「早期生活習慣病予防対策」が始まり数年経過したころ、「この子たちが成人したら、ちゃんと健診も受けてくれるやろうか」と保健師さんがつぶやいた。故郷をは

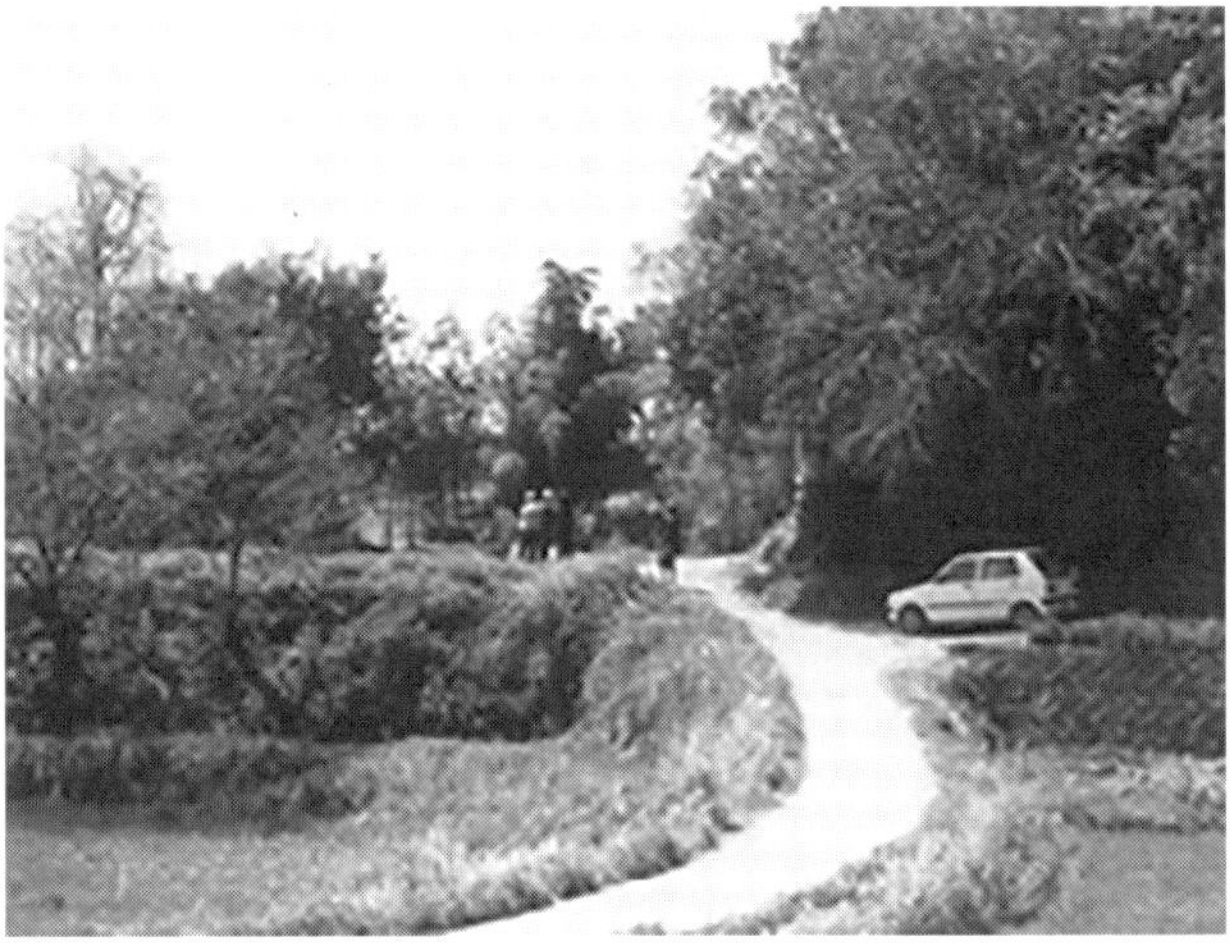

未受診者の田んぼまで訪ねてあぜ道健診

なれ、開放的になった青年期が一番、生活が乱れやすいものである。体は元気盛りなので、健診など受けてみようかという気にもなれないのではないか。島を離れている子も多いだろうから何もできないし…。それでその話題はしばらく途切れていたが、「成人式には皆帰るだろうから、その時に健診したら…」という提案があった。学齢期に健診を受けた子どもたちだから、受けてくれるだろう。という賛同の意見がある一方、採血で、せっかくの晴れ着を汚したらどうするの…。など賛否両論あったが、20歳になって、どう変化しているか調べることも大切ではないか、ということで、成人式健診は決行されることとなった。

成人式を終えた若者たちは、別室で待機する健診班をいぶかしそうにみていたが、振袖を巻き上げながら採血なども受けてくれた。一人暮らししていると食生活が乱れるから、との栄養士さんの計らいで生活習慣病と食生活に関するパンフレットも手渡されたが、地元の職員だけに「あら、○○ちゃん、いっぱしの青年になって…」などと談笑する風景も垣間見られるなど、和やかな健診となった。

（6）住民の健康学習

五色町における住民の健康学習は別項図2-7（頁85）のように多岐にわたっている。治療や厳密な生活の自己管理を要する人たちに対しては、主として国保診療所において各種患者会を育成したが、すでに発病している人たちのため、学習は病態や薬剤についてかなり詳細な内容とした。健診の事後指導の一環としての健康教育は各種病態別教室として行われたが、昼間参加できない人たちのために、各地区巡回健康福祉学習会を毎月夜間に開催し、住民の健康や福祉に関する相談、各種ケアメニューの紹介と利用などについて複合的な学習を行なった。一般住民に対しては有線テレビの健康教育番組も放映された。

住民の健康学習が単なる知識の習得に終わるのではなく、実践力の向上や「地域の健康性」づくりにまで視野を広げた自主的健康実践活動につながるよう、各種病態別教室の終了者や同じ課題や興味をもつ人たちを中心とした、自主的グループ活動の育成支援に力を注ぐようになった。

◇　　◇　　◇

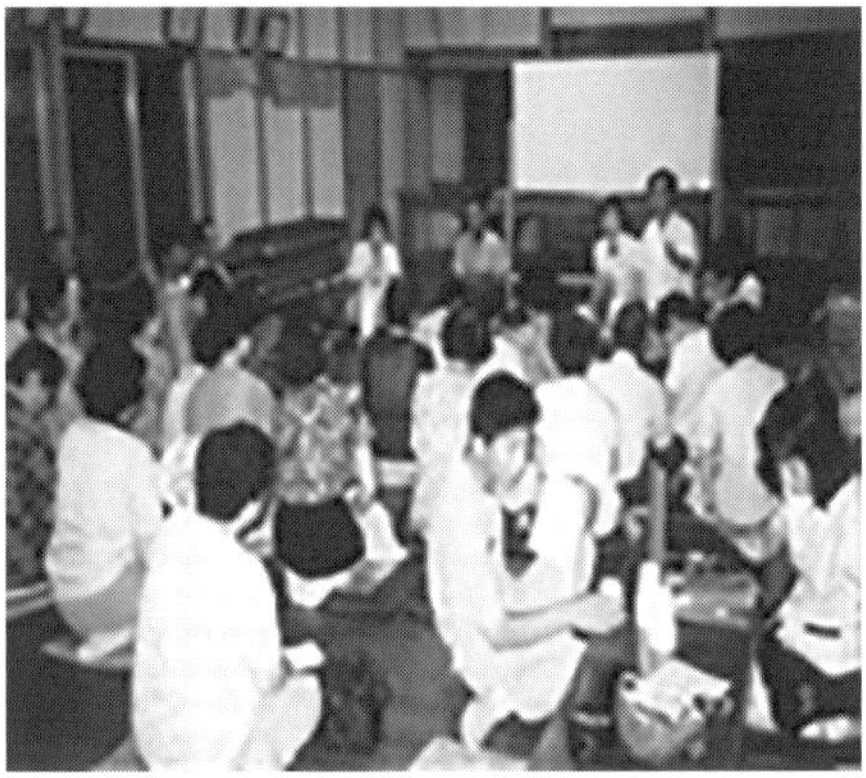

小集落　夜間巡回健康福祉学習会

〈省察〉共同事業を可能とする医療機関間の日常的連携

わが国の医療制度では、医療機関への受診の選択は患者の自由意思に任されている。したがって医療機関間の競合意識もあり、住民の医療をめぐる連携は必ずしも十分とはいえなかった。一方、終末期や介護が十分出来ない在宅療養患者への医療対応は、1人の医師だけでは対応が困難なことが多い。

五色町では当時、筆者の勤務する有床診療所（19床）の他はいずれも無床診療所であり、町外の中核病院は慢性的なベッド不足で入院困難な状況が続いていた。町内の医師会の会合でも、高齢開業医師にとってターミナルステージで苦痛の訴えの強い患者への往診治療の限界や、経口摂取困難患者への対応が困難なことなどが語られた。その後、対応困難な患者については、診療所ベッドを開放し、活用してもらうこととした。入院管理の責任は、私どもがもち、開業医師には随時来診し患者や家族と語ってもらうようにした。「セミオープンシステム」と自称したこの対応は、「難儀な患者ばかり引き受ける」と、当初は職員からは不評であったが、開業医師からは予想以上に歓迎され、相互の信頼関係の醸成につながり、以後、試みられる困難な事業が比較的スムーズに運ぶ遠因となった。

これらの経験から、地域での第一線医療機関間のネットワーク構築には次のような留意が必要であると思われる。

①実際の医療のなかで、困ったときに気軽に相談を持ちかけられる存在となることを心掛ける。
②事例をとおして、ネットワークを形成することが有益であることを実感してもらうよう努力する（困難なケースばかり背負う覚悟も必要）。
③病状報告、今後の方針の相談を頻繁に行うなど元の主治医への配慮を怠らない。
④医療だけでなく、保健・福祉事業も視野にいれた関係づくりを心掛ける。

◇　◇　◇

5．健康と福祉の統合にむけた町の機構改革

（1）健康福祉総合センターの開設

在宅ケア連絡会の開催により、現場実務者間の相互理解や若干の共同活動は可能となってきたが、行政内ではそれぞれの補助金事業にもとづく縦割り事業思考が依然根強く残っていた。

このような環境のなかでは事業の調整はできても、新たに総合的な事業を組み立てていくのは限界

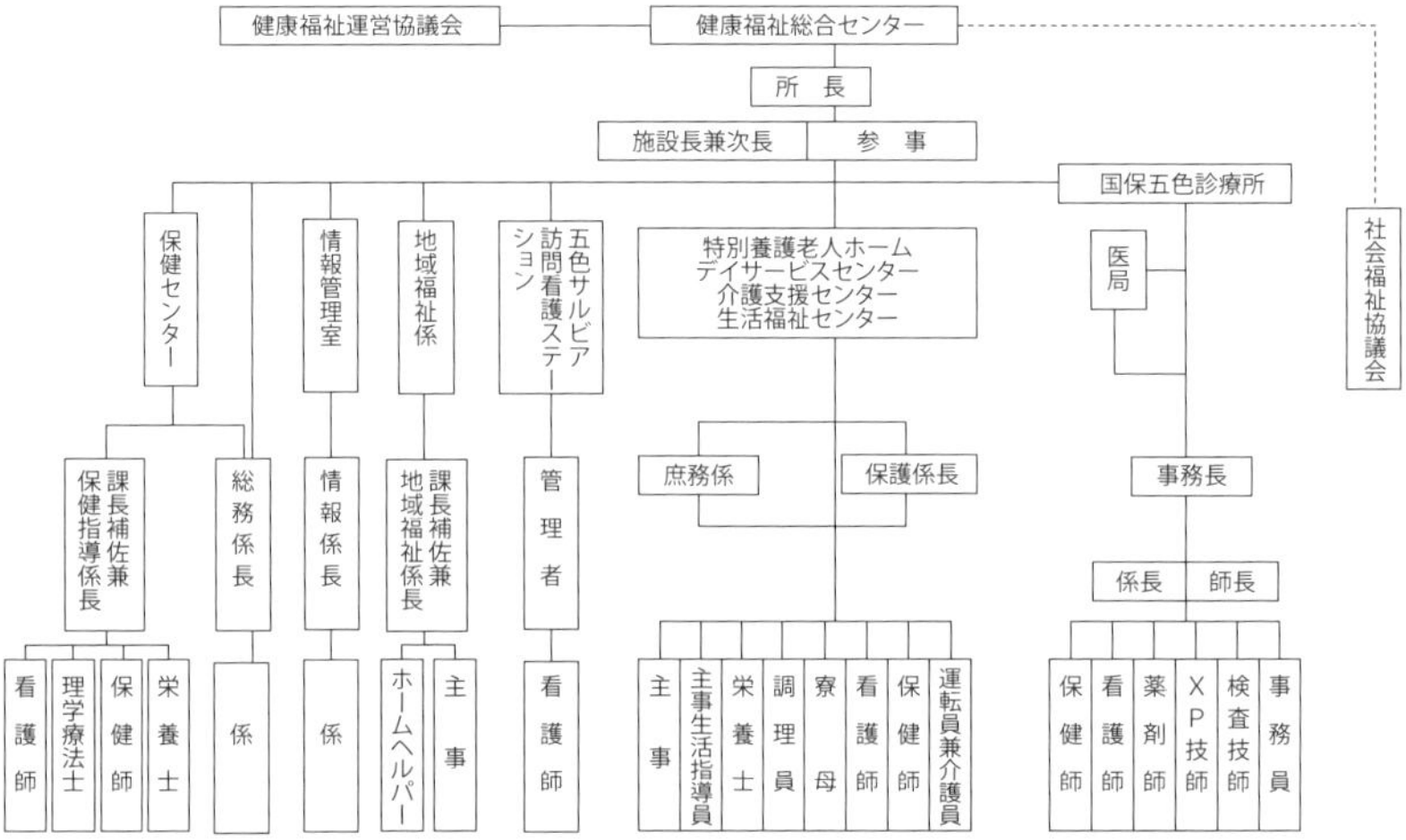

図2－5　健康福祉総合センターの組織体制

があると感じられた。それを克服していくには、町の保健・医療・福祉面の行政機構を一本化し、医療・ケア機能を統合することにより、分野別の壁を取り払う必要があると思われた。

保健・医療・福祉の「総合化」が単に、これら3分野の従来の仕事を持ち寄ることだけでなく、それぞれの分野が、縦割り思考ゆえに陥った狭い視野からの発想を排し、さまざまな問題を複合的に抱えながら生きている1人の住民を支えるために、幅広い視野で総合的・融合的事業を組み立てていかなければならない。

それまで蓄積した在宅ケア連絡会の活動状況の記録冊子を片手に、保健・医療・福祉行政機構を統合し総合的なケアを推進する必要性について、町長や町執行部の人たちに何度となく折衝する機会を持った。

幾多の曲折を経て数年後、従来の課を統合し、保健・医療・福祉行政機構の一本化とともに、ケア機能の総合化の拠点である健康福祉総合センターを開設し、住民のライフステージごとの計画のもとで、重点事業については各部署が相互に協力しあいながら事業を推進していくこととなった。

平成３年（１９９１）に開設された健康福祉総合センターは、特別養護老人ホーム、在宅介護支援センター、デイサービスセンター、保健センター事務所、社会福祉協議会などが内包され、そこにホームヘルパー、保健師、看護師、栄養士、理学療法士、生活指導員、施設介護員、事務職員などが同居し、住民のライフステージに沿った事業計画が組まれるようになった。また、国保診療所と廊下で連結され、医療部門とも日常的な連携が可能となった。

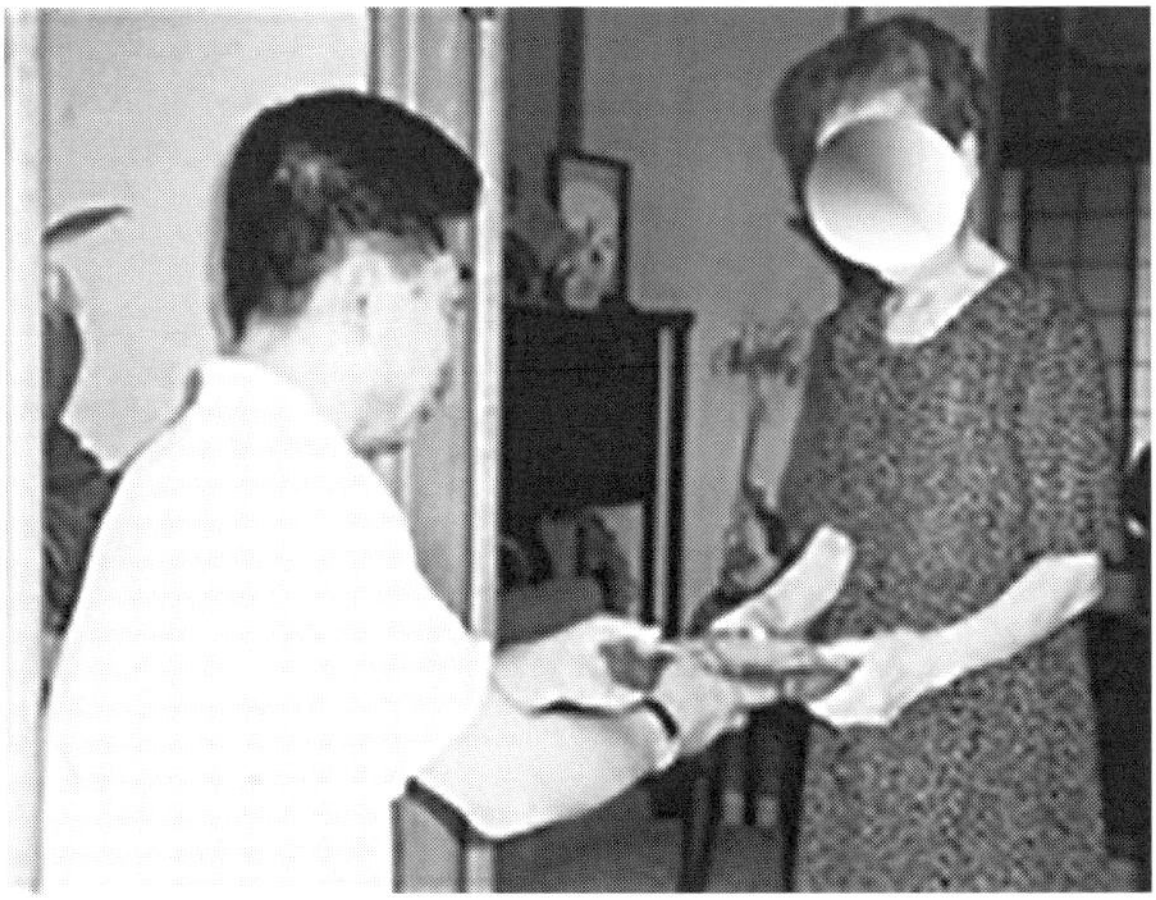

独居高齢者への病態別配食サービス

しかし、人間の集団である。健康福祉総合センターという建物をつくって、同一事務所内に同居すれば、それぞれの分野で長年染まったスタッフの頭の中が総合化するかというと、なかなかそうはいかないものである。同一事務所内にいることによりお互いに敬遠しあうことも当初は出ていた。

これを克服していくには、重要事業については担当部署別でなく各職種が寄り集まってプロジェクトチームを結成し、企画の段階から協働する「事業中心」の原則を確立することが必要であった。

独居高齢者世帯への365日、2食の「病態別配食サービス」（疾患別の特別食の配食）などは、栄養士、保健師、ヘルパー、特養給食部、社協、ボランティア組織などがプロジェクトを組んでこそ可能となった五色町独自の配食システムである。

また、この健康福祉総合センターでは、できるだけ全スタッフが共通認識を醸成し、一致して活動の向上をめざすために次のような会を開催した。

（2）多職種協働をめざしたセンター運営の工夫

⑴健康福祉総合センター運営会議

運営方針の統一をはかるとともに、重要案件に関する方針の確認と施設間調整により、職員への一致した指導を行うことを目的とした会である。

構成：課長、所長、次長、施設長

⑵係長・主任会議

保健・医療・福祉サービス部署間の事業の連絡調整とともに事業遂行上の重要事項や各部署間の相互協力などの検討を行うことを目的とした会である。

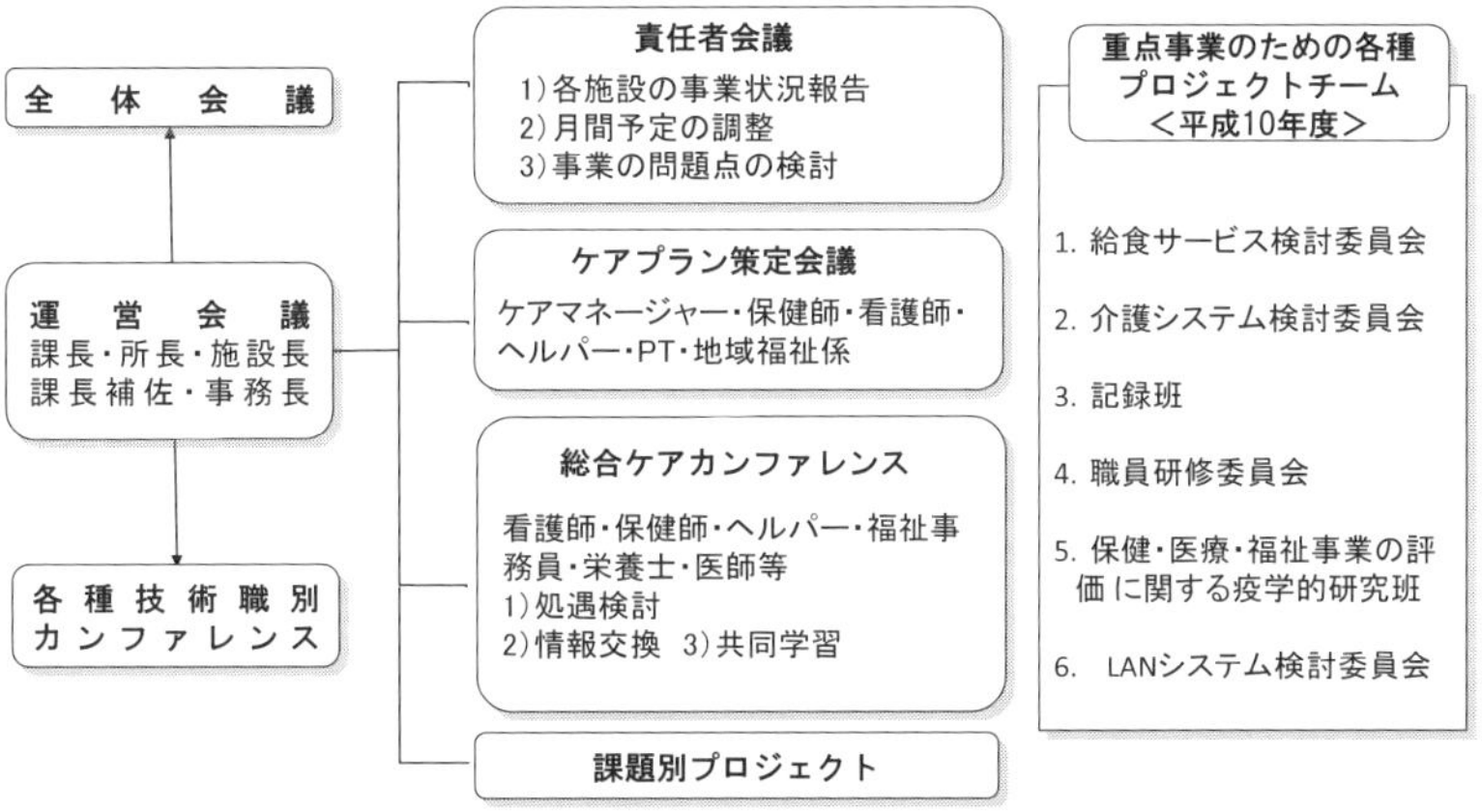

図２−６　健康福祉総合センターの運営体制

表２−５　医療・ケア機能統合後の事業経緯

形態	年度	主な動き	課題
統合	平成3年	・保健・医療・福祉行政機構の1本化 ・健康福祉総合センターの開設 ・施設ケア部門も含めたｶﾝﾌｧﾚﾝｽに移行	・ｽﾀｯﾌの総合的視野の醸成
	4年	・ﾗｲﾌｽﾃｰｼﾞ別事業計画の策定 ・多職種によるﾌﾟﾛｼﾞｪｸﾄの推進	・住民の介護力の向上
	5年	・複合ケアの拡大、病態別給食ｻｰﾋﾞｽ ・利用券によるケア手続きの簡略化	・各部署のｾｸｼｮﾅﾘｽﾞﾑの萌芽
	6−7年	・ICｶｰﾄﾞシステムの稼動 ・CATV在宅療養支援ｼｽﾃﾑの稼動 ・地区巡回保健・福祉学習会の開催	・ｹｱﾏﾈｼﾞﾒﾝﾄ技能の向上
	8−9年	・24時間ﾎｰﾑﾍﾙﾌﾟｻｰﾋﾞｽ開始 ・ｸﾞﾙｰﾌﾟﾎｰﾑ、高齢者生活支援ﾊｳｽ開設 ・ｹｱﾌﾟﾗﾝ策定会議の開始	・個別的・自律的ﾎﾞﾗﾝﾃｨｱの育成支援 ・特養、ﾃﾞｲｻｰﾋﾞｽの質的向上、訪問介護における自立促進ｹｱ
	10−11年	・総合ケアLANシステム構築 ・要介護移行予防事業の開始	
	12−13年 14−15年	・介護保険事業計画と町独自目標の策定 ・社協との連携強化、Vｸﾞﾙｰﾌﾟ交流拡大	・24時間ケア体制の整備

構成：課長、所長、次長、施設長、係長、主任

⑶全体会議

事業方針や年度計画の説明、年度末の事業のまとめ、情勢報告、重要伝達事項を全職員に徹底するための会である。

構成：健康福祉総合センター全スタッフ

⑷職員研究発表会・合同学習会

日常業務のマンネリ化を防ぐとともに、業務分析や課題研究をとおして次年度事業に反映する事業の検証・評価の場である。

参加：健康福祉総合センター全スタッフ

健康福祉総合センターが開設されて介護保険制度発足までの主な事業は表2-5のように推移している。

◇◇◇

いつまでも一人で旗振りを続けない。
人は、ついていくだけでは、しんどくなる。
多元的主導性を演出する。

◇◇◇

6．健康づくり、地域づくりに立ち上がる人たち

健診の事後指導や各種の健康教室などが開かれ、筆者自身も講話に出かけていたが、生活習慣病の危険性を説明し、食生活の是正を訴えるのだが、一向に生活様態を変えている気配はなかった。「意識が低いから…」、などと、匙を投げるような愚痴を言い合う日々が続いた。

一般的に健康問題の取り組みは、専門職の熱意と行政の理解がないと前進しないと言われているが、一方で専門職や行政が力を入れれば入れるほど、その事業が住民から遊離し上滑りする危険もあると感じていた。

生活習慣病の自己管理力をどう身につけてもらうか、妙案も浮かばず数年が過ぎたが、同じ問題を抱えた住民の人たちが一緒になって自分たちの問題として自主的な活動を起こしていかなければ、行動変容も進まないのではないか、ということになった。そこで、昭和61年（1986）から従来の各種病態別健康教室だけでなく、自主的な学習・実践グループの育成を支援し、健康づくりや高齢者支援活動などを行うグループづくりを保健活動の重要な事業として取り組みを始めた。

健診の事後指導に来た人たちに、自分たちが知りたいことや皆が実践していることを話し合い、皆が刺激し合って生活改善を進めたらどうかと投げかけ、仲間づくりをはたらきかけていった。

まず手をつけたのは、「肥満教室」に来た人たちである。「仲間をつくって、皆で減量の仕方を教え

あって、一緒に目標を達成したら…」

肥満を苦にしている女性たちは、その勧めにのり、栄養士のアドバイスを受けながらグループ活動を始めた。グループ名を「肥満の会」ではなく、「ひまわりの会」とした心情が思い起こされる。彼女たちは、ときどき集まっては自分の減量の方法や診療所で検査した結果などをグラフ化して、栄養士さんのお褒めの言葉をいただくなど、笑いのたえない会としてその輪が広がっていった。

その後、健康教室にきた人だけでなく、活動が行き詰っていた愛育会や食生活改善組織などの既存の活動組織にも声をかけ、活動の見直しにむけて必要な支援をしていくようになっていった。

なかには、科学的にはいかがかと思われるような取り組みをしているグループもあったが、初めから否定してかかることは避け、グループの求めに応じた学習会を積み重ねながら偏った理解の是正に努めた。

次第に図2-7のような大小さまざまなグループ・組織が誕生していったが、活動が活発になっていくグループがある反面、多様な悩みを抱えているグループも少なくなかった。

活動の進め方がわからない、自分たちの取り組みはこれでいいのか、グループ内で意見が分かれ運営が難しい、それぞれの仕事の関係で全員が集まることが難しい、リーダーと仲間の考えが異なる、など。なかには、結成したものの、解散してしまうグループが出ることもあり、グループ活動に参加している住民も困惑することが少なくなかった。専門職がグループの運営や活動内容を先導しすぎても自主性は損なわれるし、関わらなさ過ぎればグループ活動が停滞してしまう、というジレンマに陥った。その悩ましい状況を打開するには、お互いの活動を紹介しあったり、運営の悩みを相談しあったりするグループ間の交流の場をつくり、たまには各グループ合同の学習会を行い、グループが孤立しないようにしていくことが必要であった。

各グループのリーダーたちと話し合いを重ね、昭和63年（1988）に、各組織相互に連帯し、支援しあうことを目的とした自主活動グループのネットワーク「暮らしと健康を考える自主組織連絡協議会」を立ち上げることとなった。

連携にむけ定例会を重ねるごとに、お互いの組織、グループの活動内容を理解し合うようになり、協働意識も芽生えてきたので、合同学習や先進地視察研修とともに、年に一度は住民に参加を呼び掛け、それぞれのグループ活動の発表をとおしてこれからの町のありようについて提言をしてはどうか、との提案をした。

当時、「ふるさと創生1億円事業」が行われていたが、1億円もらうだけでなく、そこに住んでいる住民が自主的な活動をとおして、これからの町づくりについて発言していくことが、本当のふるさと創生につながるのではないか、との思いからである。専門職だけが研究発表する「学会」だけでなく、住民による草の根の学習・活動の発表会が必要だとの思いから、グループ活動の発表会のネーミングを「町民学会」に、と提案したが、さすがにリーダーたちに却下され、「暮らしと健康を考える

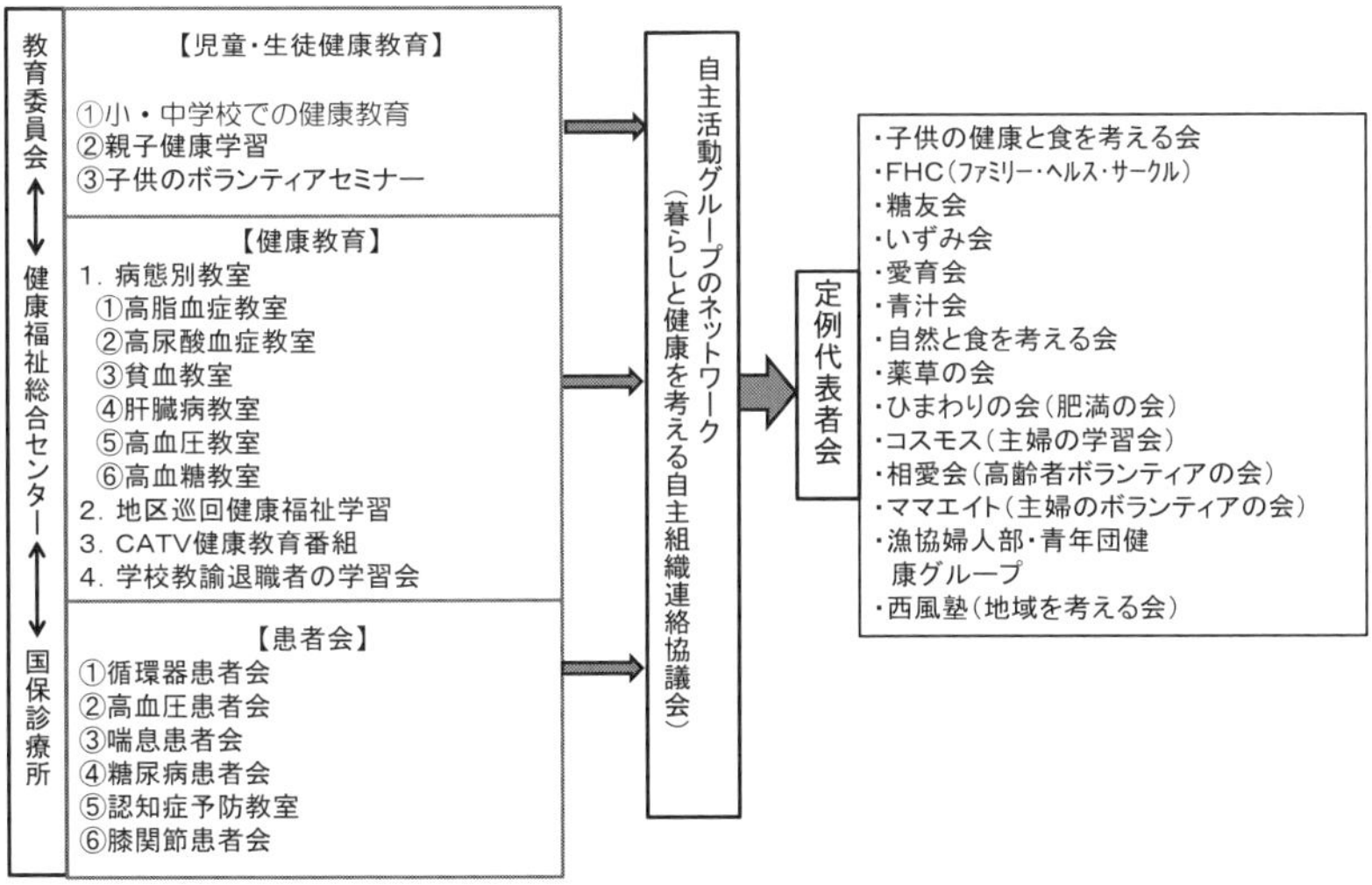

図２−７　住民の健康学習・自主活動組織

住民の集い」という名称に落ち着いた。

平成元年（１９８９）、一般住民に加え、町長や町会議員さんなども出席するなかで「第1回暮らしと健康を考える住民の集い」が開催された。そこでは、健康や暮らしについての学習・実践、調査などについて自分たちの活動のまとめを発表し合い、地域に広げていくための討論が行われ、発表会の後は、各グループが持ち寄った食物を食べながら交流する「健康食パーティー」が開催されるなど、参加者にとっては楽しいひとときともなった。

以後、五色町ではこのような住民の自主組織活動が20年余にわたり行われ、それが行政施策にも多大な影響を与えた。

◆住民による自主活動の胎動

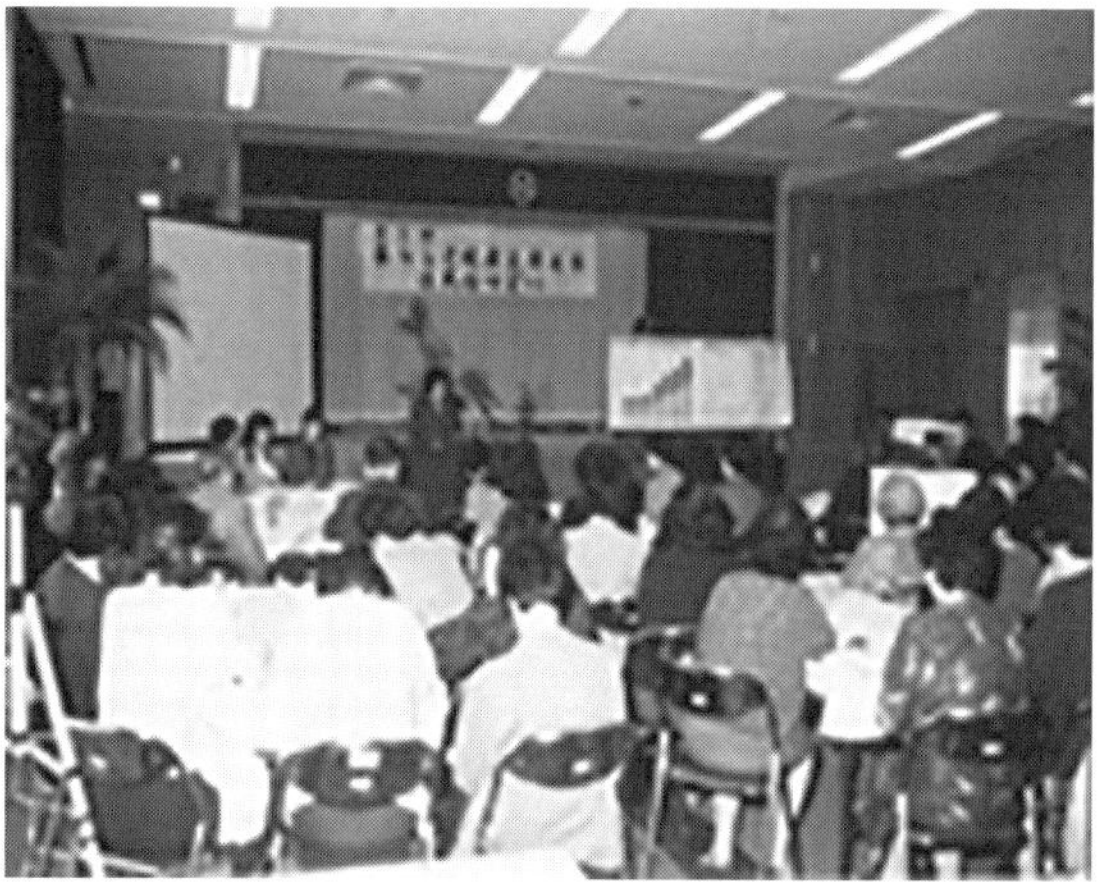
第一回暮らしと健康を考える住民の集い

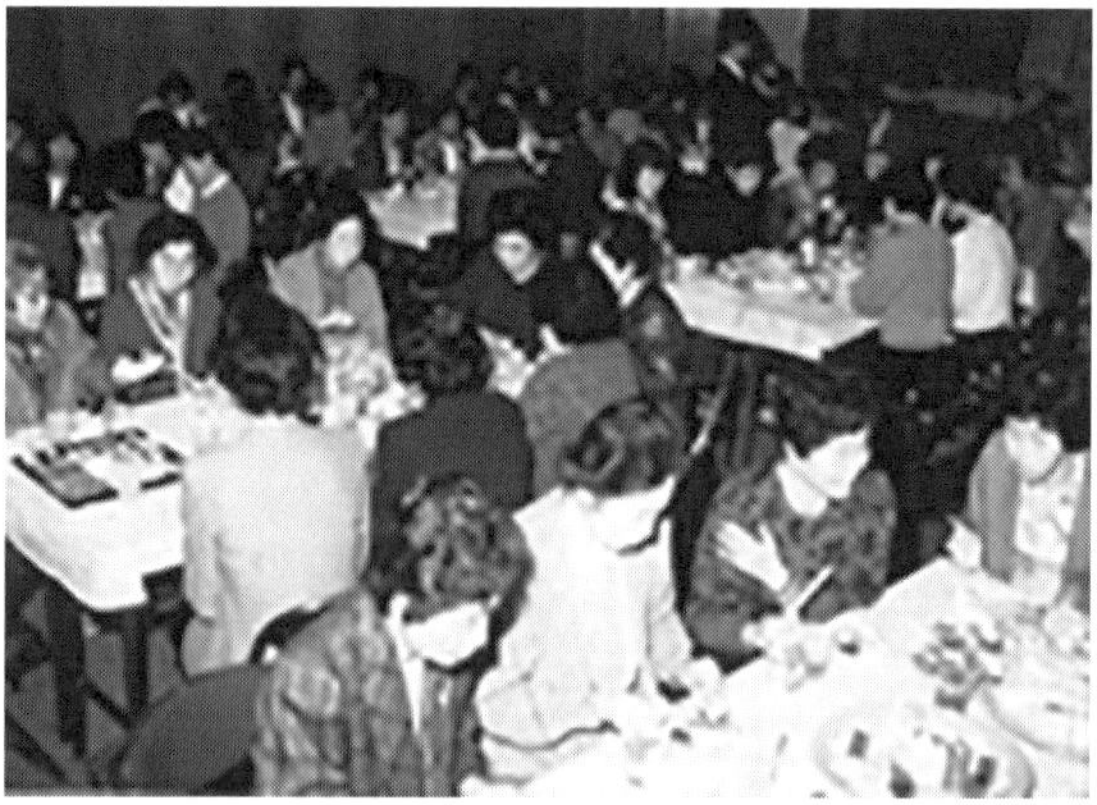
健康食パーティーの様子

―代表の小道雅之さんの回顧文から―

時代の移り変わりによって世の中が変わる。この数年間の変わりようは想像もつかないくらいである。とりわけ人びとの価値観が大きく変わったように思われる。ハード重視からソフト重視へ、物質的なものから精神的なものへ、経済重視から生活重視へと、心豊かな、やすらぎと潤いのある暮らしを重視する時代へと変わってきつつあるようである。

そのようなことを薄々感じ始めた5年ほど前に、診療所長であるM先生とふとしたきっかけで夕食をともにする機会があった。

人生は人と人との出会いからといわれるように、人と人との出会いほどすばらしいものはないと常々思っている。いつも出会い、触れ合い、扶け合いを大切にしたいと思うのも、こういうことがあるからである。夕食をともにする機会をきっかけに、現在活動している「暮らしと健康を考える自主組織連絡協議会」の設立へと発展していったのである。

会の設立は１９８８年の４月であり、発足以来早いもので早や5年目を迎えている。

主な行事は1年に1回の「暮らしと健康を考える住民の集い」であり、時期は毎年11月下旬に行なっている。この時期はちょうど秋の農作業が終わって一段落した頃で、住民が一番集まりやすい時期である。

この会の目的は、町内に従来から活動しているボランティアグループとか、さまざまなサークル、そして農協、漁協婦人部の団体の方々のリーダー育成、それぞれの会の運営方法の勉強会、またそれぞれの相互の情報交換をすることで、会を継続し発表を行なっている。

この集いも今年で第4回目を迎え、毎回約２００~３００人の出席で、最後の健康食パーティーまで約15グループの発表を熱心に聴いていただき、盛会裡に終了している。

このように行政はハード面を、われわれ住民がハード面を十分に活かすソフト面を受け持ち、官民一体となっての健康の町づくりに努力して参りたいと思っている。

そして、ソフト面を受け持つわれわれが一番考えなければならないのが意識を変える努力ではなかろうかと思う。

今までのように何もかもが行政におんぶに抱っこの意識では、本当の意味の住民自らがつくり出す健康的な社会、心身の健康づくりはできないのではなかろうか。

これから、われわれ地域社会が大きく変わろうとしているとき、そして来る21世紀に向かって急速に進んでいくといわれている高齢社会を迎えるに当たって、われわれ自らが「自分の健康と自分の老後を考え、暮らしを見つめなおすとき」がきているように思われる。

「暮健」の愛称で呼ばれるようになったわれわれの自主活動も、当初「大勢の前でなんか足がふるえてようしゃべらんわ」といっていた人たちも、回を重ねるごとに持ち時間の10分でも足りないくらいに熱の入った話をするようになり、実践発表の内容も本格的なものになってきた。

また「住民の集い」に向けてのいろいろな準備、すなわち、実践発表の冊子作りから、バザーの値付け、発表の前日の会場設営、当日の健康食パーティーの準備に至るまで、実にさまざまな諸準備に対して、嫌な顔、嫌な言葉なしに嬉々として頑張っている皆さんを見るにつけ、自主的な行動の大切さと必要性を感じるのである。

行政から町長さんをはじめ教育長さん、健康、福祉の各課長さん、議会からは議長さん、厚生担当議員さんなど、たくさんの人たちの来場をいただくようになった。

そして、先進各地への研修旅行では、これからの地域医療の大切さ、保健・福祉・医療のネットワークの大切さ、個々人と地域社会の健康性の大切さなど、実にたくさんの人たちとの出会いを重ね、それらの人たちとの触れあいを重ねながら、勉強をさせていただいた。

　このように、自分と家族の健康を願っての活動から、隣の、そして地域の人たちの健康と、年老いた一人暮らしの方の健康を願う活動が、地域に根を張っていくことを期待して、この活動を息長く続けていかなければと思っている。

　来る高齢社会に向けてのボランティア活動と、自分の健康を自分で守るための方法を勉強するサークル活動が、この五色町に定着して初めて本当の意味の健康の町五色町になるのだと思う昨今である。

　五色町は１万６００人の過疎の町で、65歳以上の方が25％と日本の30年後の姿だという。このままの高齢化スピードでいくと、あと10年もすれば30％になるのは確実なようである。そうすると過疎化現象が一層進むのではなかろうか。

　高齢社会にむけての対応と生産人口の増加にむけて、方法を一日も早く考えなければならないと思っている。

◇　◇　◇

〈省察〉住民の自主活動の育成、ネットワーク化の留意事項

　健康管理や要支援者へのケアは行政や専門職の対応だけでは限界があることはいうまでもない。いずれも住民の自主的な活動の輪が広がってこそ、効果は高まる。

筆者らは住民の「健康教育」のあり方に関して、かつてのような病気の知識の切り売り的な講義や「あれもいけない、これもいけない」的生活指導を中心とした病態別健康教室から、人間としての「健康性」の向上をめざした各種の実践グループの育成と、その活動支援に取り組んできた。

これら住民の自主活動の高揚とネットワーク化の促進要因は次の事柄にまとめられる。

①「健康」の概念についての議論が技術職員の間で行われた。
②専門職の力が及ぶ範囲や健康「教育」的方法の限界への認識が深まった。
③住民の自主活動育成への職員の熱意があった。
④自分たちで具体的活動をしたいという気持ちが参加者のなかで育まれていった。
⑤自分の「健康」から地域づくりの必要性についての認識が各グループに芽生えていった。
⑥グループ間の連絡会や「住民の集い」の場でお互いに他のグループの活動に触発された。

しかし、健康や福祉などの実践グループの育成や連携については紆余曲折があり、決して平坦な歩みではなかった。

住民の自主活動の育成やグループのネットワーク化の留意事項は次のように要約される。

①学習の場では、一方通行的講義はなるべくさけ、参加者の実体験からの質問や経験を出し合い、それを基に話合うよう心がける。
②グループ活動には科学的には如何かと思われる内容のこともあるが、すぐに否定してかからず、

根気よく一緒に考える姿勢で対応する。
③リーダーの素養のある人を早くつかみ、相談しながら会の方向を検討していくよう配慮する。グループ運営は統制的なものではなく、自由に発言し、活動内容なども参加者がほぼ納得して進めるよう極力努力する。
④自主活動の場では極力、形式的なことはさける。
⑤グループ内では、往々にしてリーダーとグループ員などの間で摩擦が生じることがある。支援に関わる職員は一方に偏せず、両者の相談相手となり、具体的アドバイスを提示する。
⑥どのようなグループ活動でも、自分たちの「暮らしのあり方を見つめなおす」視点を失わないよう留意する。
⑦自主的活動の輪が広がると行政の都合からの干渉などが行われやすい。さまざまな意見はあるが行政は極力鷹揚に見守る努力が必要である。
⑧「教育」効果を拙速に求めず、過程を重視した評価を心がける。
⑨自主的実践活動は、担当する専門職が先導しすぎても関わらなさすぎても、活き活きとした活動は育たない。

◇◇◇

まずは、共感しあった住民たちと立ち上がる。
「住民」は一様ではない。

◇◇◇

7. 介護保険制度開始を受けた新たな挑戦

（1）介護保険料の低減とケアの充実の同時達成に挑む

２０００年に介護保険制度が開始された当初、住民への説明会で、介護保険サービスの充実か保険税の低減かどちらを選択するかを迫るような説明に、違和感を覚えた。虫が良すぎるといわれるかもしれないが、住民の率直な感覚としては、介護のサービスは充実してほしいし、できるだけ税金は安くしてほしい、というものである。二者択一しかないのか。また、これまで行政も頑張り、高齢者の医療や介護、生活支援など、保健医療福祉の行政機構を一本化し、機能の総合化をはたしてきた町が、介護保険制度ができたから、すべて介護保険制度の枠内で処理するという方向に転換することでいいのか。これまで高齢者や障害をかかえた人たちの支援は、行政・専門職や住民の人たちがスクラムを組み、地域ぐるみで頑張ってきた地域の課題だった。介護保険制度の下でこれまでの取り組みをどうつないでいくのか、健康福祉総合センターで喧々諤々の議論が続いた。

「そういう時代になったのだから…」という意見もあったが、五色町としての目標を立てようということになり、図2-8に示すような目標と実践内容を策定した。介護保険税の低減とサービスの充実の両方を達成するという目標設定は当時、介護保険制度の専門家からは酷評されたものである。

五色町で策定した目標とそれを目ざした実践内容は次のようなものである。

〈地域目標と実践課題〉

制度内のサービスを活用するだけでなく、地域ぐるみで健康管理活動を促進し、支えあう住民の活動を高揚するなかで、「介護保険料負担の低減とサービスの充実の両方を同時に達成する」という目標をたてた。その目標に近接するために「健康寿命の延伸」、「公私協働による新たな公共づくり」を主要な柱とし、これまで取り組んできた事業の継続を含め、その具体的実践課題を次のように据えた。

■目標達成のための実践（その1）—介護を必要としない自立高齢者の増加

(1)生活習慣病予防対策の充実

①ハイリスク者への重点的健康指導

②学童期からの健康教育の継続

(2)高齢期の健康管理対策の確立

①高齢期における要介護移行危険因子の低減

②高齢者の社会参加の促進

介護体制の充実だけでなく、住民の望みは、住み慣れた家で、「介護を受ける必要がない自立した状態でできるだけ長く過ごせる」ことである。そのためには高齢期だけでなく、小児期から生活習慣病の一次予防策は、先々の要介護リスクを低減するうえで継続していかなければならない。

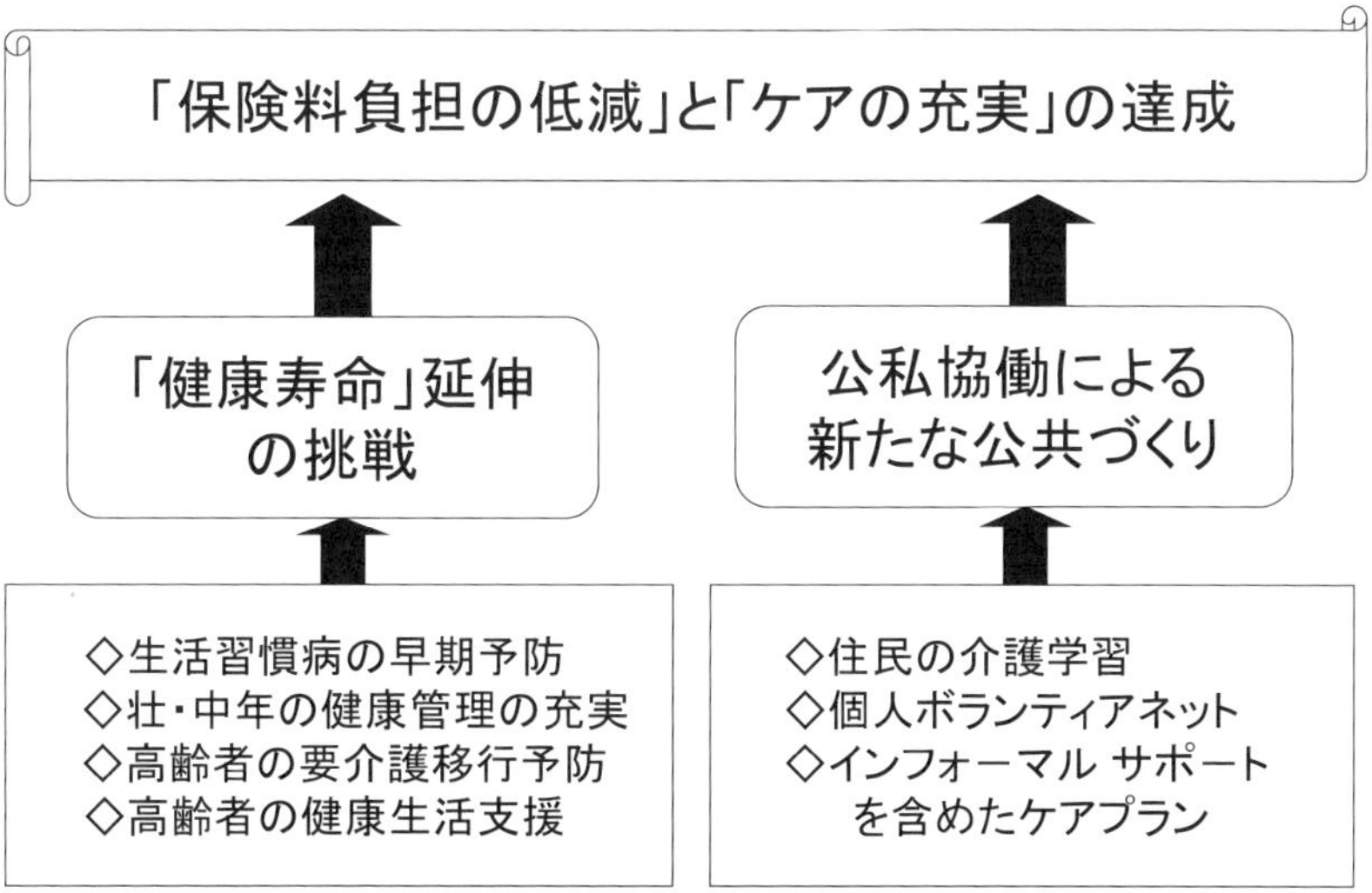

図２−８　介護保険制度発足時の五色町における実践目標

また、生活習慣病対策の充実のためには、個人の状態に応じた個別的な指導を強化する必要がある。そのため、住民の健康・生活状況に関する包括的なアセスメントシステムを構築し、ハイリスク者への重点指導を実施する。さらに、高齢期には脳血管疾患、骨折や閉じこもりなど、寝たきりにつながる要因を低減することを目的とした健診や学習、社会活動促進のための具体策を講じる。

■目標達成のための実践課題（その２）――地域の介護力の向上

(1)住民の介護知識・実践力の向上
①住民の介護学習の継続
②住民への保健・医療・福祉情報の積極的な提供
(2)個別的・目的意識的な支援活動の展開
①個人へのボランティア・小ネットワークの構築
②近隣・友人による支えあい活動の高揚

⑶地域内のさまざまな社会資源による日常活動の推進

①寺院・薬局・郵便局・商店などによる相談・情報提供窓口機能の発揮

②自主グループによる集落での互助活動の展開

介護保険制度が開始されたからといって、保険給付が認められているサービスの提供だけでよいというわけではない。介護保険財政の健全運営に資するというだけでなく、行政、専門機関、住民の協働による「住民の共生活動が根づいた地域」づくりが重要である。そのためには、「地域の介護力・福祉力を向上する」という課題に取り組む必要がある。具体的には、広く住民が参加する介護学習会の開催、住民への保健・医療・福祉情報の提供などにより住民の介護知識・実践力を向上し、地域社会の福祉力を向上すること、フォーマルなケアサービスだけでなく、要支援者が必要としていることについて個別的・目的意識的な支援活動を推進していく必要がある。そのために、集落で親しい近隣による見守りや、個人ボランティアのネットワークづくりなどの組織化を進めていく、地域内の寺院・薬局・郵便局・商店など、高齢者と接する機会が多い社会資源が日常的に相談や情報提供などの機能を発揮するよう協力を求めていく、などの実践課題を設定した。

■目標達成のための実践課題（その３）―公私協働による効率的サービスの展開

⑴フォーマル・サービスとインフォーマル・サポートを組み合わせた介護計画（ケアプラン）の策定

⑵社会福祉協議会による社会参加促進活動の推進

介護計画の策定にあたっては、介護保険給付の対象となるフォーマル・サービスだけでなく、近隣やボランティアなどによるインフォーマル・サポートも、計画の中に組み入れた計画とするなど、効率的なサービスの提供を心がけることも大切である。そのためには、介護支援専門員は地域社会の状況に通じるとともに、ボランティア組織などと日常的な連携を深めていく努力をしていく。

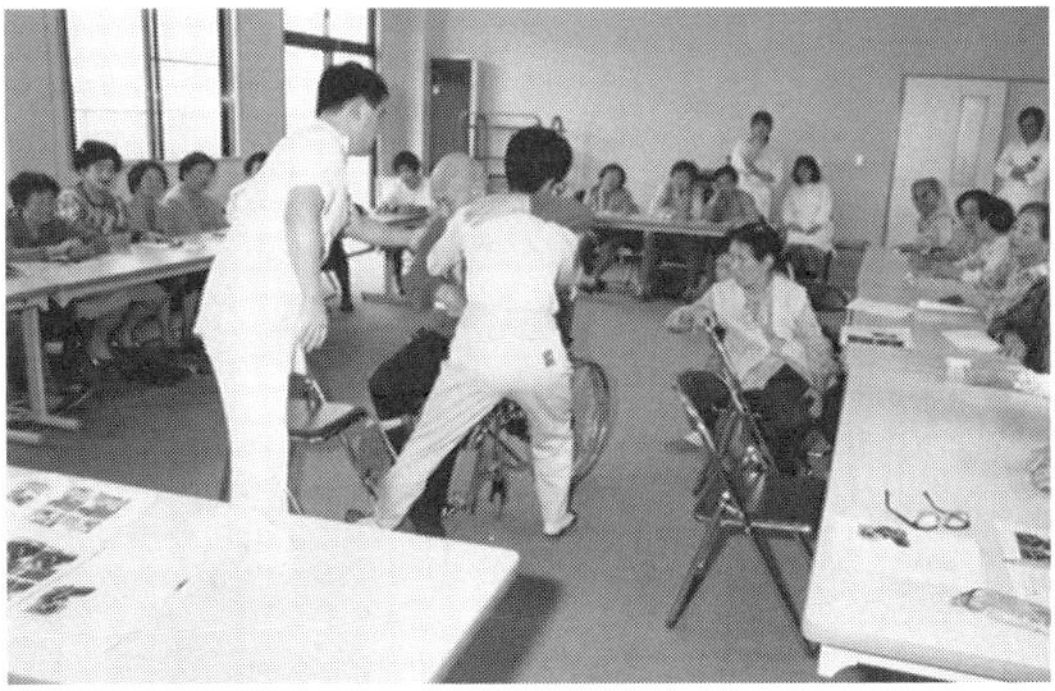

地域の介護力向上に向けた学習会

介護保険制度の施行に伴い、社会福祉協議会のなかには、指定サービス事業者となって経営基盤を保持する動きがある反面、従来にまして社会福祉協議会らしさを発揮した活動を展開しようとする動きもある。しかし、どちらの方向も選択せず、従来どおり市町村の委託事業をたよりに活動している社会福祉協議会も少なくない。どのような方向にシフトするかはその社会福祉協議会が置かれた地域環境により自ずと異なるが、介護保険制度のはざ間で生じる問題への迅速な対応や高齢者の社会参加の促進に向けた活動など、社会福祉協議会が率先して実践すべき活動は多い。

(2) 生活機能の低下を防ぐ取り組み

⑴取り組みの背景

平成12年（2000）度、五色町は人口の26％が65歳以上と五色町はすでに超高齢社会が具現し、高齢者単独世帯、高齢者夫婦世帯が増加しており、要介護者を対象としたケアのみならず、自立高齢者の要介護移行予防が重要な課題となっていた。そのため、五色町における介護保険事業計画の実践目標のうち、「介護を要しない自立高齢者の増加」のための具体的な取り組みとして、「生活機能低下予防」事業を開始した。

⑵取り組みの全体像

介護保険制度発足した頃、「寝たきり予防」の取り組みは、すでに心身機能の障害がある人を対象にリハビリテーションなどをとおして、寝たきり状態への移行を防止しようとするものが主流であった。しかし、高齢者が介護を必要とせず、できるだけ長く自立した生活を送ることができるためには、前述のように高齢期だけでなく、全ライフステージにわたる健康管理対策が欠かせない。五色町では、すでに住民のライフステージごとの重点課題にそったケアや健康管理対策を推進してきたが、それらの対策に加え、平成10年（1998）から要介護状態に移行する直接の危険因子をできるだけ低減する介護予防事業を開始しており、それらの事業への参加率を上げていくこととした。

また、以前から実施している65歳以上の全高齢世帯を対象とした「高齢者健康・生活調査」結果で生活や健康状態が気になる高齢者には、「すこやか教室」への参加を呼びかけるとともに、参加しない高齢者世帯には保健師の巡回訪問相談を行うこととした。

(3)「高齢者すこやか教室」

生活機能低下予防のための「高齢者すこやか教室」は、65歳以上の希望者対象に集落ごとに開催した。教室の内容とは次のようなものである。

●問診と血圧、脈拍、体温の測定

参加者は、まず保健師により１か月間で新たに出た自覚症状や生活上のエピソードなどの聞き取りや、血圧、脈拍、体温測定などが行われた。

●視力検査

視力が低下してくると地域活動や各種の催しにも出かける気にならないなど、いわゆる「閉じこもり」の原因となりやすいため、教室では、視力障害のある人には白内障その他について精密検査を勧奨し、視力改善の契機としてもらうことを目的に実施した。

●聴力検査

聴力も視力と同様に「閉じこもり」の原因となることがある。高齢者の場合、聴力障害はしかたないとあきらめられがちで、補聴器などの適応についても適切な指導をえる機会が乏しい現状にある。そこで、聴力検査をもとに専門的指導につなげ、社会活動の促進をはかる目的で実施した。

●肺機能検査

高齢になると肺の換気能が低下しやすく、体動による息切れなどが強い場合は閉じこもり傾向が強くなることが推察される。慢性閉塞性肺疾患、心肺疾患などの精密検査を受ける契機となるため、呼吸機能検査も行なったが、高齢者の肺機能検査は義歯の影響や呼気要領がつかみにくいなどから再現性のある結果が得られにくいため、24時間ＳＰＯ2測定なども試みた。

●平衡感覚、歩行分析

教室参加者に室内に設けた歩行路を「通常」「早く」「ゆっくり」の3とおりの速さで歩行させ、その歩行動作をビデオ撮影して歩行分析した。

測定を受けた人には歩行チェックシートに歩幅（身長比）、歩行速度、体幹角度、足関節角度、床面角度、後方角度のデータを用いて歩行状態の評価と今後の留意点をコメントした報告書を手渡し、歩行に際しての指導を行なった。

●口腔内チェック、アクチノグラム

咀嚼力の低下は栄養障害に陥りやすく、脳機能の低下につながることが指摘されている。

また、口腔内の不衛生は燕下性肺炎の要因ともなるため、高齢者の健康管理やケアにあたっては口

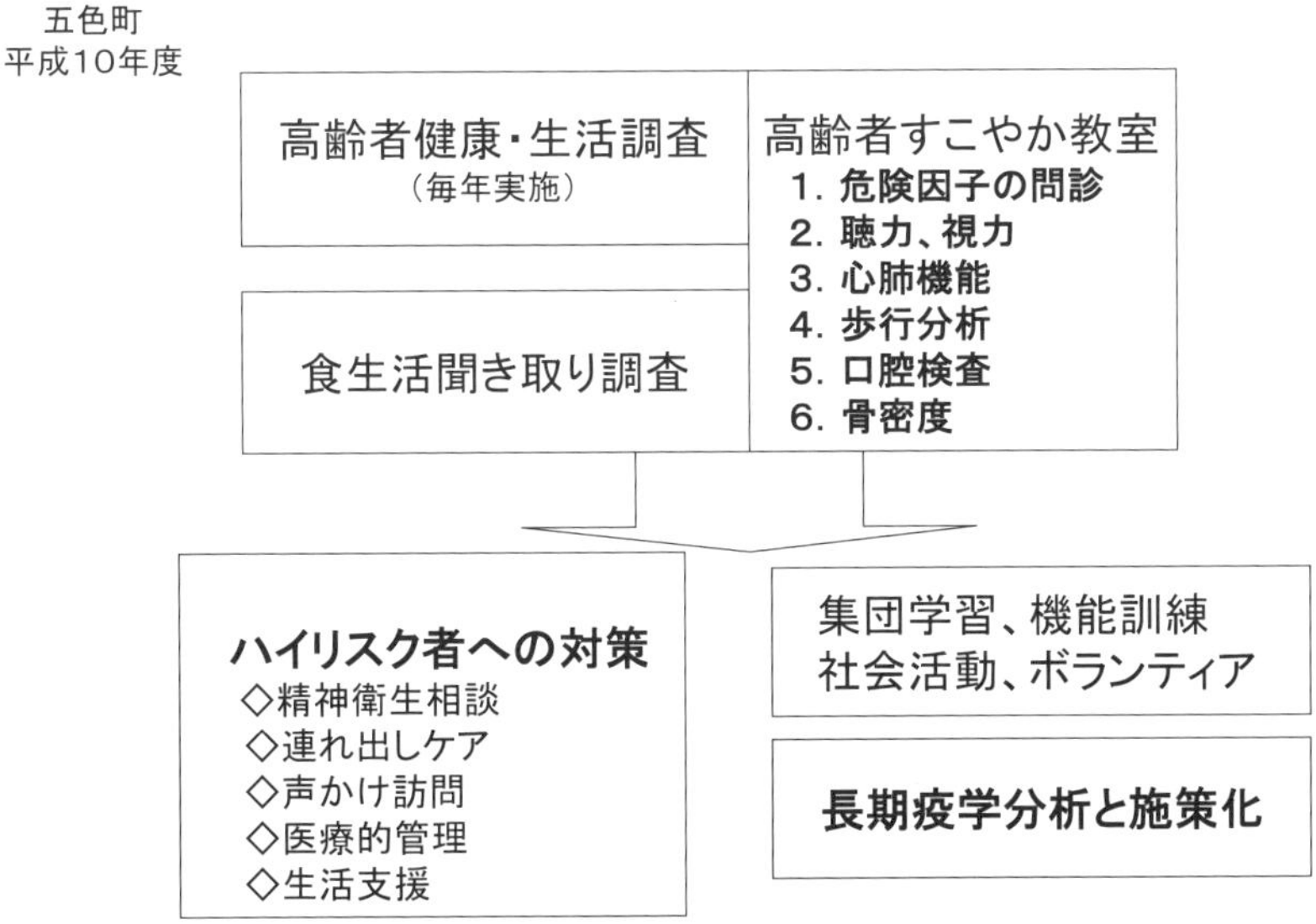

図２−９　要介護移行予防をめざした高齢期の健康づくり

腔衛生の指導を強化する必要がある。そこで、この事業においても歯科衛生士による口腔チェックと口腔衛生指導を実施した。

●24時間血圧

血圧の変動は脳心事故の要因となることが知られている。そのため、血圧の高い人を対象として24時間血圧と行動変化、とくに睡眠障害との関連性について検査・指導した。

●集団学習

教室では毎回、各種の検査とともに、寝たきり要因となる疾患や生活様態についての集団学習が行われ、自立維持に向けた自己管理能力の向上をはかった。

●理学療法士による運動指導

教室での身体機能測定の結果を踏まえ、低下した身体機能の向上法について理学療法士が個別指導を行うとともに、筋力増強やバランス機能の改善のための集団指導も行われた。

●相談

教室のプログラムの最後には、個別の相談コーナーで相談を希望する人たちの個別相談が行われ、相談内容によっては早急な個別対応が行われた。

◇　◇　◇

〈省察〉〝ヘルス・プロモーション〟の視点からみた五色町の取り組み

1986年にWHOが提起した「オタワ憲章」以来、ヘルス・プロモーションの理念に基づく地域保健活動の必要性が言われてきたが、必ずしも具体的地域実践に結びついているとは言いがたい。五色町の実践でも、筆者らはヘルス・プロモーション的視点をもとに基盤づくりを行なってきたわけではないが、ヘルス・プロモーション活動の柱と共通事業が多いので、それらの取り組みをヘルス・プロモーションの視点で整理してみた。

(1)「健康的な公共政策づくり」に関連した取り組み

ヘルス・プロモーションの活動の柱として、「住民の健康的生活を向上していくには、その国や地方自治体の公共政策のなかに、目標をかかげ、中・長期計画を策定して、各年度事業の点検・評価を踏まえながら推進していく土壌がなければならない」ことがうたわれている。

五色町においては、昭和53年（１９７８）に行政の基本施策の柱に「住民の健康の向上」を掲げ、「健康の町」宣言など、行政の重点的取り組みとして位置づけられた。

以来、行政機構改革により包括的な地域ケアが、住民のライフステージにそった事業計画のもとで推進されるようになった。平成６年（１９９４）には「健康文化都市宣言」を行なったが、これは行政による「健康」のとらえ方がより幅広くなった表れともいえよう。

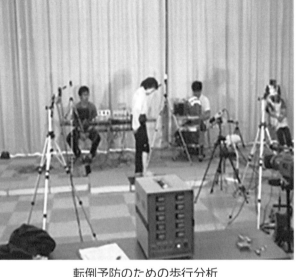

転倒予防のための歩行分析

⑵「健康を支援する環境づくり」に関連した取り組み

健康を支援する環境づくりに関して、五色町では、住民の実践力の向上を期待して、さまざまな学習の場が設定されてきた。自分たちの健康を考えることをとおして暮らしを見据え、地域社会のありようを考えていく広がりに期待しているわけ

表2－6　ヘルスプロモーションの柱と五色町の取り組みの関連

活動の柱	ヘルスプロモーションの活動方法	五色町の取り組み
1．健康的な公共政策づくり	すべての部門、すべてのレベルの政策決定者のアジェンデの中に健康という視点を追加することにより、自らの決定の影響への気づきと責任を認めさせるよう方向づける	① 行政の基本施策に「住民の健康と福祉の向上」を据える ②「健康の町」宣言（1979） ③「健康文化都市宣言」（1994） ④ ライフステージに沿った総合ケア計画の策定
2．健康を支援する環境づくり	地域社会、自然環境、生活、労働余暇のパターンはすべての健康の資源であり、それらの保全、向上を通して健康な社会の創造を促進する	① まちづくりのための各種住民フォーラム ② 各地区別町政懇談会 ③ 健康の町推進協議会
3．地域活動の強化	● コミュニティへの権限の付与 ● 住民が主体性を持って地域組織を結成し、地域の健康ニーズを調査し、健康改善案を企画し、実施することが大切、そのための住民参加の奨励、地域に貢献するボランティア活動の育成が必要	① 住民の主体的健康グループの育成・支援 ② 暮らしと健康を考える自主組織連絡協議会の結成 ③「町民学会」の開催 ④ 五色すこやか共生ネット
4．個人技術の開発	各ライフステージにおいて自ら備えをなし、対処していけることが本質的に重要 そのための学習は学校、職場、コミュニティの場で行われる必要がある その活動は教育者、専門家、専業ボランティアを通じて、また公的機関自体の中でも勧められなければならない	① 小・中学校における健康教育の実施 ② 住民の自主活動グループ別の健康学習と実践 ③ 地区巡回保健福祉学習会 ④ ボランティアセミナー開催 ⑤ 国保診療所における慢性疾患患者講座開催及び患者会の育成 ⑥ 職員合同学習会、職員研究発表会
5．ヘルスサービスの方向転換	健康な生活のために個人やコミュニティのニーズを支援するために個人、コミュニティグループ、保険医療機関、政治的、経済的部門が責任を分かちもち、相互にチャンネルを開いておく専門教育や訓練と同様に研究に対する強い関心も必要である	① 保健医療福祉行政機構の統合 ② 各種ケアスタッフの検討会 ③ 保健事業推進のための町と医師会の合同会議 ④ 学童健康対策のための町、医師会、学校、PTA の合同会議 ⑤ 学際的研究協議会の設置による科学的推進体制の確立 ⑥ 保健医療福祉情報ネットワークシステムの構築

出典：松浦尊麿『健康福祉のまちづくりにおける保健師の活動―包括ケア、ヘルスプロモーションの視点から―』公衆衛生. 60, 7, 1996. p491

である。また、ボランティア活動の育成に関しては、毎月1回、ボランティアセミナーが開催され、基本技術の習得や体験学習などが行われてきた。各種健康自主活動グループの人たちも何らかの場面でボランティア活動に参加する機会が多くなっていった。平成13年（2001）には、より主体的・自律的なボランティア組織が結成され、インフォーマルなサポート活動と活動をとおした行政への提言が行われるようになった。

行政課題については、住民の声を反映することを目的とした各種住民フォーラムなどが開催され、住民の自治意識の高揚が図られた。

(3)「地域活動の強化」に関連した取り組み

ヘルス・プロモーションの活動提起でいう「コミュニティー」は、地域社会における住民の自主的活動組織およびそのネットワークを指しているものと考えられるが、それに該当する活動としては、従来の健康教室による「教育」から、同じ健康課題を抱えた人たちによる自主活動グループの育成と、その活動支援への転換を行なってきた。漸次、各種の健康実践グループが誕生していったが、後にボランティアや地域組織なども加わり、健康・地域活動グループは「暮らしと健康を考える自主組織連絡協議会」としてネットワーク化され、活動の相互学習や共同活動などが行われるようになった。この連合体が中心となり、毎年、それぞれのグループ活動や調査・研究などが発表される「町民学会」が開催されてきた。このネットワークにはボランティアグループも参加しており、地域ケアの土壌を育む中心的基盤となった。

⑷「個人技術の開発」に関連する取り組み

五色町における「個人技術の開発」に該当する取り組みとしては、まず、小・中学生に対して行われている生活習慣病の早期予防のための健康教育があげられる。これは、小児期から生活習慣病の正しい知識と、ライフスタイルの変容の実践力を習得することをめざしたものであるが、学齢期の子どもたちへの健康教育のカリキュラムや教材が開発されていないなかでの取り組みは、試行錯誤の連続であった。また、地域保健分野と学校保健・教育分野との意義の共有、時間的調整など多くの困難があったが、〈事例〉にまとめたような取り組みが20年余にわたって実施されてきた。

住民の学習は、前述の自主活動グループの健康学習をはじめ、町内各地区での「巡回保健福祉学習会」が行われてきた。巡回保健福祉学習会の目的は、日中は各種学習会に出席できない人たちを対象として、日頃、気になっていることの相談や懇談をとおして、健康の自己管理意識を高めてもらうこと、各種のケアサービスや福祉制度などの学習により、多くの住民にそれを活用するための基礎知識を持ってもらうことなどである。保健・医療・福祉にまたがる総合学習・相談となるために、医師、保健師、栄養士、社会福祉協議会事務局のスタッフが合同で実施した。

慢性疾患で通院している人たちに対しては、国保診療所において、心臓、高血圧、喘息、糖尿病などの病態別患者会が組織され、学習と療養者間の交流が図られた。この場は単に病気療養法の習得だけでなく、生きがいづくりの場となるよう配慮された。健康福祉総合センターの職員学習に関しては、毎月職員の合同学習会や職員研究発表会が行われてきた。

職種別の研修会は従来から各地で開催されているが、専門職別の研修だけでは、地域ケアに関する共通認識が醸成されにくいため、健康福祉総合センターでは医師、看護師、ホームヘルパー、保健師、介護員、事務職員合同の学習会を毎月開催し、各職種間で討論するなかでケアについて共通認識を育んだ。

(5)「ヘルスサービスの方向転換」に関する取り組み

ヘルスサービスの方向転換に該当する五色町の取り組みは、次のような事項に要約される。

・保健・医療・福祉行政機構の統合
・ケア専門職のカンファレンスの開催

・保健福祉事業全般について町と医師会の合同検討会の開催
・学童期早期生活習慣病予防対策のための町、医師会、学校、ＰＴＡの合同会議の開催
・協力大学などの参画による学際的研究協議会の設置、科学的評価体制の構築
・情報ネットワークシステムの構築

などである。旧来の健康づくり、福祉サービス、医療分野間の単独事業を克服する一環として、町の行政機構の一本化を行なったがこの行政機構改革に数年先んじて、保健・医療・福祉専門職のネットワーク化（「チャンネルの相互開放」）が具体的共同実践を積み重ねながら進められ、機構の統合への土壌が育まれていた。その経験からいえば、機関、部門のチャンネルの開放には、ヒューマンネットワークによる人的チャンネルの開放と共同実践の先行が不可欠と考える。実際のケアの展開にあたっては、訪問介護、訪問看護、デイサービス、福祉施設サービス、健康管理、診療などについて各部署ごとの検討結果の共有のために職員合同のカンファレンスが開催されてきた。

市町村自治体における各種保健事業の推進には、地元医師会との連携が欠かせないが、五色町では毎年数回にわたり保健事業についての合同検討会がもたれ、事業内容の検討と役割分担が行われてきた。町の企画した事業への参加協力を依頼するというだけでなく、その場で各専門職の意見を出し合い事業の質的向上をはかることも重視した。また、学童期早期生活習慣病についても毎年合同会議が開催され、意志統一が図られてきた。

従来、地域における保健・福祉事業は各市町村を単位として、行政内の担当者だけで企画、実施することが多く、事業評価も不十分になりがちであった。また、実際に住民の相談・指導にあたる専門職も日常的な業務に追われ、科学的評価が不十分なことが多い。

一方、大学や研究機関での研究は、研究テーマを予め設定して協力してくれるフィールドを選定するという傾向が強く、地域特性や住民ニーズの把握への努力が疎かになっていることが多く、公衆衛生学、福祉学、社会学、教育学、臨床各分野などの研究者と、実践現場による学際的研究体制を構築する試みは少ない。

五色町では、町の活動に理解の深い研究者たちのボランティア的参画により、学際的な研究会である「五色研究会」を設置し、毎年設定した重点テーマの研究結果をもとに事業改善を試みてきた。このような推進体制が各地域に定着すれば、地域ケアの質的向上がもたらされるであろうし、学問の質的向上にも寄与すると期待される。

各分野が責任を分担し連携をもった包括的地域ケアを推進するためには、人的ネットワークとともに、情報の共有と有効活用のためのハードシステムの構築が必要である。今日、あらゆる分野でI・C・T（information communication technology）を活用したシステム化が図られているが、これらの技術の活用に際しては、住民のニーズの把握や実際運用の場での検討が先行すべきであろう。その点について、五色町におけるハードシステムの導入は、その基盤となるソフト事業がある程度蓄積さ

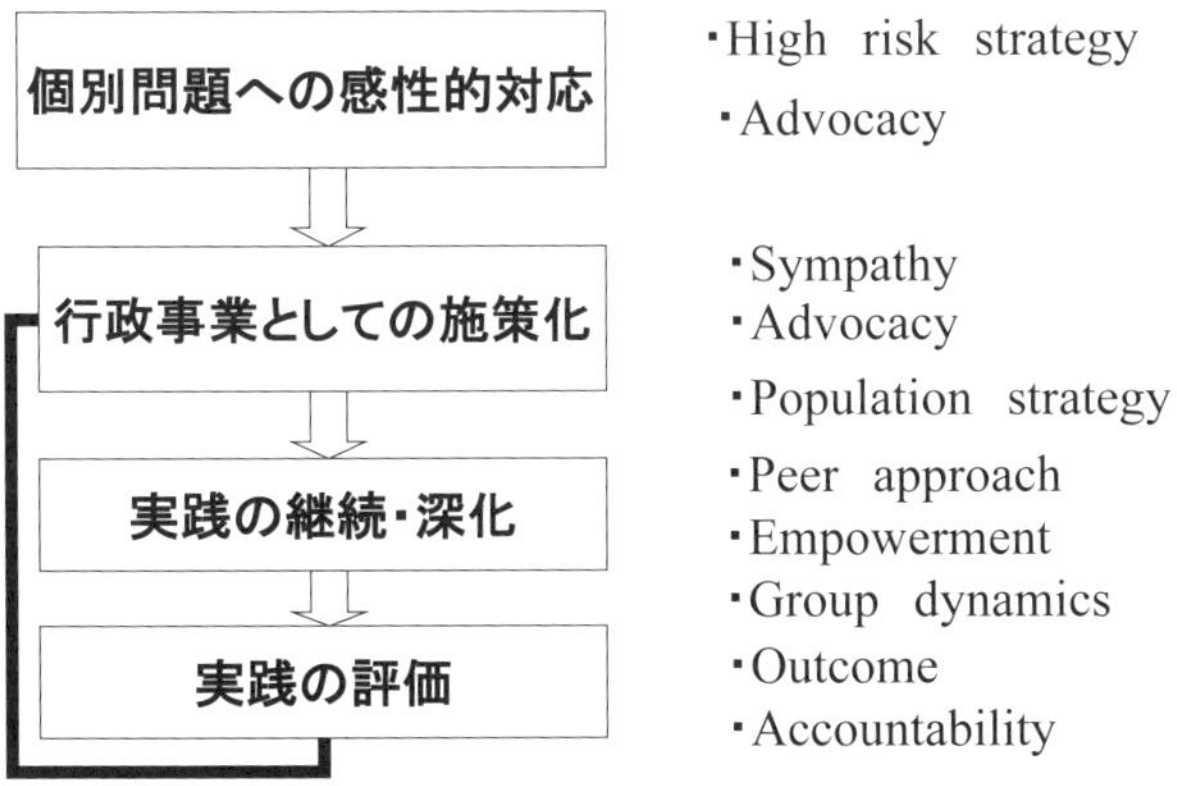

図2-10　事業化にむけた各段階での留意事項
―五色町における各種事業の立ち上げ過程をもとに―

れており、活用目的が明確になっていたため、比較的ニーズにそったものとなり得たと考えられる。

以上、WHOの提起したヘルス・プロモーションの活動の柱にそって、五色町の取り組みを述べたが、地域における取り組みは、さまざまな問題を内包した地域の実情を勘案しながら進めるため、すべての面の活動が同レベルで推進できるわけではない。また、各種の事業は住民の共感と積極性、行政の首長をはじめとする責任者の理解とリーダーシップ、専門職を中心とする実務者の力量などの総和によりそのレベルが決定づけられる。

重要なことは、地域住民は単一テーマに的をしぼった先進的な取り組みより、ケアの包括的な展開を求めているということであろう。

◇　◇　◇

〈省察〉必要な取り組みを事業化する過程での留意事項

地域ケアの基盤づくりは、拠点施設を整備するだけでなく、個々の課題を真摯に受け止めた対応の積み重ねのなかで少しずつできあがっていくものである。

そのソフト面の基盤は、初期段階での個別問題への感性的な対応から、行政事業としての施策化、実践の継続・深化、実践の評価とそのフィードバックをとおして形成されていくが、ここでは、五色町での取り組み過程を踏まえ、その各段階における意義と留意点について述べる。

⑴遭遇した個別問題に向き合う

①従来の事業にとらわれない対応（High risk strategy）

従来からの事業を漫然と実施していたのでは、地域を基盤とした包括的な地域ケアは展望できない。住民がその取り組みに共感し、職員がその気になる事業を立ち上げるためには、臨床の場や保健・福祉の場を通じて最も問題を抱えた人たちから目をそらさず、当面必要と思われる手立てを実践することを心がけなければならない。危急の問題を抱えた人たちに、それに対応する体制やサービスがないからといって、傍観する姿勢からは新しい基盤は生まれない。そのような姿勢のもとで、最初から先進的な地域ケアをめざして大規模な事業を組み立てようとすれば、住民や職員の共感は得られず必ず軋轢を生じる。地域ケアの基盤が脆弱な時期は、当面する住民の個別問題に速やかに対応する方策を編み出していくことに全力を傾注すべきであろう。このような取り組みは High risk strategy

としての一面を有している。

②職員への「唱導」と共感の獲得（Advocacy, Sympathy）

とりあえずできることを躊躇せず行う気持ちを大切にし、果敢に実践することによりさまざまな反応が誘発されるものである。それが当初、現状を重視する立場からの否定的な反応であっても、できる範囲で取り組んでいれば、いずれ共感が得られることが多い。困難な状況にある人を何とか支援しなければ、という思いは心の底に誰しも抱いているからである。

この時期に大切なことは、緊急に対応すべき個々の事例についてともに働く職員に話し、当面の方策を生み出していこうとすることである。そこでは「あるべき論」はさておき、何とかしようという思いを、できるだけ多くの職員と共有できるよう配慮する必要がある。職員とのこのような土壌を育むことをいつまでもないがしろにしていると、結局、その個別事例への対応は個人プレイに終わってしまい、次の段階に発展する基盤はできない。そういう意味で職員への「唱導」（Advocacy）による、「共感」（Sympathy）の獲得は地域ケア発展の最も重要な基盤といえよう。

③共通課題を抱えた人たちへの組織的対応

緊急性の高い個別事例は特殊な問題ではなく、程度の差はあっても地域の人びとの共通課題であることが多い。当面の個別事例への緊急対応をきっかけとして、同様の問題を抱えた人たちへの組織的な対応策も検討する必要がある。そのためには、とりあえず対応した経験をもとに、実施方法、役割分担、記録様式、費用などの試案を作成し、職員の討議を経て実行に移す必要があるが、最初からあまりに詳細な計画を立てようとすると、職員間で無用の論争を引き起こし、職員の意欲そのものが減衰しやすい。卓上の議論はほどほどにして、実践しながら改善していくほうがよい。迅速な対応に際しては、当初から予算がついた事業は見込めないので、とりあえずは、あまり経費がかからない方法を選択せざるをえない。

ともかく、必要と思われるケアは職員のコンセンサスが得られればスタートさせ、実績を積んでいくことが次の事業化と体制整備への基盤となる。そのためにも、実践の記録は大切であり、記録をもとにした報告を怠らないようにしなければならない。

⑵行政による事業化につなげる

①住民への「唱導」と共感の醸成（Advocacy, Sympathy）

これまで事業として取り組まれていなかった課題を事業化するためには、行政内部の「唱道」だけでは前進しないことが多い。職員にとっては事業量が増えるため、管理職、一般職を問わず抵抗感が根強く、一部の人たちだけが事業化の必要性を認識しているだけではコンセンサスが得られにくいものである。事業化することのマイナス面も含め、その課題については、しばらくさまざまな人たちの思いや意見にさらされる期間が必要である。その意味でも、住民との会合の席でさまざまな意見を聞く機会をできるだけ多くもたなければならないが、それは、住民の自主的・主体的な活動グループが多数存在し、自主活動をとおして積極的に意見を提言する土壌が育まれていることが重要な要件となる。

住民の間でその「課題」についてさまざまな声があがり、事業化への共感が広まるならば担当課が傍観するわけにはいかない。そういう意味で、市町村において地域ケアにかかわる事業は、住民への「唱導」と共感に依拠しながら進めていく姿勢を保持することが大切である。

②課内での「唱導」

担当課として課題の事業化を検討するにあたっては、それまでの実践記録票をもとにした企画書を提示して体制整備、予算などを訴えるのが効果的である。

課内で事業案を検討する際は、ことさら理念を強調するよりも皆が具体的イメージを共有できるよう極力具体的に話を進めていくべきであろう。とくに、事務職が予算案を作成しやすいよう配慮する必要がある。

③ニーズ調査と集団的アプローチ（Population strategy）

個別問題への取り組みに端を発した課題を事業化するにあたっては、住民のニーズ調査が必要である。一般の住民のなかにもHigh risk者と同様の問題を潜在的に抱えている素地があると推測される場合は、High risk者を対象とするだけでなく、集団全体を対象としたアプローチ策を講じる必要がある。このような集団全体の危険因子を減らす取り組み手法が集団戦略（Population strategy）といえよう。

④各種助成金の検索

財政基盤が脆弱な市町村では、必要と考えられる事業でも、それを単独で展開することが困難なことが多い。しかし、先進的で重要と思われる事業には何らかの助成金の活用は可能である。とくに、事務職は担当課が目にする助成事業文書だけでなく、さまざまな分野の財源を検索し、関連性があると考えられる助成については積極的に申請する努力が必要である。しかし、事業化への事務職の感情移入がないと、この点について努力を怠ることが少なくない。

(3)事業のマンネリ化を防ぐ

①担当者によるカンファレンスの立ち上げ

当面対応すべき課題が事業化されても、事業が軌道に乗ると漫然と継続されることが少なくない。それを避けるためにも、また実際の事業のなかで改善点を明確にするためにも、事業に関わる実務者のカンファレンスを立ち上げておく必要がある。とくにその事業が保健・医療・福祉にまたがる場合は各職種の協働意識を高揚するうえでも、カンファレンスの定例化は欠かせない。

②住民・各機関とのネットワークの形成（Peer approach, Empowerment, Group dynamics）

事業に関わる各機関がその事業について十分理解し、それぞれの役割を積極的に果たすことが効果的な事業につながる。したがって、事業を企画した段階から各機関の意見を聞きながら、多元的な主導性に配慮しながら事業を推進する必要がある。また、それらの事業に多くの住民が共感し、住民自身が主体的な活動をおこし、そのグループ化を図るとともに、さまざまな活動グループがネットワークを形成して活動の輪を広げていくことが地域ケアの発展には不可欠である。その学びあいのなかで新たな課題に取り組むエネルギーが生まれてくる（Group dynamics）。また、同じ仲間どうしが活動経験を共有することにより事業効果を生む土壌が形成されていく（Peer approach）。さらに、それが自己の選択による行動決定能力を獲得することにつながっていきやすい（Empowerment）。

③各種有用技術・手法の導入

地域ケアに関わる事業を効果的に推進するためには、さまざまな専門的な機器や技術・手法を有効に活用すべきであるが、専門的な機器を市町村で備えることは困難であり専門技術者などのマンパワーも少ないのが現状である。それを克服するためには大学や専門機関と長期的な連携体制を構築し、効果的な事業を推進することが大切である。その際、最も留意すべきことは、研究機関に研究目的のためだけに地域を活用しないよう確認をとるとともに、当面の成果を必ず対象者に還元するよう求めることである。

④新たな課題の発見と各レベルでの独自活動の創出

事業を進めていると、当初予想しなかった問題がみえてきたり新たに発生したりすることが多い。しかし、行政事業はとかく、事業がレールに乗るとその変更や新たな問題への対処を積極的に行わない傾向がある。このようななかで、事業と現実の問題の乖離がすすむと事業効果があがらず、マンネリ化を生ずる要因となる。事業の実務を担う職員は次々と生じる新たな問題への対処に追われており、それを予防できるのは担当者のカンファレンスや住民組織のネットワーク活動である。カンファレンスでは、それらの問題について当面の対処法と改善のための具体的方策を立案し、課内に積極的に提起する必要がある。また、できる範囲のことから新たな取り組みを試行していくことが事業の抜本的な改善につながりやすい。一方、住民組織の活動をとおして行政レベルとは異なった問題が発見されることが少なくない。住民の活動が活発であるほど新たなニーズが発掘されやすく、それを的確に捉えながら独自活動を創出していくことがネットワークの活性化要因ともなる。

(4)実践の「評価」は多面的に

①「科学的」評価

市町村を基盤として実施される事業は前年度の方式を踏襲し、前例重視的に遂行されやすいが、住民の税金をもとにして行われる事業は本来、厳密に事業評価が行われるべきである。今日、保健・医療分野ではEvidence（証拠）に基づいた事業、治療を行うべきことが言われている。しかし、地域ケアに関する事業の場合、住民の健康度や生活の質に関する客観的評価が難しく、地域ケアに携わっている職員がその効果分析に携わることは極めて困難な面がある。そのような状況のなかで科学的に事業評価を加えていくためには大学などの研究機関の協力をえる必要があるが、研究機関が関わる場合、研究者の意向が優先され市町村の主体性が希薄になりがちとなる。とくに、市町村担当者に事業に対する思い入れが乏しい場合にそれが顕著となりやすい。実践現場に責任を有する者は、協力機関の研究者に地域特性や事業目的を十分に説明し、地域への理解を求めるとともに長期にわたり相互の意思疎通を図るよう留意しなければならない。

いずれにしても、地域ケアに関する事業の評価は疫学的手法なども取り入れ長期的、多面的に分析していくことが重要であり、住民にとってどの程度便益があった事業なのかという点を重視（Outcome 重視）したものでなければならない。

②現場担当者感覚としての評価

事業を科学的に分析して客観的な評価を加えることは基本的に重要であるが、それでよしというわけではない。たとえ疫学的な分析から評価がなされたとしても、現場担当者の感覚と乖離するものであれば慎重に判断しなければならない。問題意識をもって事業にあたる担当者の感覚は事業評価に極めて重要な役割を果すことになるため、日ごろから漫然と業務をこなすことがないよう心がけなければならない。

③住民感覚としての評価

事業効果に対する受け止め方は、市町村担当者・専門家・住民の間ではかなり異なることがある。いかに科学的な評価といえども、その結果を住民にそのまま押し付けることがないよう留意しなければならない。住民は生活者・利用者の視点で素朴な疑問を抱えていることがあり、発展的に事業を継続していくためには最終的に住民の評価に依拠すべきであろう。担当者はさまざまな立場からの評価を咀嚼したうえで事業の目的・内容・運用について分かりやすく説明する責務を負っており（Accountability）、できるだけ多くの住民と懇談して、住民の自主的な実践が高揚するよう働きかけていくことが大切である。そのなかで実務者・専門家・住民の評価が近接していくことが多い。

◇　◇　◇

8．在宅療養している世帯の支援に有線テレビ（ＣＡＴＶ）の活用を試みる

（1）取り組みに至るエピソード

平成3年、普段はあまり縁のない、町の産業課長が訪ねてきた。

「この地域はテレビの映りが悪く、以前から、なんとかしてほしいという住民からの要望が続いている。しかし、それを解消するには共同アンテナを立て、有線テレビ局の開設を含めて一大事業を行わなければならないが、この町にそんなお金があるわけではないし、国からの補助金を頼みに検討しようとしている。」という趣旨の話であった。面会に来たのは、自治省から補助を得ようと陳情している

が、一般的な有線テレビシステムでは補助は見込めず、有線テレビの先進的な活用が期待される事業でなければならない、と申し渡された、とのことであった。

「何か、ええ知恵はないやろか」ひととおり話し終えた課長が身を乗り出して私に迫った。

考えてみる、とは言ったものの、軽率な二つ返事をしたことを後悔もした。

考えあぐねたあげく、テレビということに固執しないで、自分たちの業務で、うまくいかないことを考えてみることにした。

診療所から巡回診療や訪問看護などを行なっていたが、末期がんで在宅療養をしている世帯の患者さんや家族の精神的疲労は医療人の想像を超えるものがあった。介護をしている家族は医学的な知識が乏しいわけで、われわれがとくに気にすることはない、と思える変化にも一喜一憂しながら介護をしてる。息が荒いと、すぐに死ぬのではないかと思い、熱がでると急変するのではないか、とハラハラしながら毎日を過ごしているのだ。患者さんが亡くなった後、介護している家人が寝込んでしまうということはよく聞いていたが、身体的な疲労に加え、緊張を強いられる精神的負担の蓄積が、介護者を寝込ませてしまうことにつながっていると思われた。実際、医師や看護師が時々訪問するだけでは間に合わない追い詰められた状況に陥っている家も多かった。

本人や家族が何か相談したいとき、映像と音声をとおしてでもいいから主治医がリアルタイムに病状変化を観察して相談に応じれば、どんなに不安が解消されるかしれない。

また、在宅ケアから帰ってきたホームヘルパーさんや看護師さんから利用者の体の変化について相談を受けることがよくあったが、実際にどういう状態なのか、話を聞いただけではよくわからないことが少なくなかった。

在宅ケアスタッフが小さい映像送信装置を携帯して訪問先で異変があれば診療所に映像・音声を送ってもらえば、もっと具体的な指示ができると思われた。

また、当時、独居高齢者世帯の一部に消防署と直結した緊急通報ペンダントが配備されていたが、ボタンを押すと消防署につながるだけに急病のときしか押せないものだった。

虚弱な独居老人が支援を必要とするのは急病だけでなく、何か助けを必要とするときであり、まず対応しなければならないのは、町の健康福祉総合センターのヘルパーや看護師、医師などである。町の独居高齢者のオンコールシステムとしても活用するため、健康福祉総合センターにその受信装置を置くべきではないか、と考えた。難しいシステム図に表すことができないので、これらの思いを絵コンテにして課長に提出した。

有線放送電話や双方向性を生かした在宅療養支援、在宅ケア支援への活用などを含めた「健康の町『五色』の産業、保健、医療、福祉総合情報ネットワークシステム」の提案書が策定され、自治省にリーディングプロジェクトの申請を行なった。数か月を経て、なんと、全国で数か所しか選ばれない補助事業の指定を受けることになったが、その後、一農村地域にとっては大規模なプロジェクトを進めるのは苦労の多い取り組みであった。

われわれが提案したシステムは、大手の電機メーカーにより開発されることになったが、メーカーからの提案では、心電図、脈拍・呼吸測定、末梢酸素濃度測定など、詰め込まれるだけ詰め込んだ機器であった。在宅療養をしている患者さんの部屋を、ＩＣＵのような雰囲気にするのは避けたかったし、操作をするのは多くの場合、高齢の介護者なので簡便な操作ですむようにしなければならない。

携帯用の送信機にもあれこれ機能がつけてあるため、外国旅行にいくときのキャリングケース並みの大きさであった。

「こんな大きいものをもって山奥の家になんか、よう行かんわ」

とっさに、ヘルパーさんから異論が出た。

技術者たちは、あれもこれもできると意気込んでいたのだが、結局、ケアスタッフが億劫がらずに持ち運べるようできるだけコンパクト性を最優先し、映像と音声のみの送信機にすることとなった。

当時の技術ではヘルパーさんたちが求めるほどのコンパクト性は実現できなかったが、何とか持ち運んでくれるまでの大きさにはなった。

全町有線テレビの加入金は４万円（開設１年前までの申込み者は免除）とし、利用料金は１５００円／月であったが、難視聴が解消できるということもあってか、開始時の受信契約者数は、約２９８３世帯（契約率94・2％）と高率であった。

有線一般放送は平成6年4月から開始され、在宅療養支援システムは翌平成7年4月から試行が始まった。

有線テレビの双方向性を活用した在宅療養支援システムの概要は次のように大別される。

①在宅療養世帯に端末機を設置し、病状などについて映像・音声を通して診療所で受診し、患者・家族に療養指導をする在宅療養支援システム

②ホームヘルパーや保健師が訪問時に携帯端末を持参し、病状変化や要支援高齢者からの相談があるとき、映像・音声で医師に相談する在宅ケア支援システム

③独居高齢者世帯に携帯通報器を配備し、高齢者が緊急に支援を求めたいときに町の健康福祉総合センターに通報する緊急通報システム

（2）介護負担軽減をめざしたシステム

⑴目的

在宅療養支援システムの目的は、重症疾患で在宅療養を希望する患者およびその家族への療養支援の一環として、固定型の双方向ＣＡＴＶ端末器、バイタルセンサーを家庭に設置し、患者や家族の相談に随時応じ、看護、介護指導や精神的支援を充実しようというものである。（このシステムのもとでも往診や在宅ケアは従来どおり行われる）

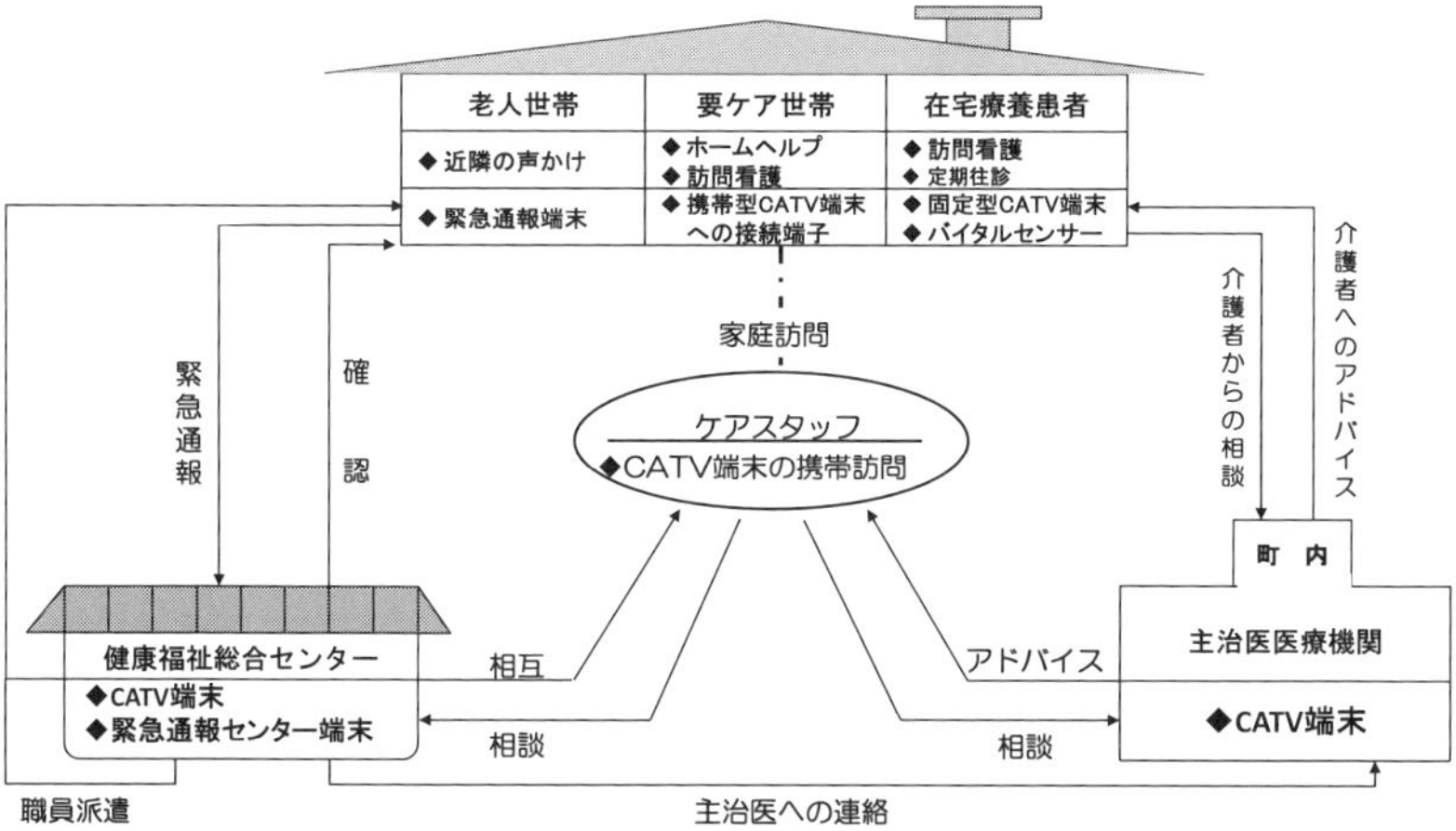

図 2-11　双方向 CATV を活用した在宅療養支援システム

(2)運用方法

・貸出用の家庭用端末機、バイタルセンサーは5台用意する。

・主治医の依頼のもとに、機器を家庭に設置する。取付けは医療機関職員が担当する。

・家庭への貸出料については無料とする。

・家庭での機器の取扱説明は主治医または所属医療機関の医療職員が行う。

・このシステムを利用した相談・指導にかかる診療報酬については、家庭のほうからCATVを通じて相談のあった時のみ、従来の電話再診と同じ扱いとする。

(3) 在宅ケアスタッフへの医療支援をめざしたシステム

(1)目的

五色町では虚弱老人、要介護老人を対象に、ホームヘルパー、国保診療所看護師、保健師、理学療法士などによる在宅ケアが実施されている。各職種による在宅ケア時に対象老人の身体異常などを発見した際、携帯用送信端末を使用し、その場で主治医に映像・音声を送信し、適切な対処をはかることを目的とする。

(2)運用方法

・携帯用送信機器は、ホームヘルパー用、診療所看護師用、訪問看護ステーション用、保健師用とする。

・どこで必要性が発生するかわからないので、在宅ケア時には必ず携帯していく。

(4) 助けてほしいときのオンコール・システムの導入

(1)目的

町内に在住の独居および要支援老夫婦世帯に緊急通報端末を設置し、緊急時にペンダント型ボタンを押すことにより、キーステーションである五色町健康福祉総合センター受信機に通報する。受信機のパソコン画面には通報者名、近隣の協力者名、担当ヘルパー名などが表示され、当人への状況確認、近隣協力者への連絡、職員の派遣などの対応をすることにより、虚弱高齢者が安心して生活ができるよう支援することを目的とする。

(2)運用方法

・独居および要支援老夫婦世帯に端末機を貸出設置する。
・このシステムの受信センターは五色町健康福祉総合センターとする。
・通報受信後はマニュアルに従い、迅速に対応する。

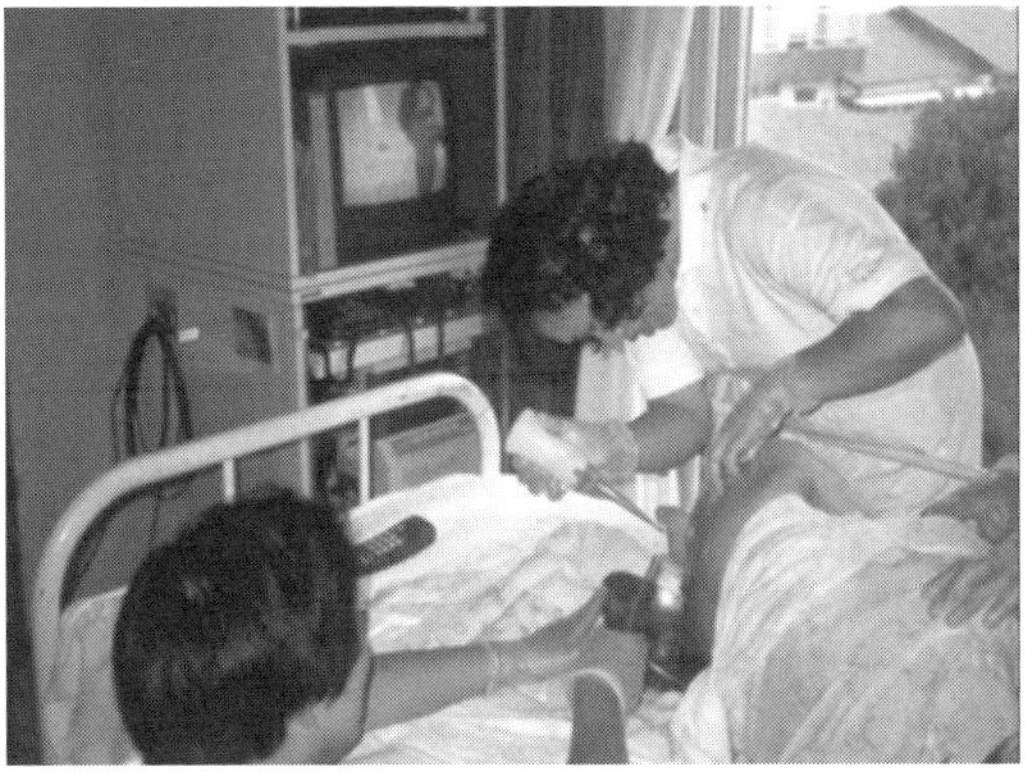

主治医に映像を送信する

◇　◇　◇

〈省察〉映像による在宅療養支援の試みの評価

双方向ＣＡＴＶシステムを活用した在宅療養支援・在宅ケア支援の運用評価について、運用開始から半年を経過した時点で若干のまとめをおこない論文にまとめた。（巻末文献一覧参照）

平成７年（１９９５）５月から翌年１月末までの使用状況は、家への設置型の装置をもっとも活用したのは、訪問看護師で、褥瘡処置中の主治医によるアドバイス、一般状態のチェック、チアノーゼの観察、内服薬の指導、心電図の観察、浮腫の状態の観察、急変時の対応、などが行われた。一方、携帯端末をもっとも

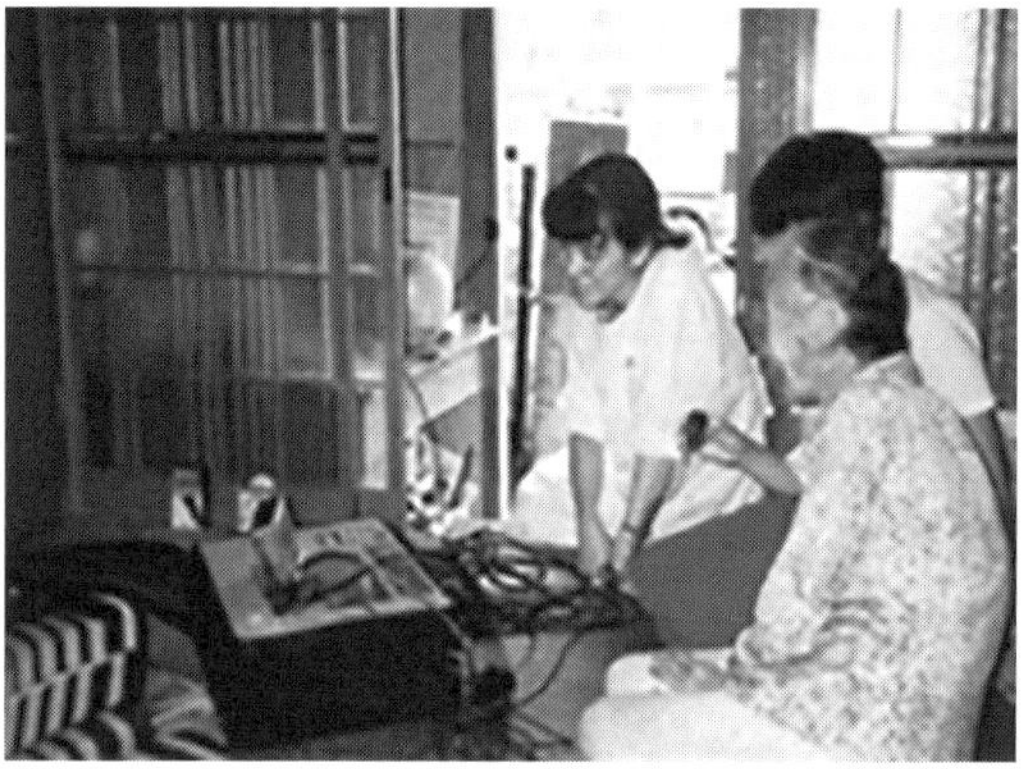
オンコールシステムの利用方法説明

活用したのでホームヘルパーで、訪問先での利用者の一般状態チェックのための送信が最も多く、浮腫の状態、皮膚疾患の指導、呼吸状態の観察、褥瘡のチェック、診療所薬剤師による服薬指導などに活用された。

〈利用者本人・家族の感想〉

・主治医の顔が見ながら話ができるので、いつも診てもらっているようで安心だ。

・間違って操作して壊さないかと心配だ。

・家で療養する者にとって、こんなサービスを受けられて幸せだ。

・忙しい主治医にたびたび送信して迷惑をかけないよう、あまり送信しないようにしている。

〈ケアスタッフの評価・感想〉

・操作性は当初予想していたより簡単である。

・医療機関に送信している映像のアングルなどが同時に確認できない。

・携帯端末が重く、他のケア用具と一緒に持ち運ぶのは大変だ。もっとコンパクトにならないか。

・訪問看護時の処置にあたって、映像を通して主治医のアドバイスが受けられるので心強いし、家族も安心しているようだ。

・患者さんや家族に主治医の映像が映ることで本人も家族も非常に喜んでいる。

など、全般的に、利用者、ケアスタッフともに、映像・音声による主治医との双方向性のやりとりは、当初の予想よりも大きな安心感を与えたが、最大の問題は、携帯端末が大きく、重いことで、山里に出向くケアスタッフには運搬が大変であったことである。

この問題は、今日のめざましい技術革新により解消され、インターネットなどを活用した試みが広がる時代になった。

◇　◇　◇

〈省察〉ハードシステムの構築・有効活用は難題〜導入時の留意事項〜

筆者は、元来、新しいもの好きなわりにはアナログ人間でもある。しかし、業務上、さまざまなハードシステムの構築に関わらざるを得なかった。率直に言って、ハードシステムの構築ほど、エネルギーを費やし、しかも必ずしもうまく機能したと思える業務はない。昭和の当時と比べ、今や、保健・医療・福祉の分野でもＩＣＴの活用なくしては業務が遂行できない時代となり、システム内容も質的に非常に高度となっている昨今であるが、かつて、システム構築にも携わった筆者の自戒も含めて、あえて、システム構築にあたっての留意事項を記述した。

近年、医療機関をはじめ、各市町村における保健・福祉事業へのICTの導入が進んでいるが、その有効性については必ずしも十分ではない事例が多い。そのなかには、活用の前提ともいえる保健・医療・福祉のヒューマン・ネットワークの形成が困難なため、ハードシステムによって、それを克服しようという発想すら感じられる事例もある。これでは本末転倒であり、ICTの有効な活用はおぼつかない。

このような基本的な問題は別として、限られた経験ではあるが、筆者らの導入経験を踏まえて、導入時の留意点をまとめてみた。

⑴利用する人に本当に役立つのか

ハードシステムの導入は、地域社会・住民やサービス提供側のニーズを反映して行われと思われるが、そこが曖昧であれば、具体的内容を検討していく段階で、提供側の都合やメリットばかりが先行し、誰のための、何のためのシステム化かという最も基本的な思想性が、希薄なシステムとなる危惧がある。ニーズの整理をおろそかにせず、各段階ごとに原点への振り返りを行うことが必要である。

今日、保健・医療・福祉分野で情報システムの構築を必要とするニーズは次のようなものが上げられる。

①個人のニーズに基づいた総合的ケアの要請。
②ライフ・ステージに即して一貫した対応を図るための情報の総合化と一元管理。
③保健、医療、福祉相談サービスの融合的提供のための情報共有。
④個々人の健康、生活状況の把握による個別ケアの質的向上。
⑤情報のリアルタイムな修正による的確なサービスの提供。

とかく、ハードシステム導入にあたっては、事務職やシステムエンジニア任せになりやすく、ケアを直接担当するスタッフは係わることを避ける傾向があるが、医療・ケアの専門職はニーズとの整合性についてのチェックを行う責任があることを自覚しなければならない。

(2)導入の目的をみんなで共有する

ハードシステム導入にあたって、その目的を設定したつもりでも、掘り下げて検討してみると、案外曖昧な目的意識のもとに導入しようとしていることがよくある。とくに、事業を画一的、マンネリ的にこなしているという職場では包括ケアに対する職員の理念・思想性が曖昧なままとなり、導入目的が不明確になる危惧がある。

情報システムの構築が推進され始めた当初は、市町村における情報システム構築の目的の多くが帳票類の集計、管理などの事務処理の効率化に比重を置いたものとなっていたが、老人保健法の制定、ゴールドプランの推進のなかで、健診事業に関する情報や福祉サービスの需給調整を目的とするものが増加した。しかし、いまだ、複合した問題を抱えた住民を中心に据えて包括的なケアを展開するための視点が希薄であるといえよう。

(3)簡便でなければ素人は逃げ腰になる

当時、ケアスタッフの多くはコンピュータ操作には不慣れであり、それがシステム活用を阻害している要因ともなっていた。ハードシステム導入にあたっては、システムエンジニア任せにせず、ケア現場の感覚を大切にした要望を積極的に出していくべきである。システムを活用するのは、あくまでも現場担当者であり、その便益は住民にある。現場のケアスタッフが使いこなせないシステムでは宝の持ち腐れになってしまう。システムを作る専門家の論理だけでなく、ハードに関しては素人である立場を堅持して妥協点を模索すべきであり、それを怠ると実用化しても、敬遠されるシステムとなりやすい。

操作性についてケアスタッフからよく指摘される事項は次のようなものである。

①操作が繁雑で、画面の数やキータッチの回数が多い。
②入力内容の変更（削除、追加、修正）が随時できない。
③現実の保健福祉事業に沿ったソフト開発が不十分（ケア担当者とシステムエンジニアの協議、相互理解の不足）。
④テストラン後、実際の活用をとおして出てきた問題点に対して、修正希望がとおりにくい。

⑤他のシステムとの互換性がなく、システム拡張に支障を来す。

(4)ハードシステムを有効に活用するための要件

如何に慎重に検討を重ねたシステムでも、情勢の変化や新たな技術開発などにより、必ず改善が必要となり、システムが有効に運用できなくなることが多い。

導入したハードシステムを有効活用する要件としては、次のような事項があげられる。

①ケア担当者がほんとうに必要とする情報が提供できる内容であること。

②日常業務の時間を割いて入力する情報がサービスの質の向上に繋がると実感できる情報として加工されること。

③スタッフが操作、利用しやすいものであること。

④システムの全体像が職員に理解されていること。

⑤できるだけ、職員のオーダーに答えた出力ができる包括性、融通性に富んだシステムであること（当初は予測していなかった組み合わせの分析が必要なことなどもある）。

⑥ハードシステムの導入による合理化を前提とした体制づくりはしないこと。

いずれにしても、システムの運用や内容について職員の意見や要望をとりいれながら、当初から継続的な改善計画をたてておくことが必要と思われる。

◇　◇　◇

9．特別養護老人ホーム入所者の健康管理の課題―嘱託医としての分析

五色町は平成3年（1991）健康福祉総合センターを開設したが、そのなかに特別養護老人ホーム（以下「特養」）を併設した。筆者はその嘱託医としても施設ケアの一端を担ったが、その役割は、入所者の健康管理が主要な役割であった。

十数年にわたり入所者の心身状態を観察した経験をもとに、特養入所者の心身特性と健康管理の課題についてまとめてみた。

特養入所者の健康管理のうえで重要なことは、入所者の日常生活の変化の早期発見による重症化の防止であろう。特養には、要介護状態の高齢者が入所するわけであるから、当然、ADLや認知機能が低下した人が多い。したがって、心身の不調の訴えも曖昧であったり、まったく訴えないまま重篤な状態に陥るケースが少なくない。これを予防するためには、看護師、介護員などが日常的に入所者の表情、活気、動作、食事量、排泄状況などを詳細に観察し、「いつもと違う」状態を早期にキャッチすることが大切である。虚弱高齢者の場合、症状があまり強く出なくても、予想以上に病状が進行していることがあるので注意しなければならない。入所者の健康診断は年に2回義務づけられている

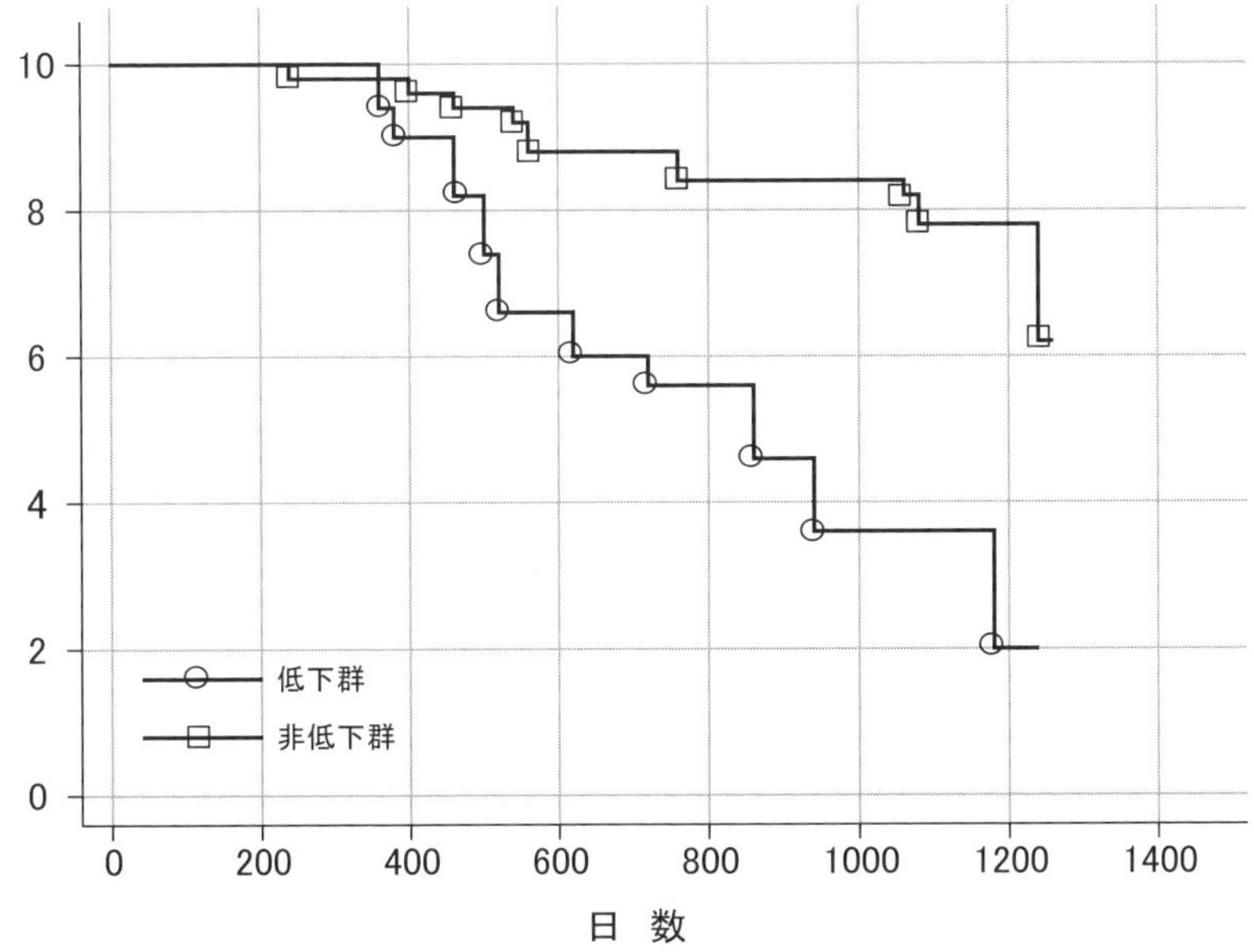

図2-12　入所後半年間のGBS-B（自発性）得点低下群と非低下群の生存率の比較

が、それだけでは刻々と変わる高齢者の健康状況の把握は困難であり、嘱託医は、できるだけ頻繁に入所者の日頃の様子を観察すべきである。

そのためにも特養は医療機関と併設したほうがよいと思われるが、特養は生活の場であることも十分理解しておく必要がある。ときどき行われる入所者の検査の結果は、できるだけデータを時系列的にながめ、その変動パターンをもとに異変を早期に発見するよう努めることが、自覚症状について適切な訴えができない入所者の身体状況を適切に判断する重要なポイントである。特養における健康管理のあり方について分析した筆者の調査では、入所後半年間で自発性が低下した高齢者は、それが保持されている高齢者に比べ、生

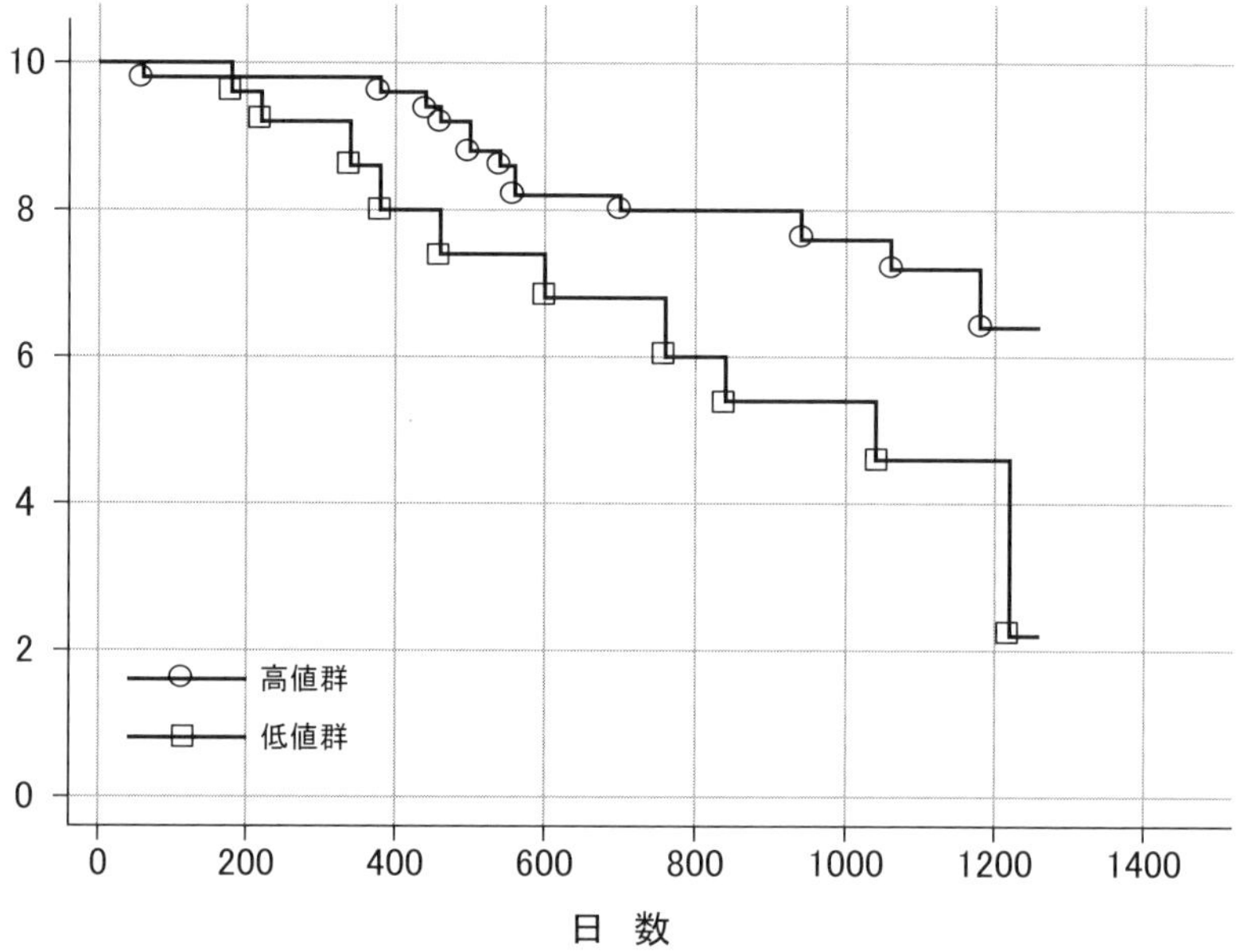

図2-13　入所時のGBS-C（感情機能）得点別にみた生存率の比較

存率が有意に低下していた。

また、入所半年後の時点で感情機能が高レベルで保持されている入所者はそれが低レベルの入所者に比べ生存率が有意に高く、自発性や感情機能の保持が入所者の健康管理の上でも重要であることが示唆された。

入所者の死亡事例の分析では、主要死因疾患は、脳血管疾患、気管支肺炎、心筋梗塞などで、ADLレベルが低い人に多い傾向がみられた。これら主要疾患により死亡した事例の日常生活の変化を時系列的に観察すると、図2-15に示すように、致命疾患の発症に至るまでの日常生活に類似した変化が認められた。

事例で共通してみられることは、何らかのエピソードがきっかけで自発的な生活動作意欲が減退して、リハビリなども消極的となり、筋力

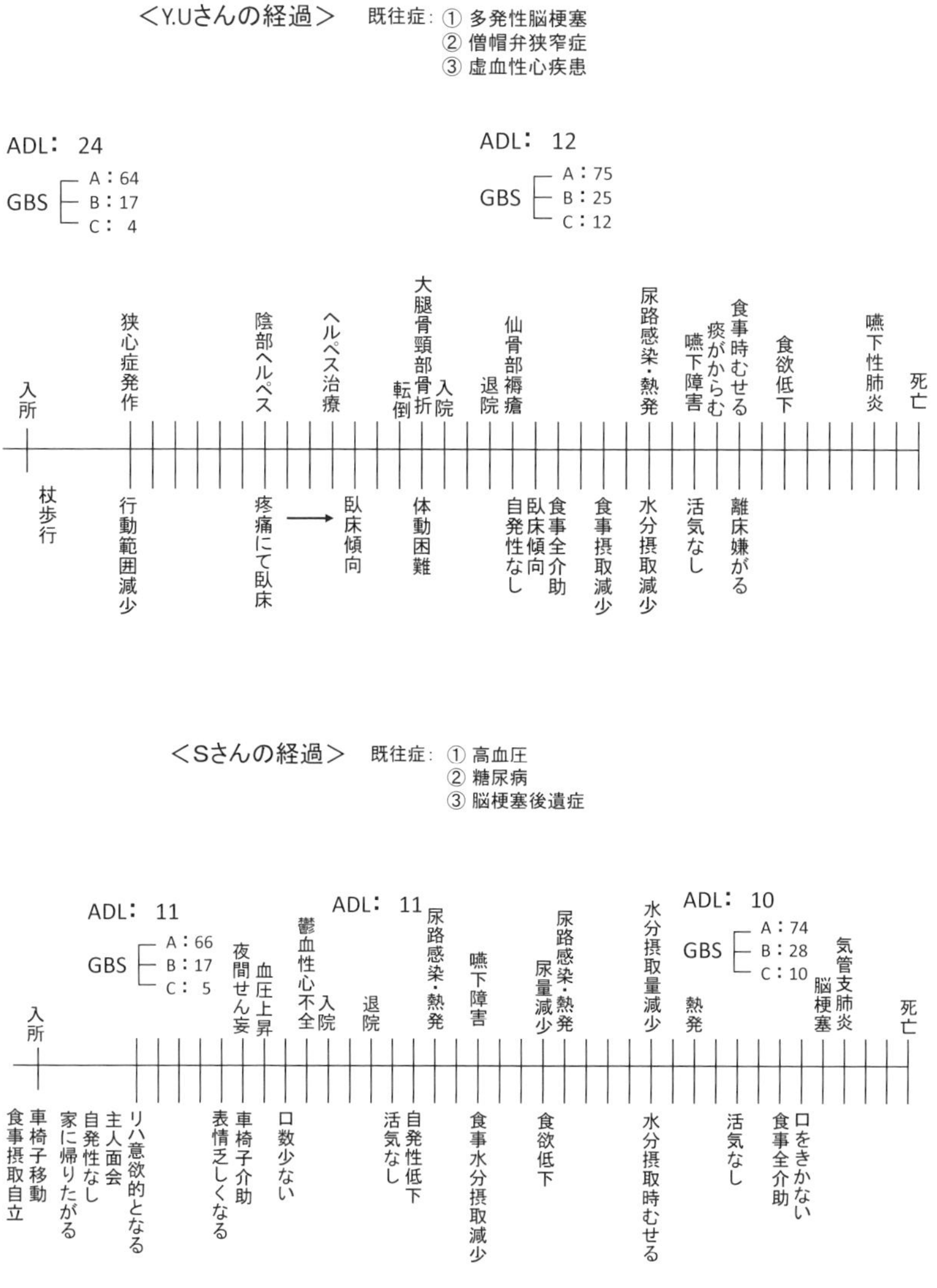

図２-14-１　特養入所者の主要死因疾患死亡事例の日常生活及び心身の変化

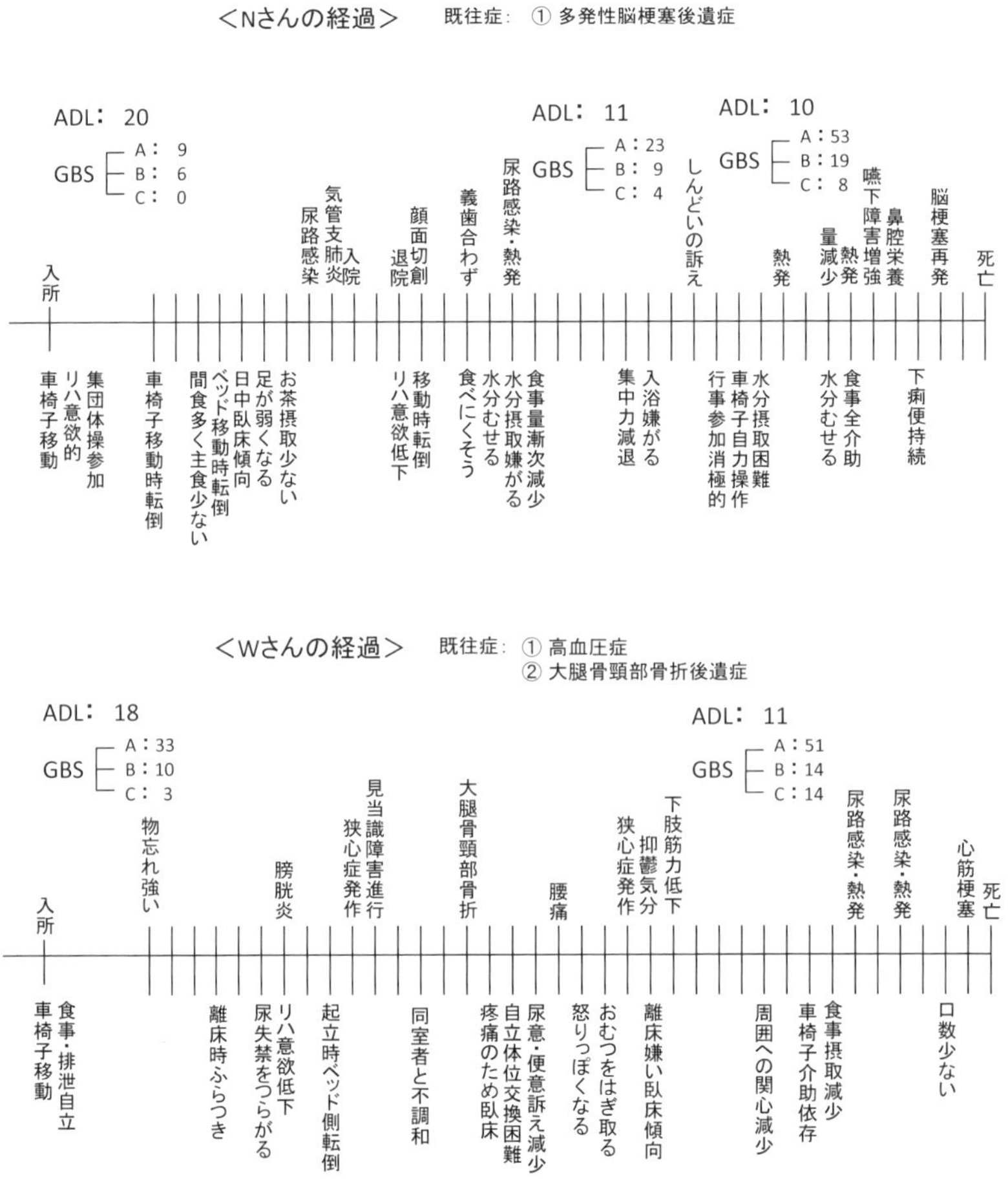

図 2-14-2　特養入所者の主要死因疾患死亡事例の日常生活及び心身の変化（前頁に続く）

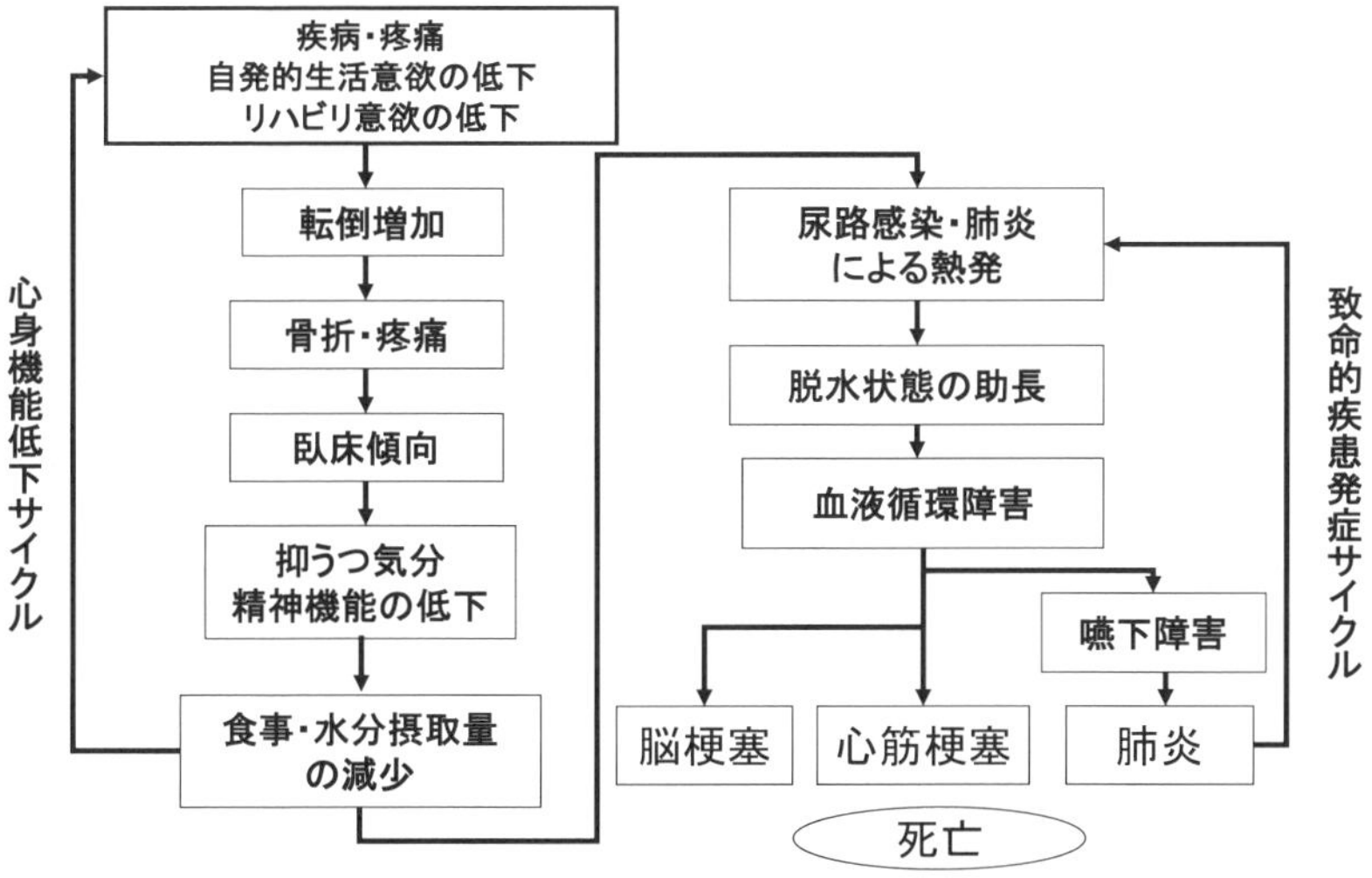

図２−15　特養入所者の死亡にいたる日常生活変化の共通性

やバランス感覚の低下をきたし、転倒することが多くなる。転倒による骨折や疼痛のために臥床する時間が多くなると、抑うつ気分に陥るなど精神機能が低下していき、食事・水分の摂取が減少し、尿量の減少による尿路感染や痰の粘稠化による呼吸器感染のリスクが高くなる。それらの疾患の発症による熱発が脱水状態をさらに助長し、血液循環の障害を引き起こして脳梗塞、心筋梗塞、嚥下障害の出現による肺炎などの致命的疾患を発症する、という一連の変化である。そのうち、自発的生活意欲の低下に発し、食事・水分摂取の減少をきたすまでになると、それがさらに自発性・生活意欲を減退させるという悪循環をたどる（「心身機能低下サイクル」）が、この間に適切な対応を行えば、致命的疾患の発症は防止することが可能である。しかし、食事・水分摂取の減少をきっかけとして起こる致命的疾患発症への悪循環（「致命的疾患発症サイクル」）に陥ると、やがて脳梗塞、心筋梗塞、重症肺炎など死亡につながる疾患の発症リスクが極めて高くなる。

これら死亡に至る高齢者の変化を念頭におき、適切なケアが早期に行われるならば、致命的疾患の発症をかなり予防できるものと思われる。

◇　◇　◇

表2-7　年表（旧）五色町における包括的地域ケアの基盤づくり

昭和55年（1980年）	・過疎地域振興特別地域に指定される ・「健康の町」宣言、「町民健康の日」制定 ・「五色町県民健康村」建設構想着手
昭和56年（1981年）	・第1回町民健康まつり開催
昭和57年（1982年）	・五色県民健康村第1期工事竣工（健康道場、保健センター、五色診療所の開設）
昭和58年（1983年）	・国保五色診療所赴任 ・五色診療所から在宅ケアを開始
昭和59年（1984年）	・独居老人無料給食サービスがスタート（週1回） ・小中学生を対象とした成人病予防対策開始

昭和60年（1985年）

昭和61年（1986年）

昭和62年（1987年）

昭和63年（1988年）

平成元年（1989年）

・住民検診の同日総合的実施の開始
・保健・医療・福祉担当者による在宅ケア連絡会の開始
・健康村全施設整備完了（診療所に保健師入職）
・診療所での施設内健診開始
・中核病院との連携強化のための協議（於：県立淡路病院）
・検診未受診者全戸訪問活動の開始
・住民の自主的健康実践グループの育成支援の開始
・「住民の健康づくりのあゆみ」発行
・保健・医療情報一元化システムの構築開始
・ＩＣカードを媒体とした保健・医療連携システムの構築開始
・高齢者生きがい創造センター開設
・「子供のための成人病予防読本」の発行
・高齢世帯全戸訪問調査の開始
・通院困難患者宅への巡回診療の開始
・保健医療福祉ＩＣカードシステム開発モデル地域に指定（厚生省）
・住民グループが「暮らしと健康を考える自主組織連絡協議会」を結成
・保健文化賞受賞（五色町）
・保健医療福祉ＩＣカードシステム実験稼働
・慢性疾患患者の各種患者会の発足
・体力づくり内閣総理大臣賞受賞
・第一回「暮らしと健康を考える住民のつどい」（町民学会）開催

平成2年（1990年）	・健康福祉総合センター建設構想の具体化 ・保健医療福祉ICカードシステム本格稼働
平成3年（1991年）	・中核病院退院患者の継続ケア連携の開始 ・保健医療福祉行政機構の一本化 ・健康福祉総合センターの開設（ケア機能の統合）
平成4年（1992年）	・CATV網整備 五か年計画の開始（自治省リーディングプロジェクトの指定） ・子供用のICカード（すこやかカード）配布開始 ・住民のライフステージ別総合計画による事業開始 ・各種住民組織の拡大
平成5年（1993年）	・小・中学校での健康教育の開始 ・利用権による高齢者ケア受給手続きの簡略化
平成6年（1994年）	・ケアマネジメントによる複合ケアの拡大 ・「健康文化都市」宣言 ・CATV局開局
平成7年（1995年）	・学際的研究会「五色研究会」発足 ・阪神淡路大震災の発生 ・CATV在宅療養支援システム及び緊急通報システム稼働 ・子育て支援センターの開設 ・地区巡回健康福祉学習会の開催 ・過疎地域活性化優良事例表彰（国土庁） ・国勢調査で初の人口増加

平成８年（１９９６年）	・学童の「健康教育学習ノート」の作成 ・「健康カード」を「やすらぎカード」とし、震災対応・各種行政サービス・金融カードとして多機能化
平成９年（１９９７年）	・24時間ケア体制の整備 ・ケアプラン策定会議の開始
平成10年（１９９８年）	・認知症グループホーム、Ｅ型ディサービスセンター、高齢者生活福祉センター開設 ・各種ケア情報ＬＡＮシステムの稼働
平成11年（１９９９年）	・高齢者の要介護移行予防事業の本格的開始
平成12年（２０００年）	・介護保険制度の開始にともない、「介護保険税の低減とサービスの充実を同時に達成する」事業計画を策定
平成13年（２００１年）	・ねたきりハイリスク高齢者世帯への巡回訪問相談開始

第3章　山間の病院を拠点とした地域医療・ケアの基盤づくり

1．山間の病院へ

兵庫県の北播磨地域にある多可町は、山間の地だというのに視野の半分以上が空という不思議なところである。

多可赤十字病院の前を大きな川が横切り、山奥からの清流の心地よい音が聞こえる。のどかな風景なのだが、人びとの暮らしは必ずしも、のどかといってはいられない面がある。

高齢化が進み、独居や老夫婦世帯が多く、子どもはいても遠くの都会で暮らしている家も多い。こういう状況のなかで、いったん健康を害すると一気にさまざまな問題が噴出してくる。病気の治療が必要なのだが、生活そのものが立ちいかなくなる。本人も家族も途方にくれて、どうしたらいいか分からず、ずっと病院に入院させてほしいと懇願されることも少なくない。病状が不安定な場合は介護施設への入所も困難である。治療すれば元のように自立できればいいのだが、高齢の場合、医療も介護も同時に必要な状態に陥ることが多い。

医療は、病気を治療することに専念すればいいと割り切る医療人が少なくないが、人びとの生活の場で、その悲惨から目をそらすわけにはいかない。病院を訪れる人たちのなかには、病気の苦しみだけでなく、心身障害や家庭内の問題なども抱え、生きる意欲を喪失している人もいる。「脳梗塞が再発しないよう薬を出しておきましょうね」だけではすまない。

老後も住み続けることができる農山村であるためには、専門職や保健・医療・福祉施設からの支援だけでなく、専門的医療・ケアと住民相互の支援が連動する仕組みがなくてはなりたたない。とは言っても、支える人がほとんどいない、いわゆる「限界集落」化した地域もある。都会に住む子どもによる「遠距離介護」世帯もあり、親の行く末について不安を抱えながら仕事をしている人たちもいる。それらの課題を少しでも解決していくためには医療だけでなく、地域内の各種施設・事業所と連携を図りながら、住民の健康問題や要支援世帯へ複合的な支援を融合的に推進する必要がある。

農村地域でさえコミュニティとしての素養を失いつつある今日、農山村存続にとっても大事な実践課題であり、それらの取り組みをとおして地域づくりにも関わる医療でなければならない。

とはいえ、病院がここに果敢に挑戦しようとしても、山間には戦力となる医師や看護師が来ない厳しい現実がある。赴任した病院も診療基盤が崩れ、看護体制が組めず、病棟さえ縮小せざるをえない過酷な現状に喘えぎながら外来診療をし、入院医療を行ういずこの病院と変わらない医療を担っていた。受診した患者さんに、親切な対応をし、検査をし、適切な診断・治療を行う。これが望ましい病院医療である、と医療職の多くは思われるに違いない。

しかし、そこで対応する患者さんについては、ほんのわずかな面しかわかっていないし、医療的に一生懸命関わったとしても、患者さんの抱えて生きた社会環境はそのまま続いている。診療以外のことは医療人の役割ではないと割り切るわけにはいかない。地域で生起するさまざまな課題を、一医療機関だけでなく、その地域のさまざまな専門施設や専門職、さらには地域の人たちと協働して地域のありようを改善するきっかけづくりをすることも、「地域医療」を担う者の避けて通れない役割である。

「病院が動けば地域も動く」

うがった思いであるが、狭い医療観のなかに閉じこもり、地域の抱える問題を横目に見る傍観者であるべきではない。

2. 多可町の概況

多可町は兵庫県の北播磨地域に位置し、平成17年に多可郡の3町（中町、加美町、八千代町）が合

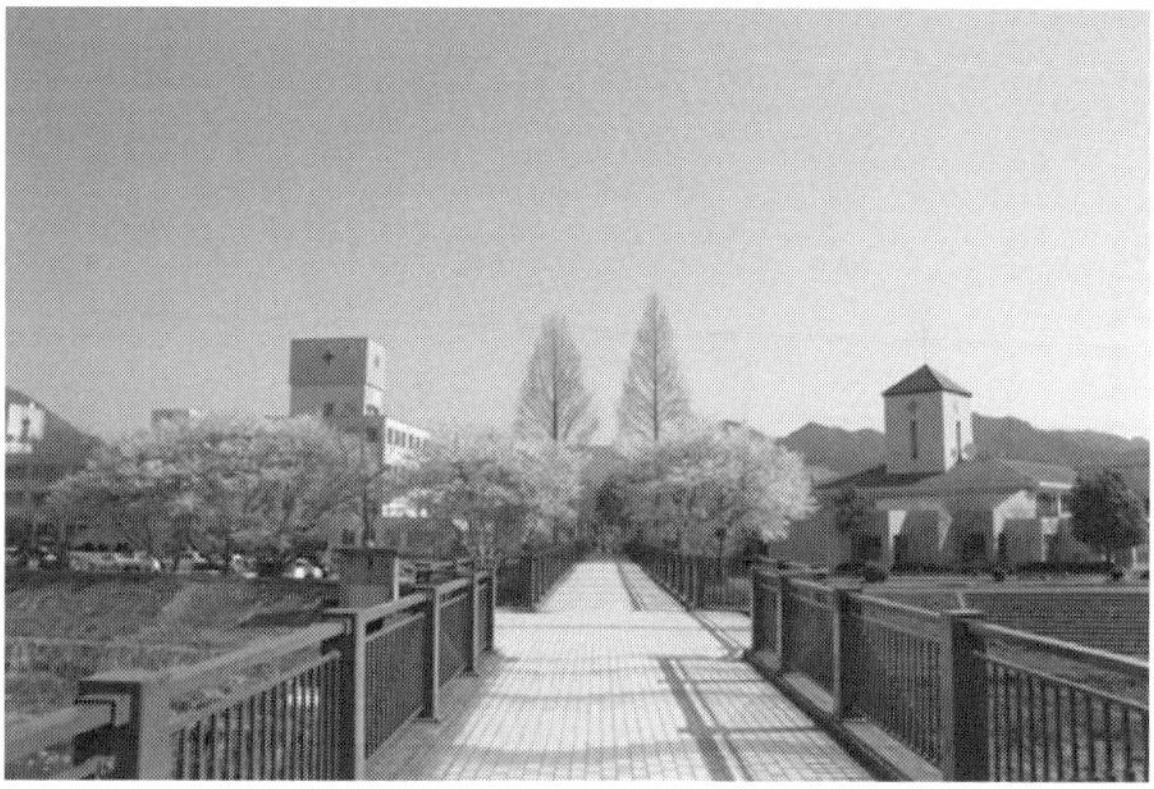

多可赤十字病院　　　　併設老人保健施設

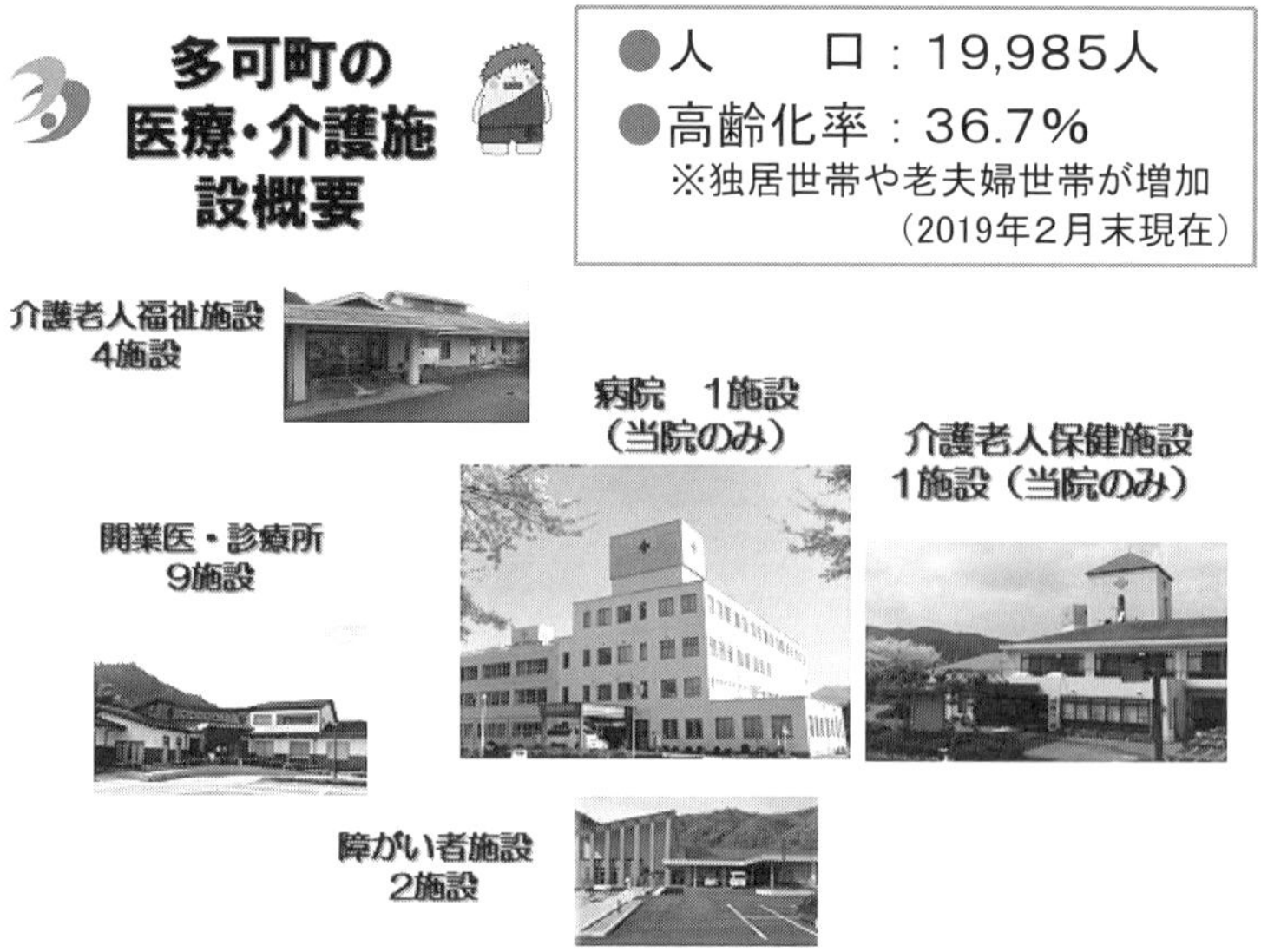

併して誕生した町である。周囲を中国山地の山々に囲まれ、気候も比較的穏やかな地であるが、公共交通の便はよくない。

多可町は、平安時代から宮中などで使われていた高級和紙である「杉原紙」発祥の地であり、日本酒の酒米「山田錦」発祥の地でもある。また、国民の祝日である「敬老の日」は、昭和22年に旧野間谷村（現多可町八千代地区）の村長の提案で始められたことに発している。

町の人口は1万９９８５人、高齢化率は36・７％（令和元年2月末日現在）で、総人口がどんどん減少していっているなかで、高齢化率は上昇を続け、独居世帯や老夫婦世帯が増加してきている。

住民の死亡原因は、悪性新生物が最も多く、次いで心疾患、脳血管疾患となっており、死亡原因の半数以上を占めている。また、心疾患、脳血管疾患による死亡割合は県平均を上回っており、その主要死因別標準化死亡比（ＳＭＲ）は近年増加している。とくに女性の増加が顕著にみられるなど、住民の生活習慣病対策の強化や医療機関における生活習慣病の療養指導など疾病管理の徹底が重要な課題となっている。

3．地域を支える病院をめざして

兵庫県北播磨医療圏域には急性期医療を担う公立病院が４か所あったが、いずれも医師が減少する

表3－1　多可赤十字病院の基本方針

■診療圏域における医療・ケアの一体的提供により、「老後に至るまで住みなれた居宅・地域で安心して 住み続けることができる」包括的医療・ケアを担う。
■地域完結医療・ケア体制の向上のために近隣医療機関との日常的連携を深め、医療機関の総合力を発揮した医療を推進する。
■院内及び併設施設間や各種専門職間で包括的医療・ケアの共通認識を醸成し、入院・入所から在宅 療養に至るまで一貫した医療・ケアの提供を推進する。
■圏域内の行政、各種組織・団体や住民との協働に より、健康で共生活動豊かな「地域づくり」に貢献する。
■町と共同し、住民の健康管理・健康寿命延伸に貢献する。

なかで急性期医療をどう維持していくかが大きな課題となっていた。

多可赤十字病院は従来一般急性期、回復期を中心として医療機能を果たしてきたが、平成19年以来、医師の減少とともに届出病床数110床の病床を一般病床50床、回復期病床30床に減少せざるを得なくなっていた。また、専門診療科も減少するなかで、地域の開業医院からの紹介も減少し、当直体制も外部からのパート医師の協力も得ながらの厳しい状況にあり、医療経営が一段と厳しさを増していた。

決定的な医師不足のなかで経営改善は極めて困難と思われたが、いずれにしても、病院の果たす今後の役割を明確にするとともに、地域に貢献するための医療職の意識改革や診療体制の刷新など、町内唯一の病院として医療・ケアを一体的に担える病院づくりをしなければならなかった。

赴任にあたって、それらの思いを多可赤十字病院の「基本方針」として定めた。

基本方針の一項は、高齢社会の真っただ中にあるこの地で、病気や障害を抱え介護や在宅生活維持などの問題を抱えた人たちに医療対応するだけでなく、「老後に至るまで住みなれた居宅・地域で安心して住み続けることができる包括的医療・ケアを担う」ことを掲げた。

高齢患者さんは、一度なにがしかの病気を発症すると、急性病変が治癒しても、認知機能や嚥下機能の低下をはじめ日常生活動作が急速に低下し、自立生活が困難となることが多い。退院後の療養生活を支援するためには、病院だけの力では困難であり、地域の医院、介護施設などと連携し、地域の総合力を発揮した支援が必要となるため、「地域完結医療・ケア体制の向上のために近隣医療機関、介護施設との日常的連携を深め、総合力を発揮した医療を推進する」ことをめざすこととした。そのためには、病院の職員が医療だけでなく、ケアも含めてその必要性を理解し、入院中や併設老人保健施設の入所中から、地域との日常的な連携を進めていく必要があり、「院内および併設施設間や各種専門職間で包括的医療・ケアの共通認識を醸成し、入院・入所から在宅療養に至るまで一貫した医療・ケアを提供する」ことをあげた。

また、健康づくりや地域での相互支援は、住民自身の課題であり、住民の自主的活動を育成支援する必要がある。外来や入院医療を担う病院が日常業務のかたわら、そこまで踏み込むことは困難な面があるが、住民との協働なくしては地域ぐるみの健康づくりや支えあい活動の高揚は困難なため「圏

表３－２　多可赤十字病院の包括医療

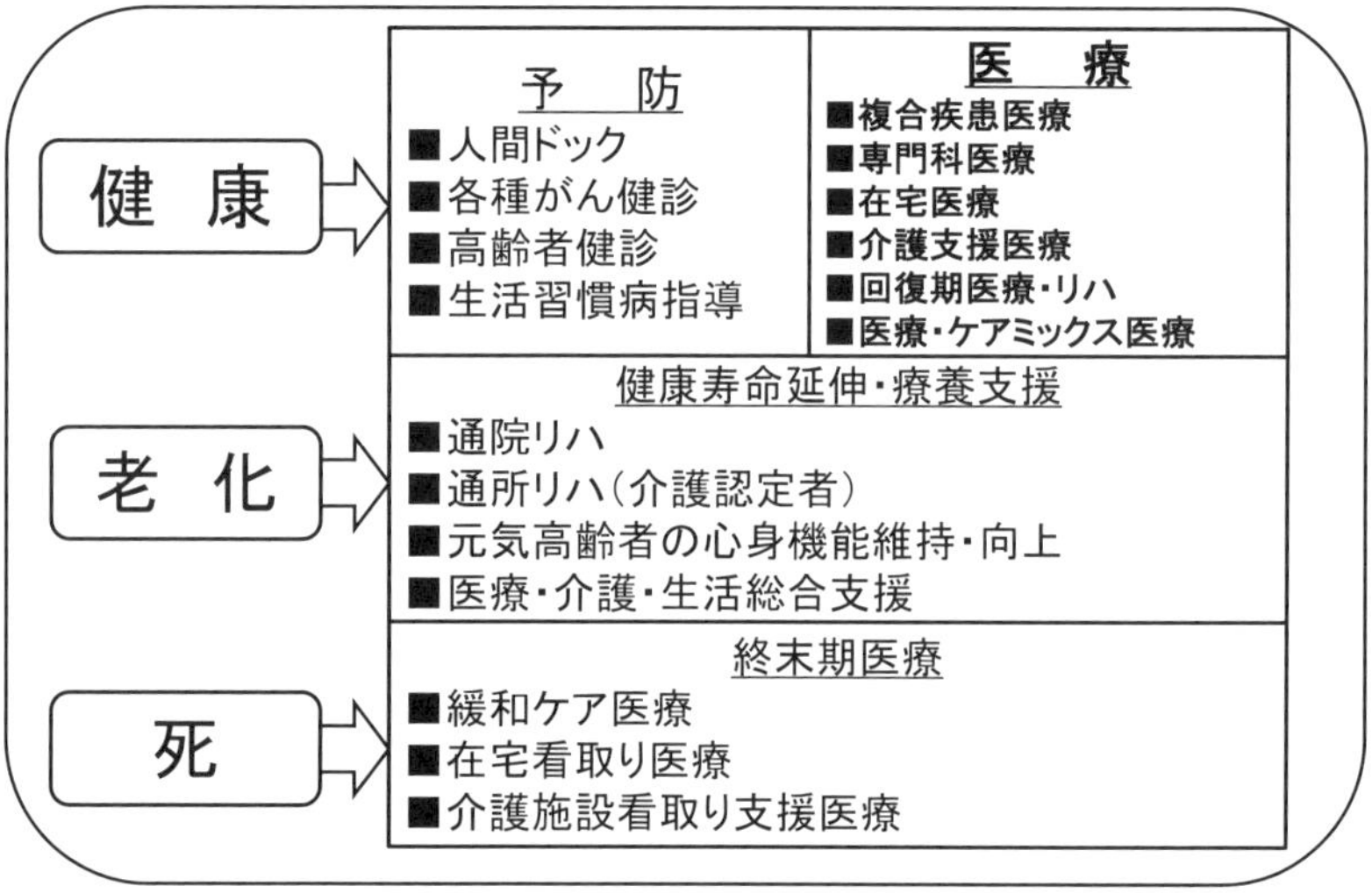

表３－３　包括医療をめざす背景

- 健康・生活問題を複合的に抱えている住民が多い
- 高齢者、独居・老夫婦世帯が多い
- 一施設完結の医療・ケアでは療養者を支え切れない
- 町内で唯一の入院設備・多様な専門職を保有した医療施設である
- 地域に密着した医療施設として住民の健康保持から終末期医療まで幅広く貢献することが求められている
- 診療圏域と行政区域がほぼ一致している
- 全人的医療をめざすためには保健・医療・福祉の連携が不可欠である

域内の行政、各種組織・団体や住民との協働により、健康で共生活動豊かな地域づくりに貢献する」ことを定めた。

◇　◇　◇

活動を発展させるためには、同じことを繰り返さない。ひとつでも内容・方法を進化させる。

◇　◇　◇

4．病院内に「地域医療支援センター」を開設する

赴任にあたって、外来の一角に、総合的な診療や生活・介護・福祉を包括した総合支援部署の開設を申し出た。

唐突な私の申し出に、幹部の人たちは戸惑ったようだが、赴任を依頼した手前、致し方ないという思いもあったと推察される。当時、病院の一角に福祉部門が同席することに保健所からクレームがつき、ひともんちゃくがあったが、ともかく、4月には病院の一室に総合診療科と一体となった「地域医療支援センター」を開設し、これまで、散在していた相談窓口や訪問看護、居宅介護支援事業所などを寄せ集めた。

「地域医療支援センター」という名称が適切だったかどうかは別として、そこには、新たに開設した総合診療科の医師、看護師、保健師、社会福祉士、リハビリ専門職、栄養士、訪問看護師、ケア・マネジャーなどが詰め、診療だけでなく、多職種が協働して、医療も介護や生活問題もワンストップで支援していく病院の中核的部署として位置づけた。通院が困難な人や最期まで在宅療養を望む人もいるため、病院でありながら定期的な訪問診療も始めた。在宅医療は診療所が中心となり担うと位置づけられているが、いつ何どき、患者の家に駆けつけなければならないかもしれない在宅医療を担おうという診療所医師は少ない。その現状を前に、「病院だから」といって傍観しているわけにはいかな

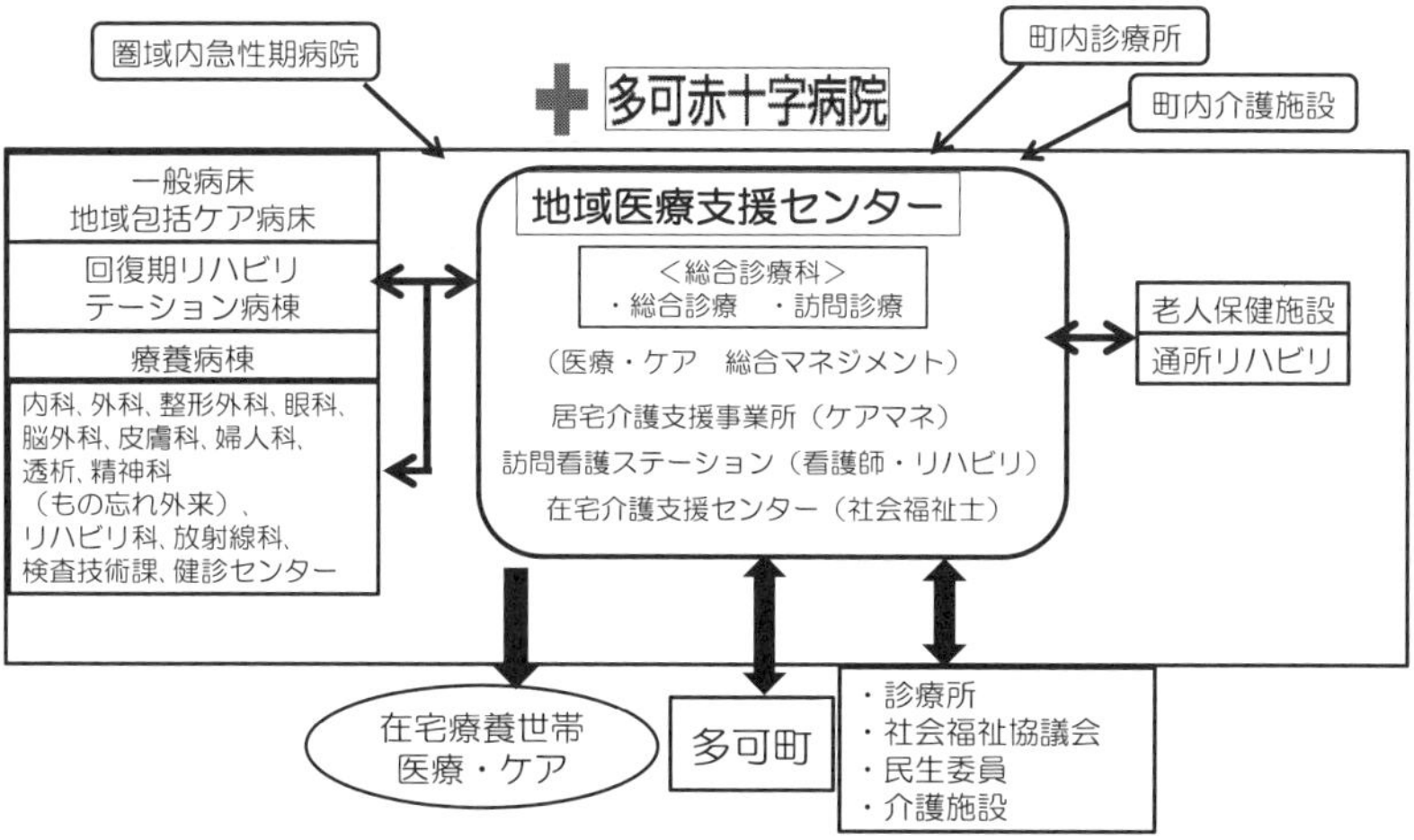

図３－１　地域包括ケアのための院内体制

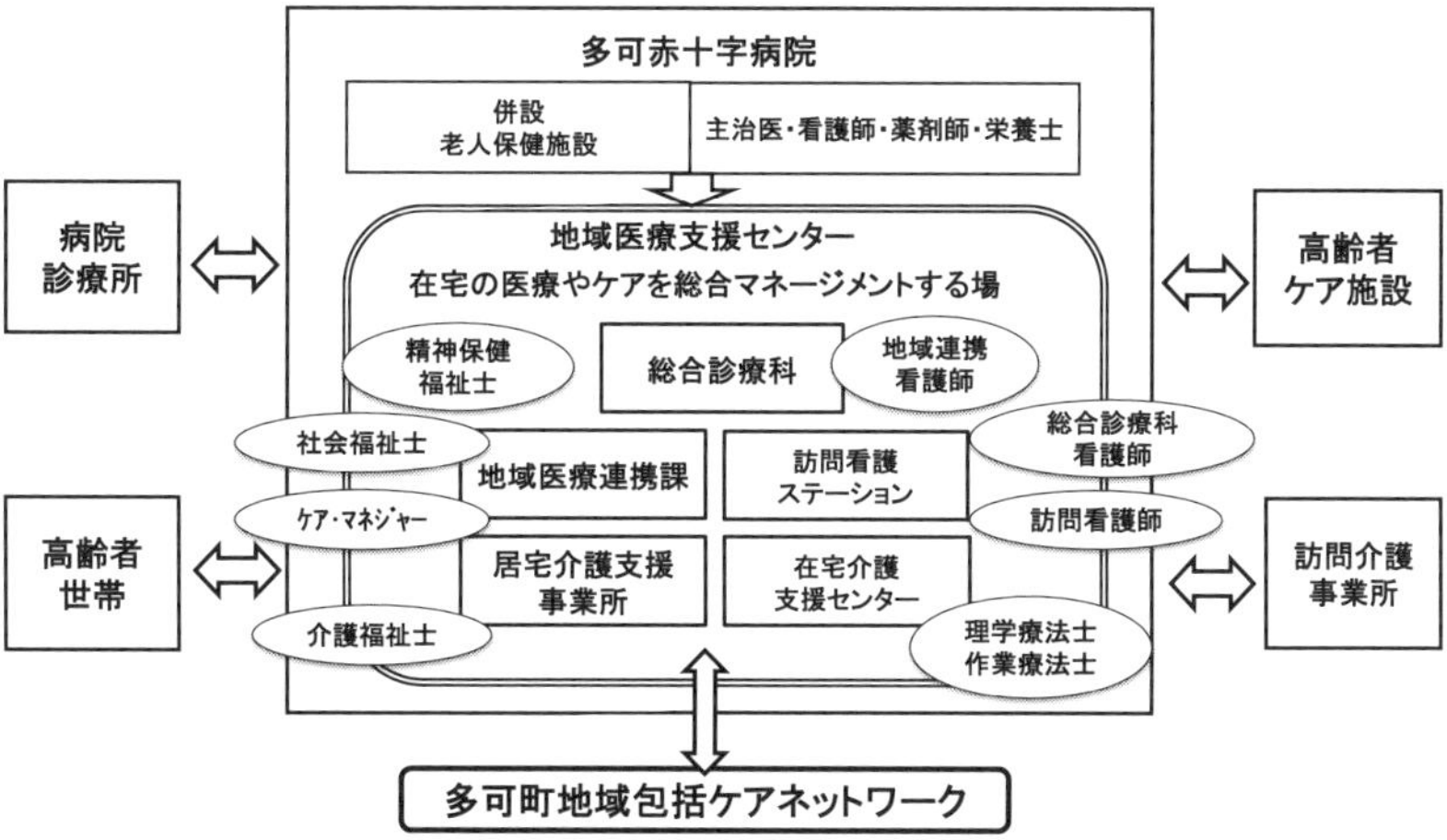

図３－２　院内地域医療支援センターの機能構成

表３－４　地域医療支援センターの主要業務

1）地域医療連携業務
2）総合診療外来業務
3）訪問診療
4）外来・入院患者の医療・介護・生活相談
5）地域の介護事業者、住民の相談窓口
6）在宅療養医療・介護・生活総合アセスメント
（生活後退状況とその原因分析）
7）在宅療養のための包括的目標の策定
この視点での担当部署による計画策定（ケアプラン策定会議）
8)地域包括支援センターとの連携・協働
9）住民の健康実践・福祉力（介護力含む）向上のための企画調整（行政担当部局との連携）

い。

第一線病院としては、ときにはプライマリ・ケア機能も果たしながら牽引する責務がある。

多可赤十字病院は、一般病床、回復期病床をはじめ、併設した老人保健施設、居宅介護支援事業所、委託在宅介護支援センター、訪問看護ステーションなどを有し、医療―リハビリテーション―施設ケア―在宅ケアを担ってきたが、地域密着型病院として、急性期病院を退院した患者の回復期・維持期・在宅療養を支援する医療機関としての機能を強化し、圏域内の介護施設や行政の高齢者施策との連携・共同のもとで、地域の総合力を発揮した医療・ケアを推進すべく、その体制整備を図った。

また、行政との連携を深めるなかで、行政施策としての介護予防・地域支援総合事業などとも共同した取り組みを行い、在宅療養世帯を医療・介護・生活面を含めて総合的に支え切るためのネットワークの構築を始めた。

これらの取り組みの中核部署として機能するのが、総合診療科と一体となった地域医療支援センターである。

地域医療支援センターは、院内外における医療・ケア連携、包括的医療・ケアのための多様な役割を有する重要な部署であり、総合診療科と一体的運営のもとで表3-4のような幅広い業務を行い、院内外の連携を密にした包括的医療・ケアのマネジメント・計画づくり・関係機関との調整を担っている。

この部署のマネジメントにより、病院が所在する町内の介護施設、訪問介護事業所への医療支援を強化するとともに、入院医療については圏域内の医療機関、介護施設などと回復期にある患者のスムースな入退院調整を行うようになった。

これまで、病院間および診療所との患者連携は診療情報をもとに行われていたが、介護施設からの受診の対応が十分でなかったことから、地域医療支援センターで介護施設入所者の緊急医療支援を行うための情報連絡マニュアルを作成し、速やかな医療対応を図るようにした。さらに、在宅医療・介護を受けている療養世帯の安心システムとして、当院の電子カルテ導入にあわせて、映像による在宅療養支援システムの構築も試行してきた。

将来的には、地域医療支援センターに町内におけるオンコールセンター機能をもたせることにより、訪問介護事業者などの支援にも貢献できるようなシステムになれば、地域包括ケア基盤の一翼を担えるものと思われる。

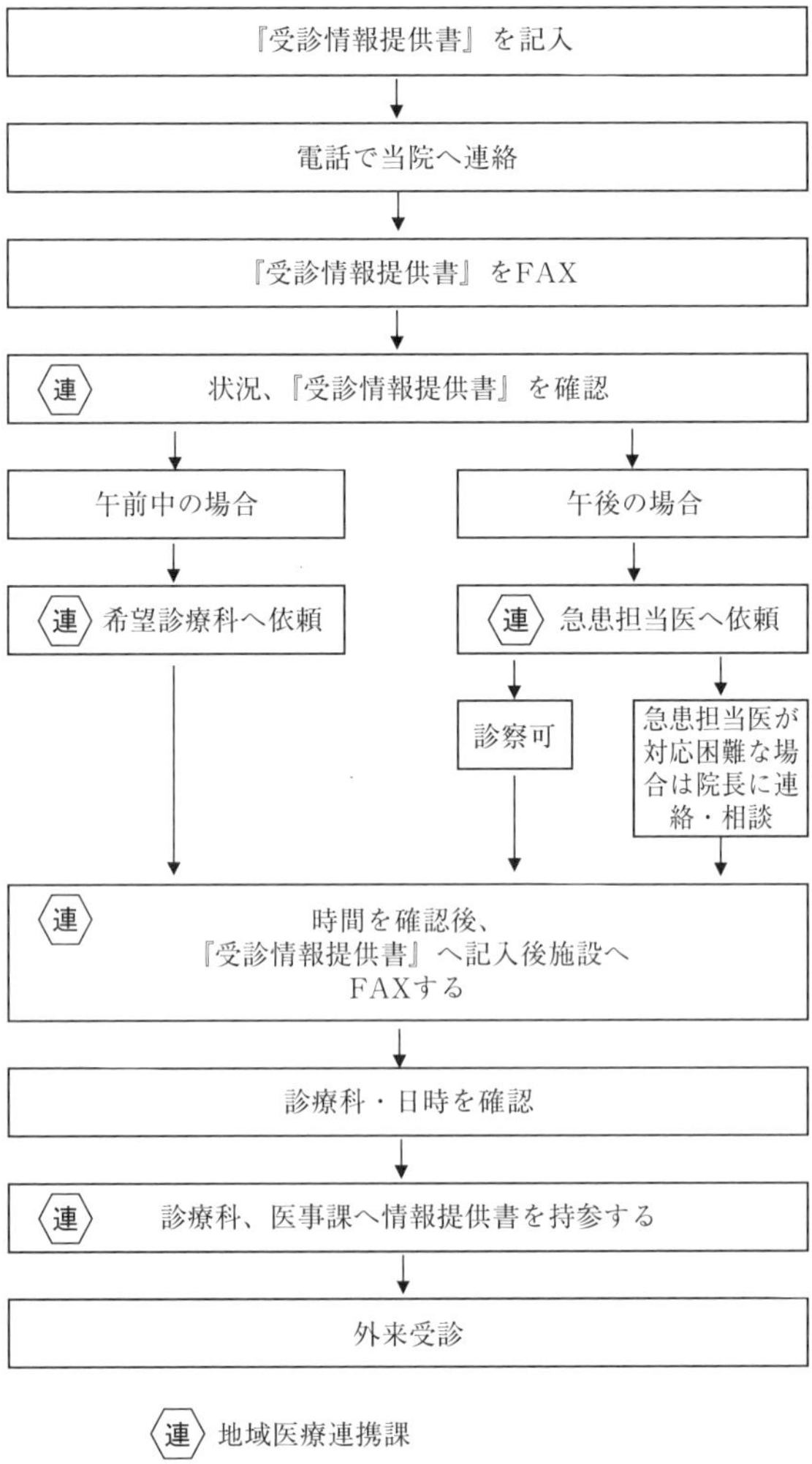

図３－３　施設からの平日時間内の受診受入の流れ

⑴介護施設からの受診予約・緊急時の連携

介護施設から受診希望がある場合は、所定の用紙に基本事項と病状について記載のうえ地域医療支援センターにFAX送信してもらい、病状により地域医療支援センターで受診科を定め、受診手続きを行いスムーズな受診につなげるようになった。

緊急受診希望がある場合は、フローチャートに示すような手順で病院としての即応体制を整え、介護施設への医療支援の強化を図っている。

（図3-3）

⑵総合診療科の開設と訪問診療の開始

総合診療科では複合した課題（複合的慢性疾患、介護、リハ、在宅療養支援など）を抱えた方を対象とした診療を中心に担いながら、地域医療支援センターの看護師、保健師、社会福祉士、リハビリ専門職、栄養士、訪問看護師、ケア・マネジャーなど、多職種が協働して、医療も介護や生活問題もワンストップで支援していく診療を行なっている。また、通院が困難な人や最後まで在宅療養を望む人もいるため、定期的な訪問診療も始めた。

総合診療科を受診した事例の多くは、高齢で、複数の疾患を抱え、介護や今後の治療継続の方法などに悩みを抱えている世帯が多く、専門分化した病院医療のなかで、複合した問題への対応が十分に行われていない現状を反映していると思われた。

表3－5　総合診療科の業務

1．複合した課題(複合的慢性疾患、介護、リハ、要在宅療養支援等)を抱えた方を対象とした診療及び相談・包括ケアマネジメント
2．生活習慣病の予防、事後指導、治療、健康教育
3．訪問診察
4．院内及び院外医療機関との医療連携のマネジメント
5．専門診療科と地域医療支援センターとの疾病管理情報の媒体機能
6．病院併設施設の医療支援
7．圏域内老人施設との医療・介護連携
8．町内診療施設との医療連携
9．多可町行政との医療・保健・福祉対策に関する連携
10.院内外専門職の各種研修会などの企画

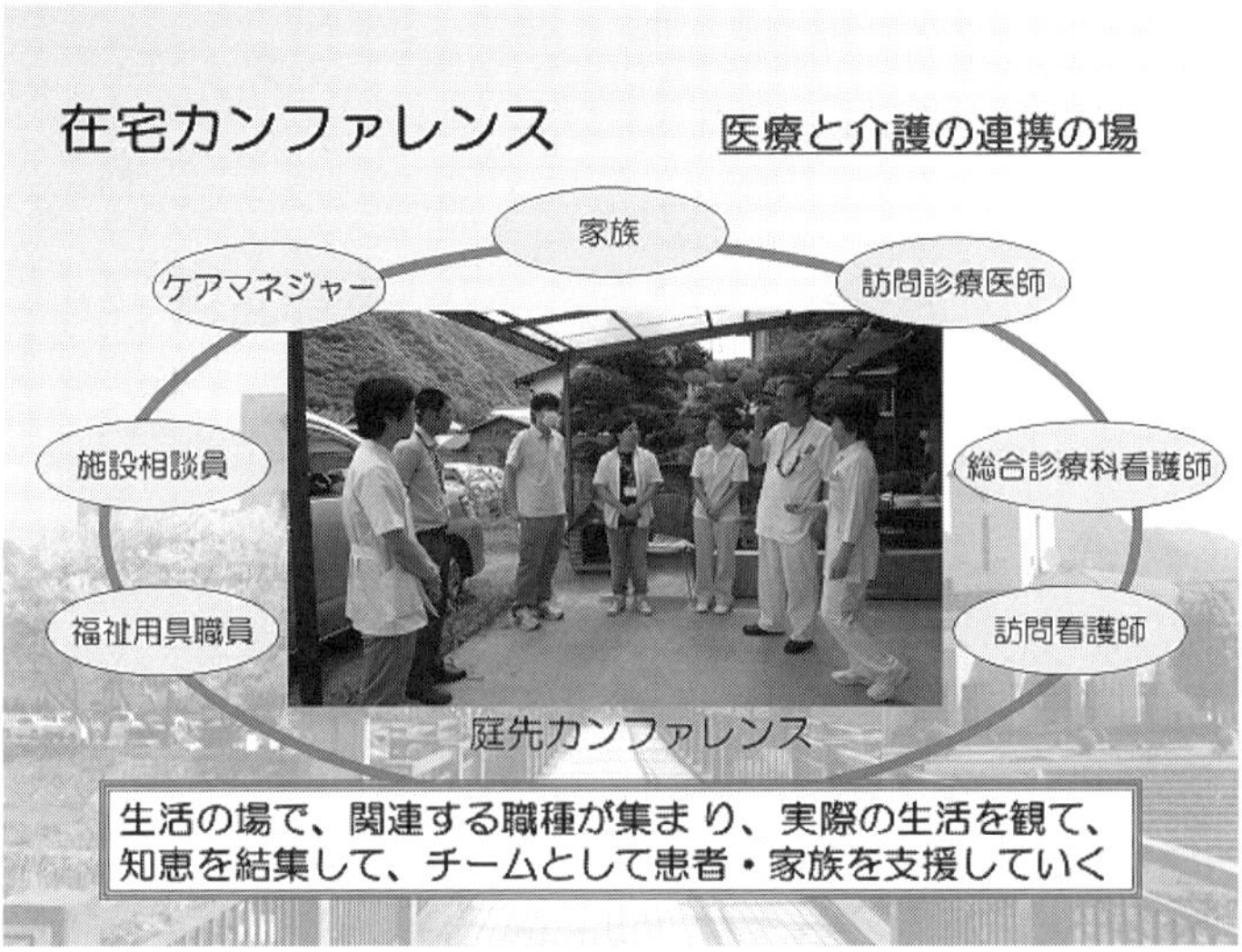

総合診療科を受診された人のうち介護や療養生活に問題を抱えながらも、最後まで在宅療養生活を送られた人が最も多く、本人の療養生活の質が改善した事例が多かったが、家族がそばにいる在宅療養生活そのものが、主観的健康感を高めていることが窺われた。また、総合診療科の受診時だけでなく、訪問診療時にも、療養生活を継続するうえでのカンファレンスを継続したことが、本人の療養生活の質的改善の大きな要因であったと考えられる。

5．映像をとおした在宅および介護施設への医療支援の試みと課題

(1)　多職種連携のための「地域連携キャビネット」

当院で稼働した電子カルテシステムに合わせ、地域医療支援センター内の訪問看護ステーション、居宅介護支援事業所、総合診療科、地域連携課および併設老人保健施設の多職種間で介護サービス計画、日常のケア記録、退院時サマリ、訪問看護サマリなどの情報共有を実現するツールとして「地域連携キャビネット」を開発し、そのｉｐａｄ端末を利用して、在宅および介護施設への映像による医療支援も開始した。しかし、このシステムは財政的な事情もあり未だ構築途上にある。

⑴ ｉｐａｄを活用した在宅療養支援の試み

住み慣れた自宅で病気療養をしたいと願う人は多いが、介護者の心身の疲労により、在宅療養生活

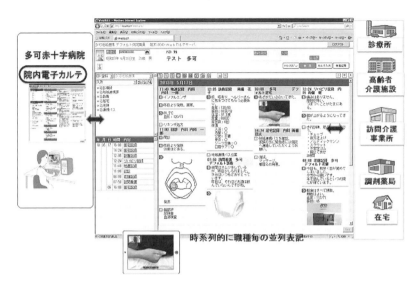

多職種情報共有のための「地域連携キャビネット」

を継続できない事例が少なくない。とくに、病状が変化したときの対応についての家族の不安は大きく、そのことが入院医療につながっていると推察された。そこで、動画送信が可能なｉｐａｄを在宅療養世帯に貸し出し、介護者が病状の変化について病院に相談したいとき、映像を送信し、当面の対処法や医療支援の必要性を相談するシステムの試行を開始した。高齢介護者が多いため、ｉｐａｄの操作は簡便であることを最優先し、電源を入れて、受信端末が設置されている当院の地域医療支援センターのアドレスボタンを押せば送信できるようにした。地域医療支援センタでは、受信時に着信音が鳴ると部屋にいる職員が対応し、必要に応じて医師に連絡して、映像をとおして当面の対応について指示するようにした。しかし、簡便な操作といえども、高齢者や、病状の変化でパニックになった介護者が速やかに送信することは想像以上にむつかしく、いまなお、課題を引きづっている。

⑵介護施設への映像を通した医療支援の試み

当院のある町には高齢者介護施設が5か所あり、施設ケアにあたっているが、入所者の急な病状変化に際して、すぐに適切な判断をえることが困難な状況にあった。そこで、希望する介護施設に送信端末を貸し出し、在宅療養支援と同様に映像を通とおした医療支援を行うこととした。しかし、このシステム導入に関してはなかなか施設側の対応が進まず、介護と看護・医療間の日常的な交流をさら

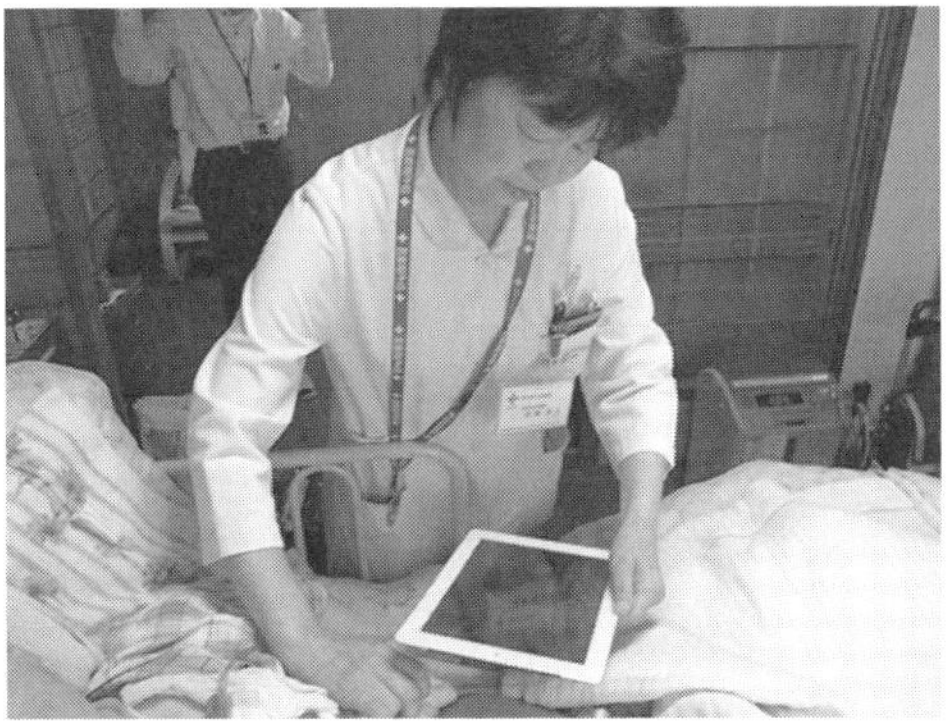

訪問看護時の映像送信

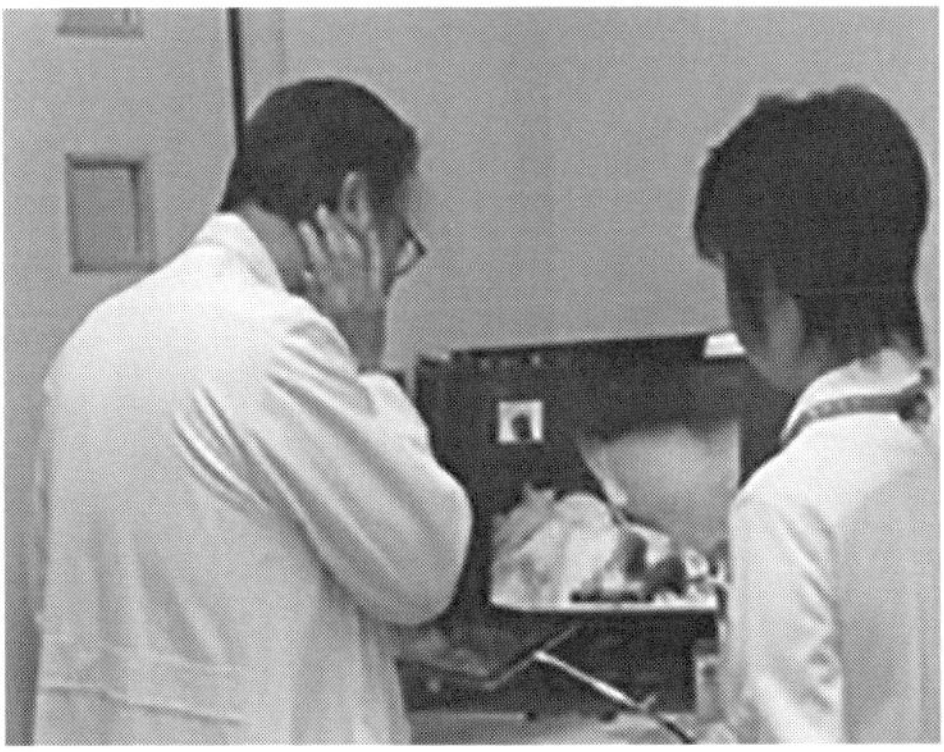

地域医療支援センターでの受信

表３−６　映像を通した在宅療養支援事例

	支援の相手先	年齢	主要疾患	映像による支援が必要であった様態	映像による支援の結果	課題
1	施設	79	脳梗塞・認知症	膀胱バルン・カテ自己抜去に伴う出血	出血の程度が判断でき、受診処置につながった	
2	訪問看護師	64	脊髄小脳変性症	長期圧迫による後頭部潰瘍悪化、排膿	処置方法の指示、投薬で対応できた	指示音声不良。家族による送信対応できず
3	家族	64	脊髄小脳変性症	膀胱バルン・カテ挿入部から尿漏れあり、尿混濁がみられた	訪問看護師によるバルン・カテ交換	家族の操作不慣れにより映像送信に手間取る
4	施設	81	高血圧症など	ベッド下への転落による頭部外傷	受診処置となる	
6	訪問看護師	57	多系統萎縮症	呼吸状態、全身状態の観察依頼	呼吸状態の大きな変化みられず経過観察となる	電波受信状況悪く観察に手間取る
7	施設	77	子宮体がん	呼吸状態悪く状態観察依頼	終末が近いことが把握され、近親者に連絡などの手配が行われた	
8	施設	77	子宮体がん	呼吸停止状態	往診による死亡確認	映像による療養支援により安心だった旨評価された
9	訪問看護師	91	うっ血性心不全	浮腫、呼吸状態、バイタルの観察依頼	家人希望により輸液減量、看取りの方向とする	家族への状態説明、家人の希望聴取により家族の意向をくみ取ることができた
10	訪問看護師	91	うっ血性心不全終末	訪問看護師による死後処置終了後、主治医に安らかな表情を見てほしいとの家人の希望あり	医師によるグリーフケアの実施	

に深めていきながら、本格的導入を進めていく必要がある。

(3) 訪問看護師への支援ツールとしての活用

当院は訪問看護ステーションを併設しており、在宅療養世帯に訪問看護を実施している。

訪問看護時に医師による判断をえる必要がある状況に遭遇することがあるため、訪問看護記録用に携帯しているｉｐａｄを活用し、映像を病院に送信して医師の判断をえるようにした。

(2) 映像による療養支援システムの課題

これまで試行した在宅および施設支援の事例の内容や問題点を表3-6に示した。

問題の多くは、操作の不慣れや通信事情の悪さなどに起因するもので、山間部である当地の通信回線の改善を各方面に依頼するとともに、操作方法を何度も丁寧に実施する必要があることが明らかとなった。五色町においてＣＡＴＶ回線を利用した映像による療養支援が行われた事例からも、在宅療養世帯の精神的介護負担の軽減に寄与することが期待されるが、地域の介護施設、医療施設、介護事業者、行政などが参画した情報共有システムづくりにあたっては、まず、地域内で情報共有システムづくりの必要性についてコンセンサスを得る努力が必要とされる。そのうえで、行政がマネジメント役を担い、医師会が積極的に参画するプロジェクトを立ち上げ、一つひとつの構築過程の説明を参加施設に丁寧に説明し、意見を求めながら進めていくことが大切である。その意味では、当病院におけるこの取り組みは、現時点でなお多くの課題があり、道半ばといえる。

6．最後の砦としての療養病棟を開設する

⑴　療養病棟開設のニーズ

介護力が低下した世帯が多くなり、施設入所を希望する世帯が増加してきている。一方、急性期治療を実施しても、摂食嚥下障害や認知機能の低下、廃用症候群などにより、胃ろうや中心静脈栄養により栄養補給している人も少なくなく、それが施設や自宅への復帰が困難な要因となっている。そのため、療養病棟を有する遠方の病院に転院させなければならないことが多かったが、遠方の病院に転院すると、患者さんの地元である当院でのレスパイト入院を含めた訪問診療や訪問看護・介護など、

多職種と協力し合って、日常生活で　その人にあったケアの提供をめざす

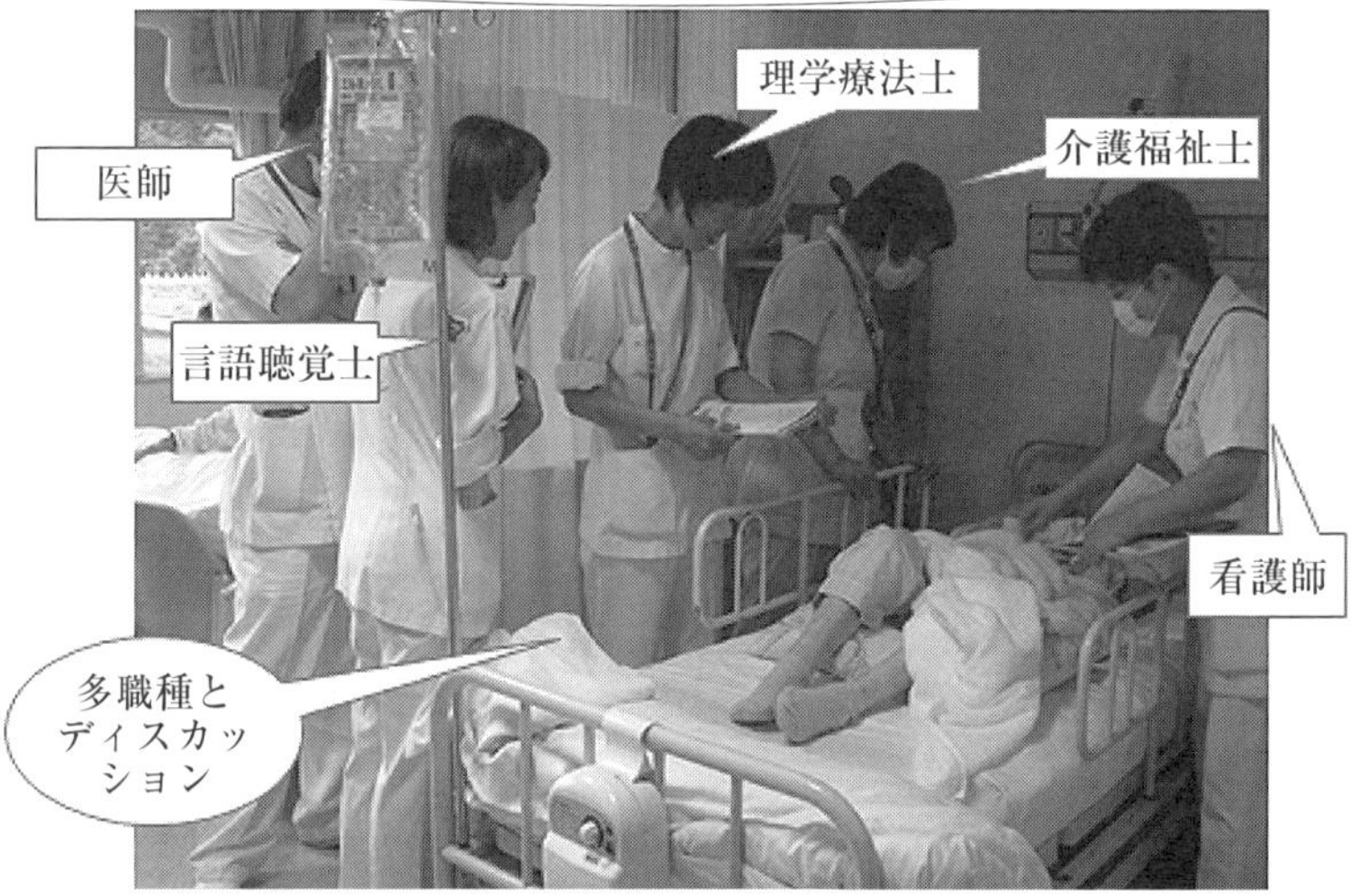

在宅医療への移行が困難となっていた。

そのため、高齢者施設や家族から、当院で最後まで医療対応してほしい旨の強い要望が寄せられていた。いわゆる「介護難民」ともいうべき事例を放置することができないため、病院の空き病棟を療養病棟として有効に活用することとした。

〈療養病棟開設のニーズ〉

・最後まで長年住み慣れた地域で療養したい、させたい、という本人・家族、介護施設、地元診療所からの強い要望がある。

・町内介護施設は、医療依存度の高い入所者が多く、病状により療養病床との密接な連携をはかりながら、施設入所継続を可能にしたいという要望がある。

・他地域療養病院までは距離的に遠く、家族（特に高齢家族）は面会に苦慮している。

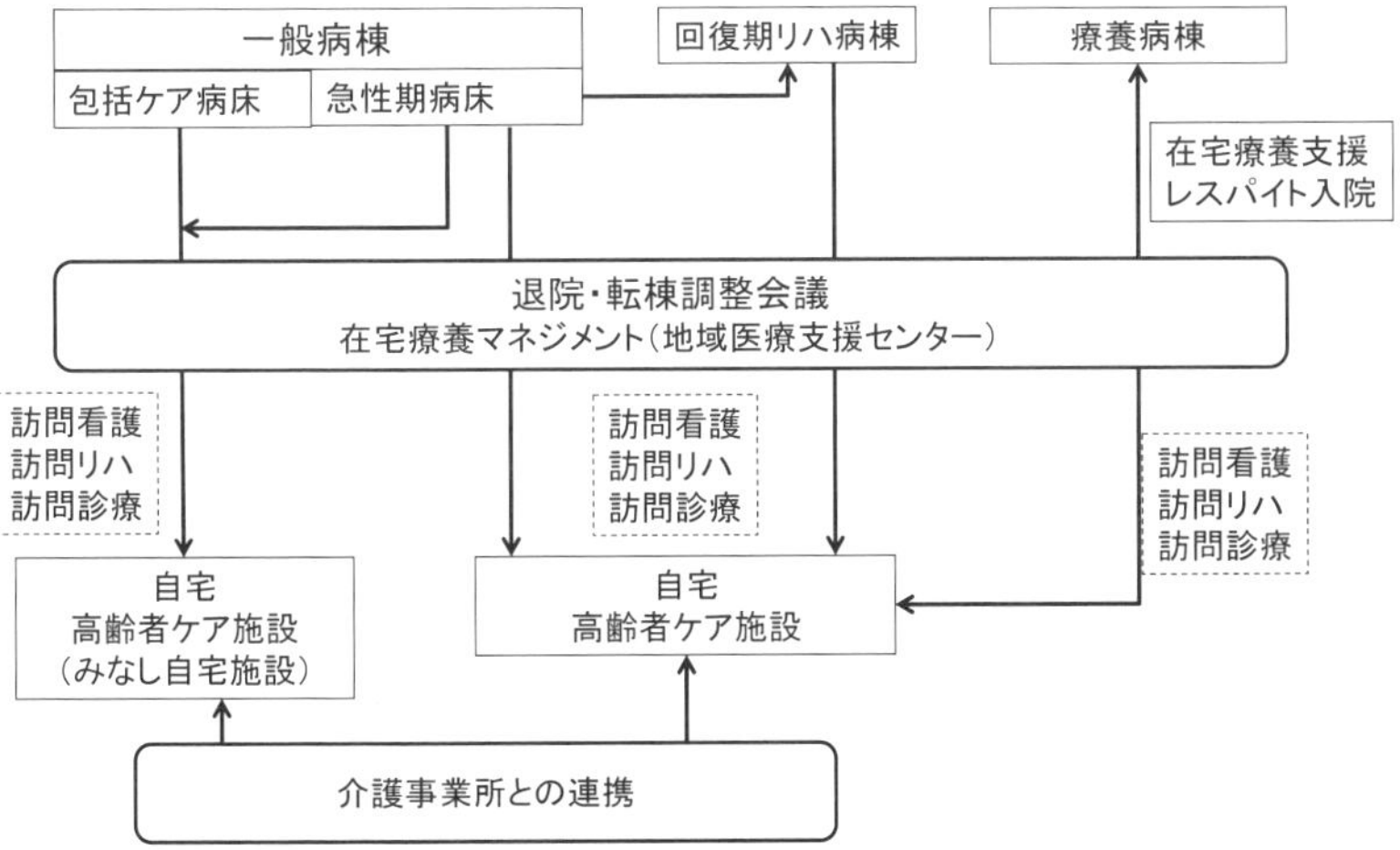

図3－4　院内調整のflow chart

・当院に療養病床があれば、在宅への復帰、在宅療養継続のためのレスパイトケア、在宅復帰率の向上に寄与できる。

・町内唯一の入院施設を有した公的病院として、重度の障害を抱え、医療・ケア対応が必要な高齢者の長期療養の受け皿機能を果たす必要がある。

・地域完結医療・ケアのために、当地域に在宅医療・ケア、急性期病床―回復期病床―老人保健施設―介護施設―療養病床の診療・介護など、複合機能が必要である。

・療養病床は、施設復帰が困難な医療的ニーズの高い要介護高齢者や、介護家族による在宅療養継続のための最後の拠り所ともいえるものである。

(2) 療養病棟での医療・ケア

療養病棟では、医療・介護の必要度が少なくなり、療養病棟でなくても対応できる状態になれば、在宅や施設の生活に向け復帰できるよう支援している。そのために、理学療法士、作業療法士、言語聴覚士、社会福祉士など多職種が患者の状況を話し合い、残っているその人の力を最大限引き出せるよう努力している。実際、離床生活を多くするなど、生活意欲の向上を図るなかで、経口摂取が可能になり退院された方もある。

一方、住み慣れた家よりも安心して任せることができる病院での看取りを希望される家族もあり、療養病棟での看取りのケアは多い。そのため、患者だけでなく家族の悔いが残らないよう家族とともに看取りの準備を進めることも多い。

高齢世帯ではとくに、介護負担や介護不安が強く、在宅生活を望まれないことも少なくない現状から、定期巡回・随時訪問介護、訪問看護体制の整備や、医療機関が連携した訪問診療の充実などが今後の課題である。

◇　◇　◇

うまくいった事例に感動するだけでなく、
次にどうつなげるかを考える。

◇　◇　◇

7．町の元気づくりの拠点「リハ・ケアセンター」を開設する

要介護・要支援認定者を対象とした町の調査では、ショートステイの利用意向、特養への入所介護希望者が増加してきており、自宅での介護や生活継続が困難となっていることがうかがわれた。また、要介護認定者のうち、要介護1および2の認定を受けている方が最も多かったが、要介護高齢者の積極的リハビリテーションは当院における通院リハを除いては、あまり行われていない状況であった。

多可町の介護保険事業計画（第5期）では、介護予防を効果的に推進するには、一次予防（生活機能維持）から二次予防（生活機能の早期発見・早期対応）、さらに三次予防（要介護状態の改善・重症化予防）の連続性をもった取り組みが必要であるとしているが、その受け皿となる中核的な施設がないなかで、当院がその役割を担う必要があると思われた。

また、当院で外来通院リハを受けている人で、要介護認定を受けている方が約3割あったが、制度改正により、要介護認定者の医療機関での通院リハは、介護保険での対応に移行しなければならないこととなり、通院リハを行なっている患者の受け皿を整備する必要性に迫られていた。さらに、要支援高齢者の介護予防などは町が計画する総合支援事業に委ねることとなったが、実施施設がなく、その受け皿づくりが必要と思われた。

表３−７　多可赤十字地域リハ・ケアセンターの開設目的

■要介護認定を受けている通院リハ利用者の短時間通所リハ（介護保険）移行の受け皿（29年度以降）
■一般高齢者の生活機能の維持・向上
①要支援区分高齢者の心身機能向上
②元気高齢者の心身機能保持・向上（健康寿命延伸）
③高齢者の交流場所づくり
④認知症予防・早期ケア
⑤高齢者の自主的健康づくり組織の育成
⑥地域ぐるみの介護予防取り組みにむけたリーダーの育成

〈リハ・ケアセンターの特徴〉

多可赤十字リハ・ケアセンターは、介護保険適用の短時間通所リハ事業と、一般高齢者の自主的な生活機能低下予防（「介護予防」）事業を行なっている。

両事業とも、当院の地域医療支援センター事業、高齢者健診事業とも関連するため、リハ専門職だけでなく、保健師、社会福祉士、看護師も参加して取り組むこととした。内容は、身体機能だけでなく、心理面、生活面の課題を含めたアセスメントのもとで、心身機能・生活課題を改善するための総合プログラムを策定して実施し、生活支援の必要な高齢者には、地域医療支援センターのマネジメントにより、町や社協などの生活支援事業につなげるなど地域包括ケアの一翼を担う施設とした。リハ・ケアセンターで生活機能低下予防のための自主的訓練を経た人たちが、社会福祉協議会とも連携し、各集落での「介護予防」のリーダーとして活躍してくれるよう、その活動の場づくりも進めている。

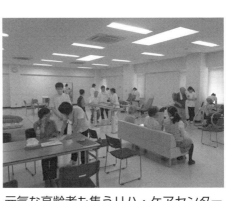

元気な高齢者も集うリハ・ケアセンター

8．町内の専門施設のネットワークづくり

高齢者や障害者の医療・介護・生活支援などの課題は、一病院だけで対応できるものではなく、町をはじめ、町内の医科・歯科医療機関、介護保険関連事業所、薬剤師会、医師会などが相互協力し、専門施設の総合力を発揮しなければ改善できない。また、住民の互助活動の育成・支援も、専門施設・専門職が協働して貢献していく必要がある。

とはいえ、馴染みのない地域で、新参者が声高に「あるべき論」を唱えれば、共感どころか反発を受けることさえある。すでに地域のなかで頑張っていると自負のある人たちにとって、新参者から高邁な理屈を振りかざされることほど不快なことはない。その心情に向き合いながら、どう共感を育むか、難題であった。

率直に病院の力足らずを侘びながらも、できる限りお役に立つ努力をしていく思いを語らしてもらうしかない。口先だけでなく、医療のなかで、地域の医療機関や介護施設が困っている事例を速やかに引き受け、なんとか対応することに全力を注ぎながら「少しは役に立つ」と思っていただけるようになること、この努力なしに、スクラムを組む必要性など唱えられない。医師不足が続き、必ずしも

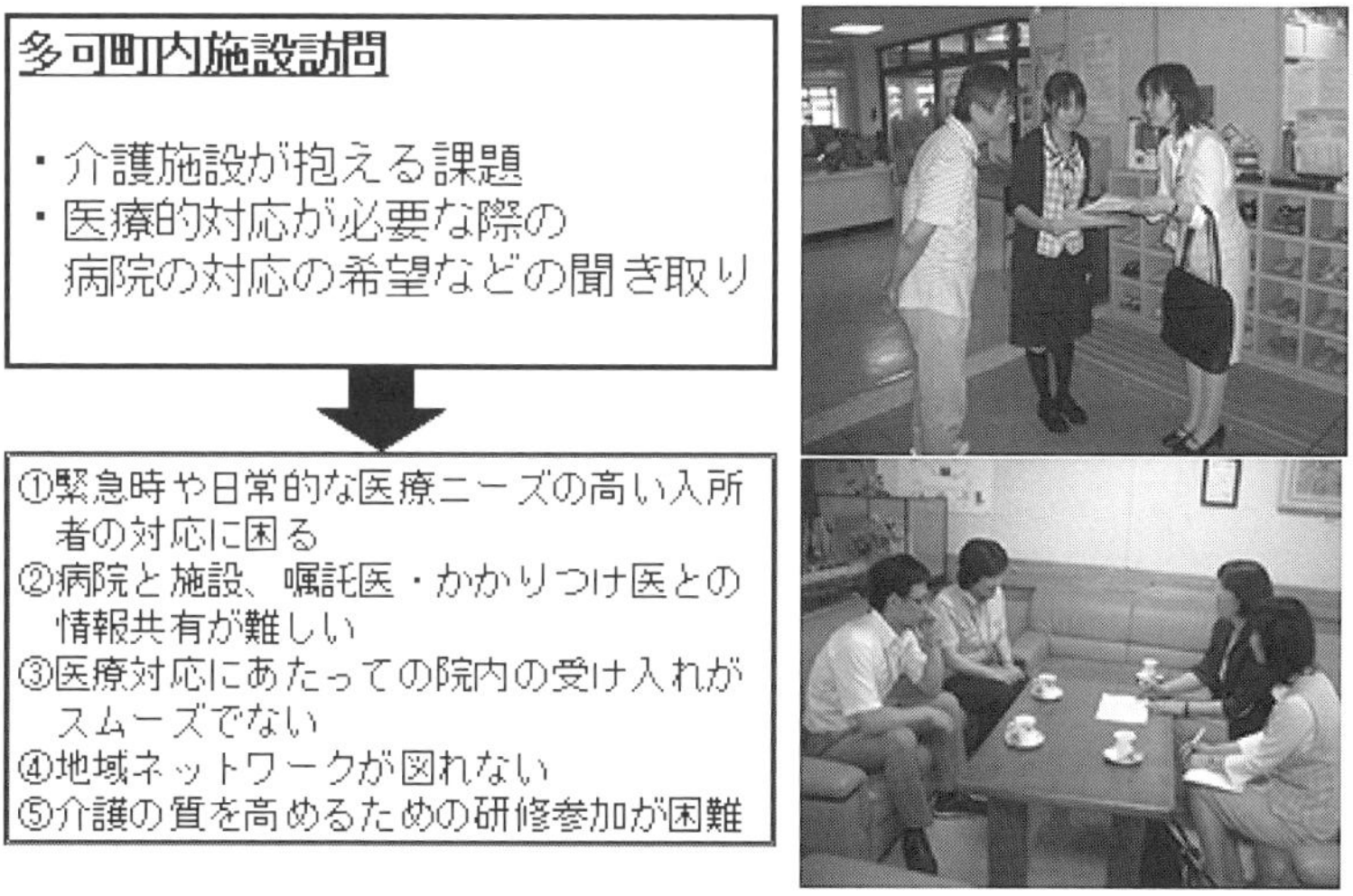
多可町内施設訪問
・介護施設が抱える課題
・医療的対応が必要な際の
病院の対応の希望などの聞き取り
①緊急時や日常的な医療ニーズの高い入所者の対応に困る
②病院と施設、嘱託医・かかりつけ医との情報共有が難しい
③医療対応にあたっての院内の受け入れがスムーズでない
④地域ネットワークが図れない
⑤介護の質を高めるための研修参加が困難

医療・介護施設との連携強化

期待に応えられるような体制とは言いがたいが、「それなりに頑張っている」と思っていただける努力はしなければならない。しかし、病院が苦労を背負い込むことに医局や職員の共感が得られるか、そのことが最も気がかりであった。

(1) 診療所・介護施設との連携にむけて

町内には、民間の高齢者介護施設が9か所、開業医院6か所、町立診療所3か所、心身障害者施設が2か所あり、高齢者・障害者の医療や介護を担っているが、それぞれの施設の医療や介護の状況や、どういうことに困られているのか、病院として把握できていなかった。多様な施設がありながら、それぞれが個別的に医療・介護を営み自己完結しているのでは、総合力を発揮できない。

なによりも、病院に対してどのような要望があるのかも不明だったので、地域医療支援センターの職員とともに開業医院や施設訪問をさせてもらった。訪問の最大の目的は顔見知りになり、話し合いのなかで、お互いに大切にしている思いを共有することであったが、訪問先の介護施設では、施設が抱える課題や悩みや病院の対応への要望などを聞かせていただいた。1回の訪問では、出なかった話も、その後、何度か足を運ぶうちに聞くことができるようになり、それぞれの施設が個別的にケアをしているだけでは難しい問題を、相互に補完し合って打開していければと願う気持ちは、いずこも共通していることがうかがわれた。

（2）健康なまちづくりのために町と手を組む

これまで、町と病院の情報交換がほとんど行われてこなかったこともあり、町行政との意思疎通が十分ではないと思われた。

町民の健康づくりや地域ケアを考えるうえで、町の方針や地域包括支援センターの現状などについて教えてもらわなければならないので、町にお願いして、町の高齢者施策などをレクチャーしてもらうことにした。

町側からは、町長をはじめ教育長、健康福祉課長、地域包括支援センター職員、当院からは院長、事務長、看護部長、地域医療支援センター専門職などが参加し、第1回「多可町と多可赤十字病院連絡会議」が開催された。

表３－８　町との連携の経緯

１、第1回多可町と多可赤十字病院連絡会（平成24年5月7日）
　１）地域支援センター開設について（病院）
　２）地域包括ケアシステムについて（町）
　３）高齢者ケアシステム推進について（病院）
　４）健診事業について（町）
　５）医療連携を含めた電子カルテについて（病院）

２、第2回多可町と多可赤十字病院連絡会（6月8日）
　１）多可町地域包括ケア推進協議会立ち上げに向けて検討
　　２）地域包括ケア講演会開催準備ついて（松浦院長講演）

３、地域包括ケア講演会（7月25日）
　　「地域で暮らし支えあう～これからの地域ケア基盤を考える～

４、第3回多可町と多可赤十字病院連絡会（８月１日）
　　１）講演会参加状況とアンケート報告

５、第4回多可町と多可赤十字病院連絡会（８月22日）
　　１）病院が地域とつながる意義
　　２）多可町地域ネットワークの目的と活動イメージ
　　３）ネットワーク参画に当たっての留意事項
６、在宅療養支援体制にかかわる合同会議（8月30日）
７、多可町地域ネットワークミーティング開催(9月3日）
　　対象者：町内保健・医療福祉介護教育関係事業に勤務する職員
　　日時　：毎月第2月曜日18時30分～20時30分
　　場所　：町健康福祉センター

８、第5回多可町と多可赤十字病院連絡会(11月30日）
　　１）H25年度事業計画について
　　　　町と協同し健康づくり(健診・介護予防教室等）
　　　　　医療連携や医療と介護の連携による在宅介護支援システム
　　　　　地域ネットワークミーティング

９、多可町医療・介護施設関係者合同新年会(平成25年1月17日）

10、第1回　多可町地域医療ファーラム開催(1月20日）

表3－9　町との連携による病院事業

いきいき元気塾（介護予防）	地域包括ケア連絡協議会運営
ふれあいサロン出前講座	町立診療所との医療連携
高齢者心配ごと相談	町との共同による健診事業
もの忘れ・こころ外来 認知症介護相談	ICTによる地域連携システム
ケース検討会議	病院フェスタ
地域ケア会議	総合診療科・地域医療センター 受診者の連携支援

当院からは、地域医療支援センターを院内に開設し、在宅療養者への包括的な医療・ケアの推進体制を整えたこと。在宅療養世帯を医療・介護・生活面を含めて総合的に支えるために、町内全施設が参加する「ネットワーク」形成が必要であること、医療連携・医療介護連携のためのICT（Information and Communication Technology「情報通信技術」）活用にむけた電子カルテの導入について、当面の計画を報告した。

町からは、地域包括ケア体制と現在町が進めている事業についてのレクチャーがあり、住民が、住み慣れた自宅や地域で生活を継続するために、保健・医療・福祉・介護のサービスが切れ目なく、一体的に提供される基盤を構築する必要があることを確認しあう場になった。

その話し合いを契機に、町の事業に病院専門職が参加しながら、地域の取り組みを学び、共同事業の開発が進められていった。

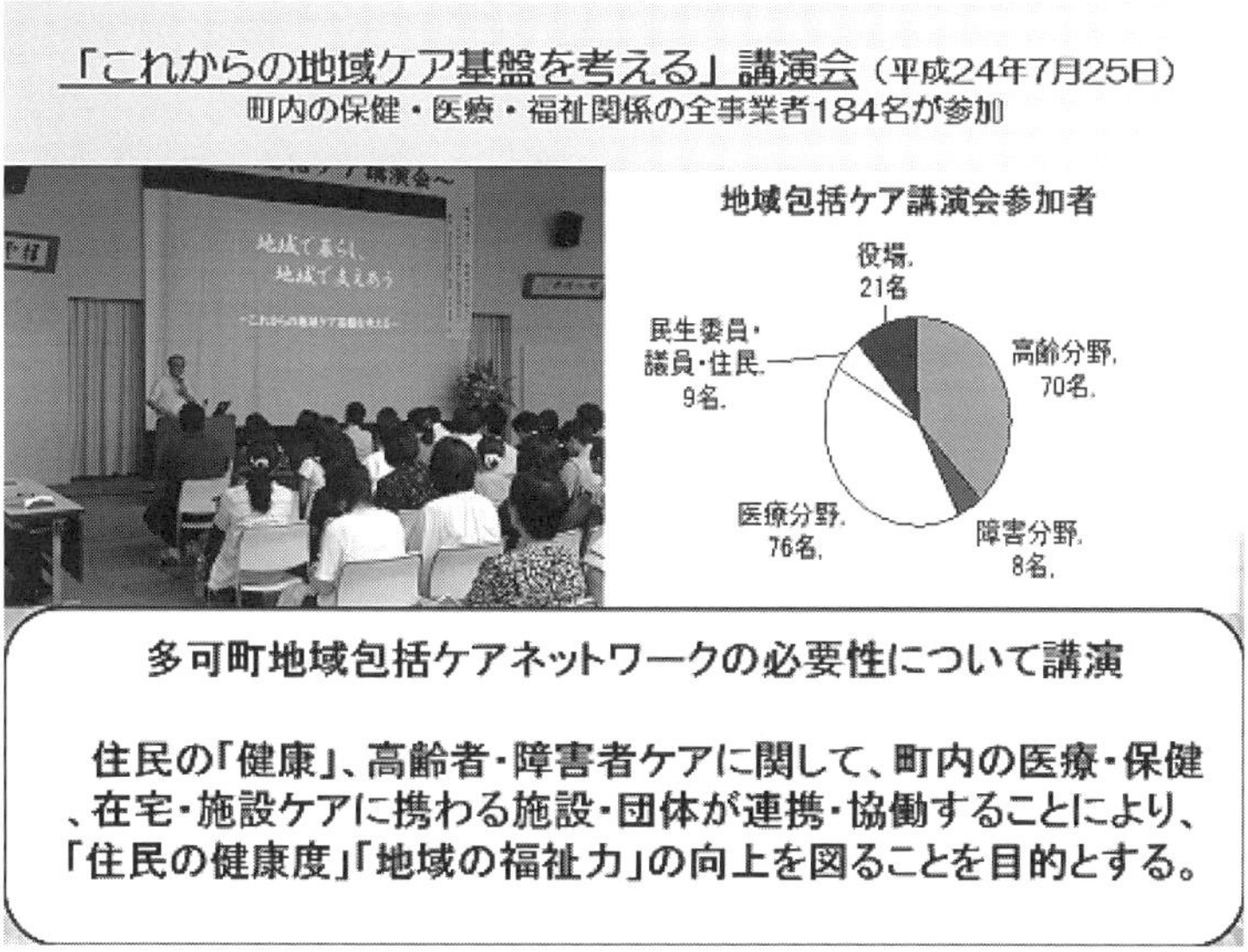
「これからの地域ケア基盤を考える」講演会（平成24年7月25日）
町内の保健・医療・福祉関係の全事業者184名が参加
地域包括ケア講演会参加者
役場, 21名
高齢分野, 70名,
民生委員・議員・住民, 9名,
医療分野, 76名,
障害分野, 8名,
多可町地域包括ケアネットワークの必要性について講演
住民の「健康」、高齢者・障害者ケアに関して、町内の医療・保健、在宅・施設ケアに携わる施設・団体が連携・協働することにより、「住民の健康度」「地域の福祉力」の向上を図ることを目的とする。

また、住民の健康管理の一翼を担うために、病院の一角に「健診センター」を開設することとなった。

(3) 連携・協働に向けた施設職員の研修会を開催

赴任して間もなく、町からの依頼もあり、町内の医療・介護・福祉施設で働く専門職を対象に「これからの地域ケアを考える」講演会を開催し、包括ケアのために町内全施設のネットワーク活動が必要であることを訴えた。

講演会に参加した職員のアンケートから、「皆が自由に話し合える場がほしい」、「多職種が信頼関係を築き、協力した支援が必要である」、などの意見が多数寄せられた。

講演会に参加した現場実務者の思いに応えていくために、まず、町内の各種施設・団体の職員が毎月、ミーティングを行い、自由な意見交換をしながら課題

障がい者ケア部会

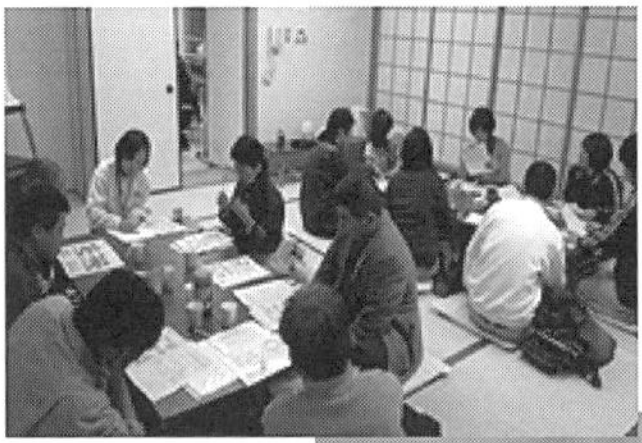

高齢者ケア部会

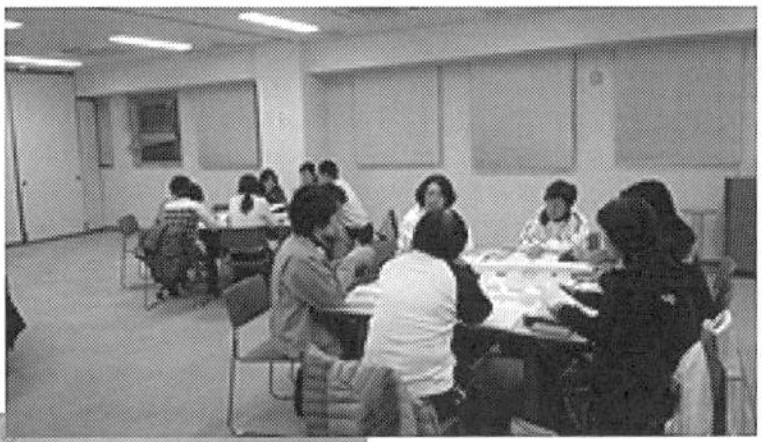

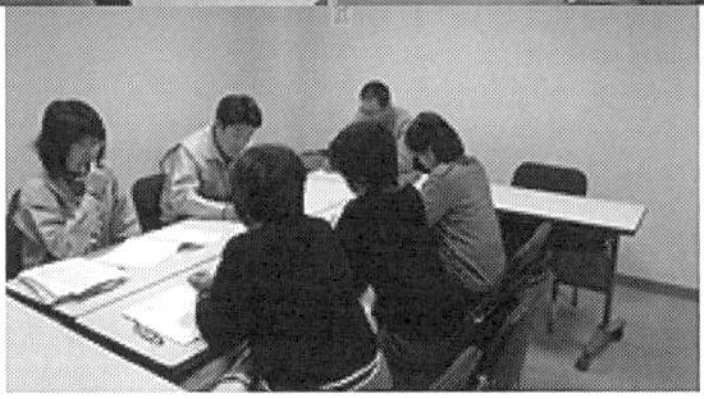

保健・医療部会

町内全施設職員の定例ミーティング

を共有することから始めることとなった。

（４）各施設職員による夜の定期ミーティング

町の地域包括ケア支援センターと当院の地域医療支援センターが事務局となり、町内の全施設の専門職種数十人が毎月、自主的に参加し「ネットワークミーティング」が開始された。

ミーティングでは、「高齢者ケア部会」「障害者ケア部会」「保健・医療部会」に分かれ、テーマごとに現状や課題などが話合われたが、各施設から参加した職員の現状打開への思いは予想以上に熱く、自由闊達な議論のなかで施設の垣根を越えた職員の共感が生まれていった。

（5）町内全施設参加の「多可町地域包括ケア・ネットワーク」の発足

ミーティングで、さまざまな課題が話し合われたが、それを新たな活動や事業につなげていくためには、各施設や団体を代表する人に理解してもらい、共同して活動を起こす組織を立ち上げる必要がある、ということになった。

しかし、これまで全く疎遠だったそれぞれの組織の代表者に、いきなり組織化を呼びかけても理解を得にくいと予想されたため、合同新年会を開催して、飲み交わしながら親睦を深めることから始めることとした。

平成25年の新年を迎え、病院、歯科・医科医師、薬剤師、社会福祉協議会、老人介護施設、障害者介護施設、行政担当課、町長などの参加をえて、初めての合同新年会が開催された。

当初の予想に反し、参加された代表者は異口同音に、各分野の者が一堂に会して語り合うことの大切さを述べられ、「多可町地域包括ケア・ネットワーク」の立ち上げについても積極的に支持され、代表者会議が発足することとなった。

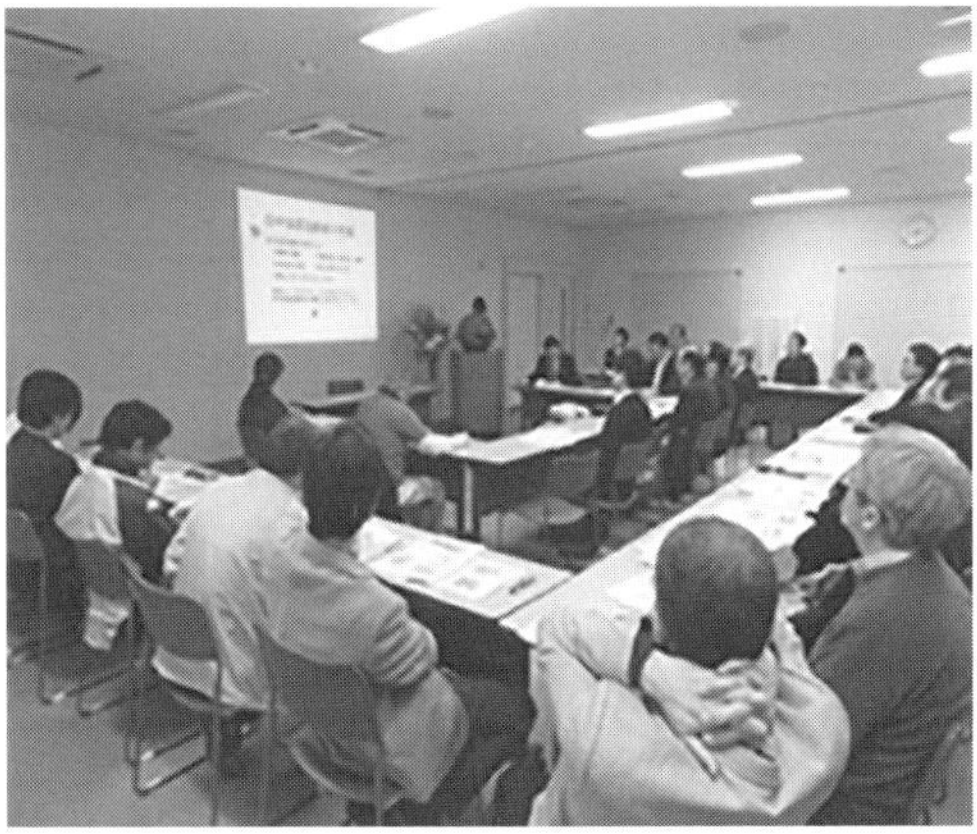

代表者会議の風景

（6）ネットワークの活動

第1回「多可町地域包括ケア・ネットワーク代表者会」では、これまで、各施設職員のミーティングで話し合われた結果の報告を受け、多可町の高齢者、障害者などが抱える課題を率直に協議していただいた。

代表者会議は年に3回開催し、各施設での取り組みの交流や、改善すべき課題について協議を続けることとなり、町長をはじめ、町担当者も積極的に支援していくことを表明されるなど、多可町で新しい動きが始まることを予感させる場となった。

多可町地域包括ケア・ネットワークの協議・活動内容は以下のような事項である。

・多可町住民の健康、医療、介護、療養生活の向上に資する事項
・参加施設および他の組織・団体・ネットワークとの連携活動に関する事項
・各施設協働による事業展開に関する事項
・医療、介護人材の確保に関する事項
・医療・介護システムに関する事項
・合同研修会等に関する事項
・その他、目的達成に資する事項

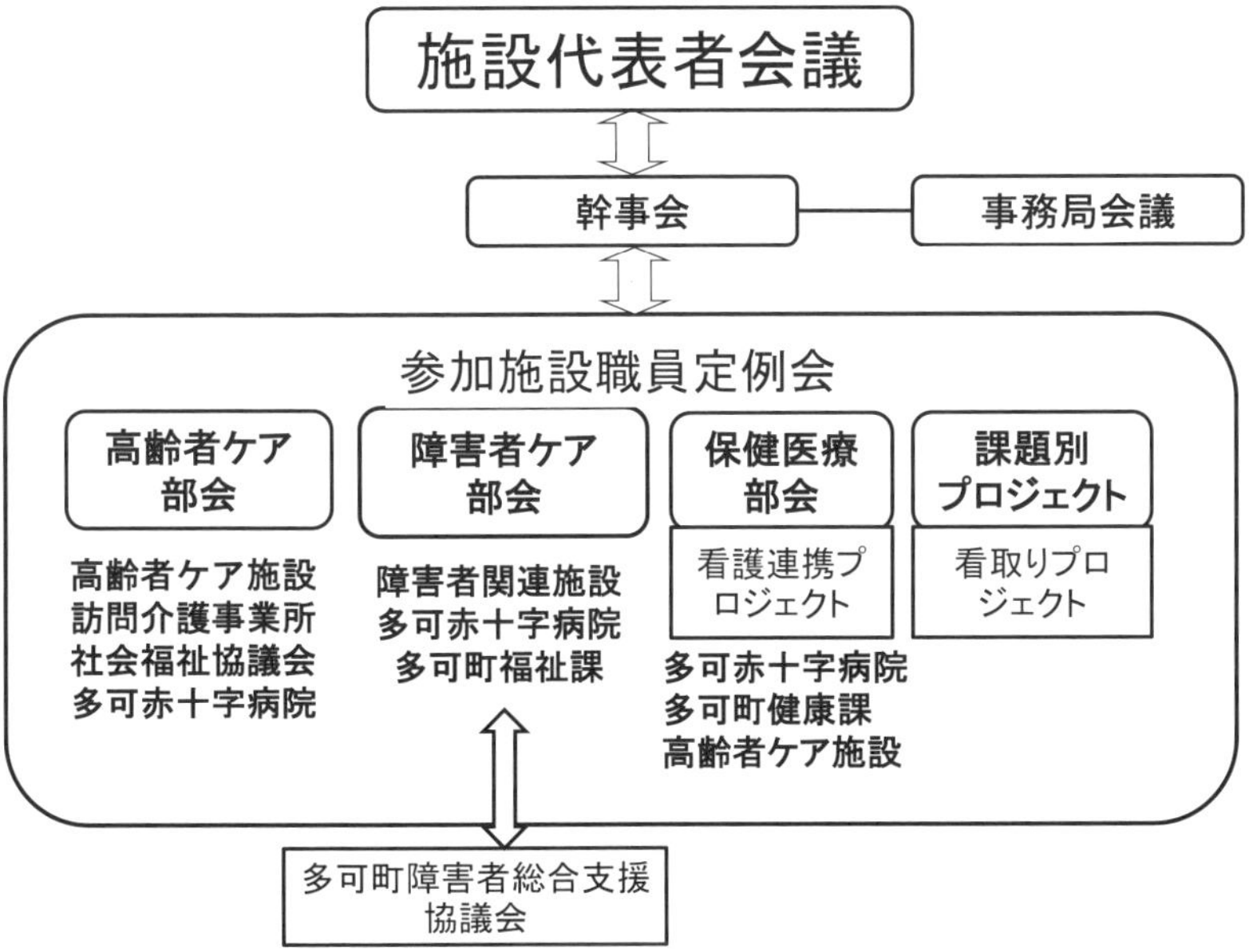

図3−5　多可町地域包括ケアネットワークの構成

⑴地域包括ケア・フォーラムの開催

「地域包括ケア・フォーラム」は住民を対象に、保健・医療・福祉をめぐる近年の状況、国などの政策動向について情報を提供し、地域ぐるみで諸課題の解決にむけた取り組みをしていくための住民意識の高揚を目的として開始されたが、第3回以降は、各施設・団体の発表、パネルディスカッション、集落での住民活動報告などもいれ、漸次、活動の報告・交流の場に変化しつつある。

⑵ネットワークの部会活動

【保健・医療部会】

在宅やデイサービスなどで利用者の皮膚損傷や摂食介助のトラブルが多くなっていると感じられることもあり、在宅療養のしおりを5種

・高齢者にみられる感染症と対処方法
・高齢者の脱水と熱中症
・要介護高齢者によくみられる症状と対処法
・ご家族の方へ　死の前後に見られる身体の変化とその対応について
・多可町在宅医療・介護のしおり

を作成し、在宅療養家族の支援を始めた。また、介護施設から、入所者の看護・介護の質的向上のための研修の実施や欠員時の人的支援などの要望があることをふまえ、同部会のもとに「看護・介護連携プロジェクト」を立ち上げ、ケア施設への支援活動のあり方の研究を始めた。

【高齢者ケア部会】

認知症の方の支援について、これまで情報交換してきたことなどをまとめ、認知症になっても多可町で安心して生活ができるよう、啓発を含めて、パンフレットを発行した。

更に地域の方へ認知症について知っていただけるよう、部会として認知症サポーター研修の実施とキャラバンメイト養成研修への参加など地域へ出向いて普及をしていく活動を始めている。さらに、集落での互助活動や町内の社会資源に相談の窓口活動をしてもらうための「相談の手引き」も作成している。

【障害者ケア部会】

多可町の障害者が住みやすい町となるように、さまざまな問題や課題について話合っているが、全県的な取り組みの一環として「多可町障害者総合支援協議会」が開設されたことから、ネットワークに「障がい者部会」を残しつつ、この協議会と連携していくこととなった。

・グループホーム・ケアホーム

参加事業所の近況報告などの情報交換を行いながら、取り組みの検討をしている。

・児童発達支援

特別支援学校を卒業後、就労移行支援事業所のアセスメントの実施についてなどの意見交換をしている。

【看取りプロジェクト】

在宅や施設での看取りを可能とする課題や、関わる医療・介護職員の知識と実践力の向上のための研修会を開催している。

これまで、在宅療養世帯むけの介護の留意点などを、わかりやすくまとめた冊子や癌療養支援マップの作成、施設での看取りをテーマとした勉強会などに取り組んでいる。

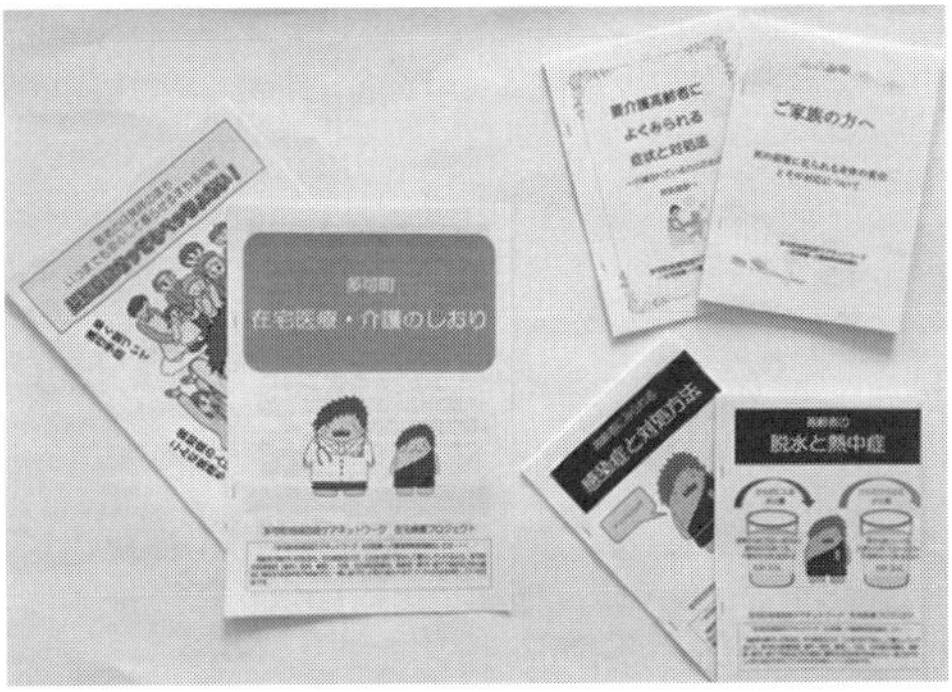

介護者のために作成した冊子類

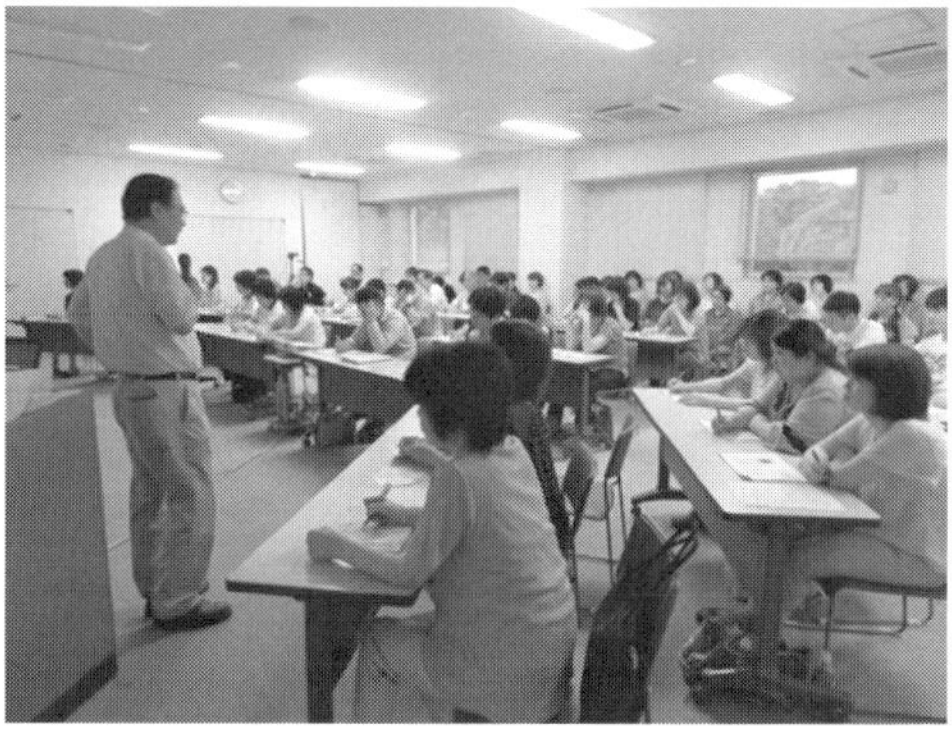

介護施設職員合同研修会

⑶町内施設の専門職みんなで学ぶ「合同研修会」

町、社会福祉協議会、介護施設、医療施設などの合同研修会は、各施設の職員が学習したい内容について、分担して講師を決めて実施している。

これまでの研修テーマは

・地域で暮らし、地域で支え合う〜これからの地域ケア基盤を考える〜

・地域包括ケアシステムの構築に向かって―市町村、各団体組織の地域ケアマネジメント機能とイノベーション機能・地域連携について

・認知症と地域の取り組み

・ACP（アドバンス・ケア・プランニング）―人生の最終段階における医療ケアのあり方

⑷各施設の工夫・研究を発表しあう「合同研究集会」

ネットワーク参加施設合同の研修会で学習を積み重ねるなかで、各施設・団体の取り組みも交流することになり、町内の介護施設、歯科・医科施設、薬剤師、社会福祉協議会、町地域包括支援センターや町外の大学専門職の参加を得て、合同研究集会を開催した。

この合同研究集会は、将来的に他地域にも参加を呼びかけ、住民活動発表も含めた集会に発展させていくことを目指している。

◇　◇　◇

それぞれの実績づくり優先指向を脱却し、目的のために協働する。

◇　◇　◇

9.「むこう三軒両どなり」—支えあう集落づくり

(1) 集落活動の芽生え

⑴ 中村集落の活動

これまで、町の地域包括支援センターに直接持ち込まれる困難事例が多いことから、全集落で認知症や虚弱高齢者の見守り活動を推進したいとのことで、区長会での講和を依頼された。全地区で同様に事業を展開するが、やはり温度差が大きかった。

そんななか、毎年開催している地域包括ケアフォーラムの講演を聞き、高齢社会の厳しい現状について憂慮した中村集落の有志が「地域包括ケア研究会」と称した研究会を立ち上げ集落での学習会を開催するようになった。

地域での住民活動の育成・支援を全地区一斉に繰り広げることは、集落ごとの事情の相違や住民の価値観が多様ななかで現実的には困難であり、まず、問題意識をもった住民の活動を育成支援し、その活動に触発された活動が各地区に芽生えていくことに期待をつないだ。

平成27年度、中村地区では有志の呼びかけで活動の力をつける学習会が図のようなテーマで開催された。夜間の学習会であったが、病院をはじめ、多可町地域包括ケアネットワークに参集する施設の専門職たちが交代で講師を務めてくれた。

松中村塾　平成27年度学習カリキュラム

〈27年度学習の狙いと目標〉

高齢者、障がい者（児）の実際の支援について、その基礎知識と実践力を習得し、地域における住民活動の力量を向上するとともに、中村町における住民活動計画を策定する。

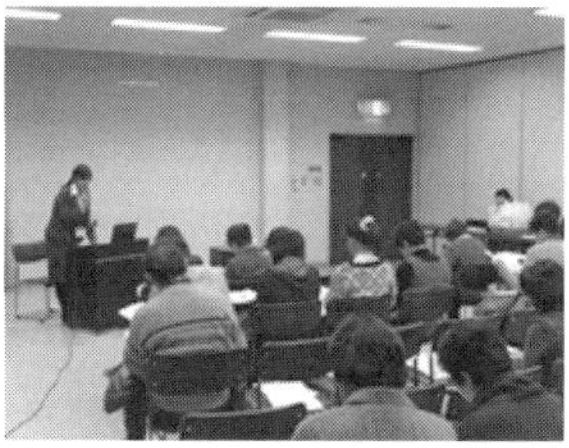

【学習テーマ】
・介護の基礎知識
・身体機能の低下と介護予防
・基礎介護技術
・摂食機能障害と食を楽しむ工夫
・生活援助に関する知識と方法
・在宅介護の基礎知識
・福祉用具に関する基礎知識
・障がい者福祉の現状と課題　等

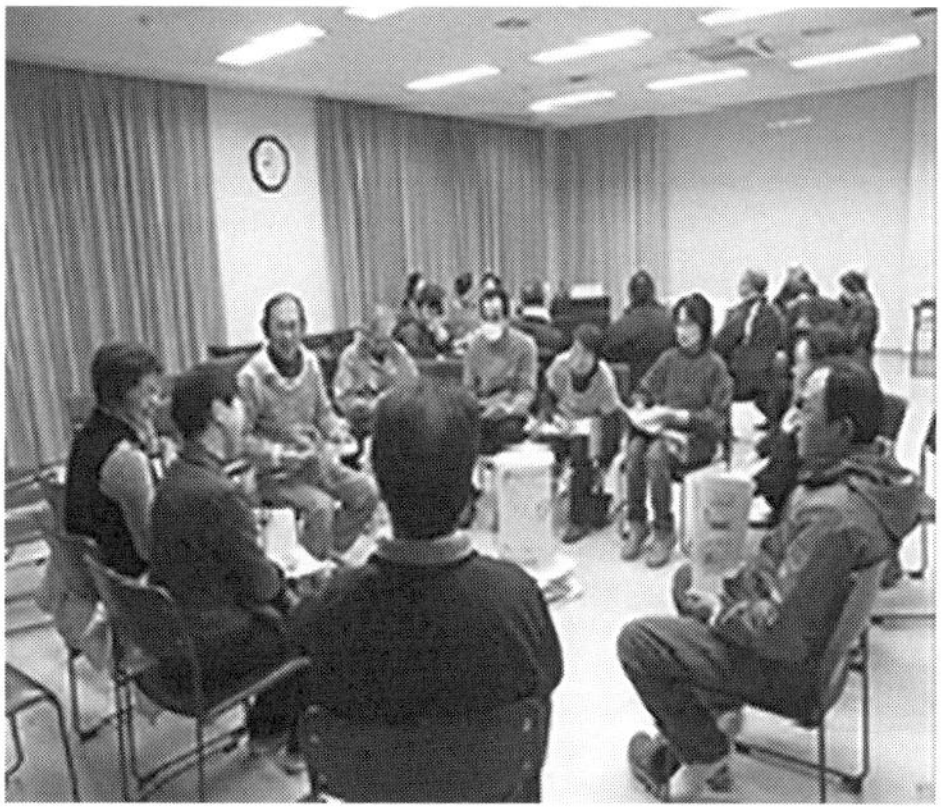

集落住民のワークショップ

そして、1年余続いた学習会の終盤には中村集落で具体的活動を起こしていくためのワークショップがもたれ、次のような活動計画が参加住民みんなの唱和で確認された。

⑵中村集落「むこう三軒両どなり」の地域づくり活動計画

〈活動計画〉

中村町は2014年度から高齢者問題と2025年問題を見据え、高齢社会対応調査研究事業に取り組んでいます。2015年4月から介護保険制度が大きく変わり、地域の役割が大きく見直されています。その社会的変化をみすえ、2014年10月に地域ケアの勉強会「松中村塾」を開講し、学び、気づき、実践を積みあげています。

わたしたちは長年住み慣れたこの地域でいつまでも楽しく心やすく暮らせるように、互いが支え合って地域ケアの確立をめざします。

わたしたちは平均寿命だけでなく、健康寿命の延伸に努力して、健康でともに支え合う地域づくりに取り組もうと決意しました。その活動にあたって、その目標を次のように定めます。

表３−10　中村集落での住民による活動計画

目標1．　健康寿命をみんなで延ばす

活動項目	活動内容
要介護にならないための心身機能の向上活動	①毎週、リハ施設を活用し、身体機能向上に取り組む ②ラジオ体操、きっとありがとう体操の実施 ③習得した方法をもとに、コミュニティセンターで多くの住民に普及する活動を励行する
要支援・要介護から脱却するための心身機能の向上活動	①ケア・マネジャーの判断・ケアプランにより、身体機能に応じた頻度で生活機能向上リハに取り組む ②要支援、要介護レベルが改善した人には集落をあげて祝福の催しを行う
認知機能低下予防のための社会参加促進活動	①認知機能活性化のための文化活動、地域行事への参加、身体機能活性化活動を行う

目標2．　孤立しない、させない生活支援活動を高揚する

活動項目	活動内容
むこう三軒両どなりを中心とした「身近な人、親しい人」による小グループ見守り・生活支援活動	①本人、身内の同意を得て、見守り、生活支援グループを組織する ②定期的に訪問し、話し相手、困り事相談、介護保険ではできない生活支援を行う
地区での活動と行政（地域包括支援センター、在宅介護支援センターなど）や専門施設との連携システムを構築する	①行政担当部局、専門施設、専門職に活動計画を説明し、活動項目ごとの連携システムをフローチャートとしてまとめる ②個別事例については、個人情報を守ることを遵守しながら、連携による活動評価を蓄積する
集落としての取り組みとＮＰＯ法人結成による生活支援事業の役割分担を整理し、効果的な生活支援活動を行う	①ＮＰＯ法人としての事業範囲、有料サービスを定め、必要とする会員に提供する ②有料サービス事業にそぐわない活動を定め、区としての活動とする

目標3．　専門職・専門団体との連携・協働活動を推進する

活動項目	活動内容
多可町包括ケアネットワークへの参画	①ミーティング、幹事会、代表会に参加する
専門職の合同研修会への参加、活動発表	①住民活動を通した提言を行う
住民活動からみえた課題の行政施策への反映	①目標１，２の活動について行政担当部局の積極的支援・提言を求める
活動の全地区への波及（区長会・各団体・組織への呼びかけ）	①多可町地域包括ケアネットワーク、社協、行政と共同し、多可町全域への波及活動を行う

目標4．　NPO法人で区を越えた生活支援事業を行う

活動項目	活動内容
年齢・障がいの別なく、支援を必要とする人たちへの生活支援活動	①介護保険サービスにない生活支援活動を整理、有料支援活動を行う ②関係団体と共同し、障がい者の社会参加を促進する ③地域おける『ケアマネジメント』を行い、専門職につなげる
各種研修会の開催により広く地域啓発を推進する活動	①種研修会を開催し、全町的に住民の活動高揚を図る ②各種団体の開催する研修会に参画する
生活環境の改善など、まちづくりを推進する活動	①多可町が住みやすい地域になるための生活環境改善を図る ②ＩＣＴを活用し、効果的に活動を全国発信する
高齢者健康づくり・予防介護実践の全町への普及	①地区の実践リーダーの養成 ②「元気でいこう会」（仮称）の結成・活動支援
元気高齢者の活動の場づくり	①町と連携し、高齢者が地域づくりに資する事業を企画する ②就労費用については町で予算化する
その他、地域の生活・保健・医療・福祉の増進に寄与する活動	

〈エピソード〉―「松中村塾」（院長当時のブログより）

病院の近くに中村地区がある。そこの有志たちが昨秋、「松中村塾」（まつなかそんじゅく）なる塾を立ち上げた。「地域包括ケア」を学習し活動を起こす研究会なのだという。

むつかしいことを研究しようとする集団である。いきさつは、私が以前に書いた本をまわし読みし、自分たちの地域でも、住民が主体的に「地域づくり」にむけた活動を起こしていかなければならない、と思うに至った、という。

塾名は、幕末の長州藩で吉田松陰が主宰し、倒幕により新しい日本をつくる思想を育んだ、あの「松下村塾」（しょうかそんじゅく）になぞらえたものである。松下村塾を思い浮かべるなどは、画策した人たちの年頃が推してはかられるというものだが、「松」は私の松で、地区名の「中村」を組み合わせたのだそうである。吉田松蔭を冠したネーミングと同じにされるのは、穴があったら入りたい心境だが、皆、どうもそれに固執している。

おりしも、1月から松下村塾にまつわる大河ドラマが始まるにおよんで、気恥ずかしさが増幅し、名称を変えることを提案しよう、と密かに意気込んでいる。

「団塊の世代のわしらが、もうすぐ一番世話にならにゃならん。何もしないで世話になるだけでは申し訳ないではないか」というのが塾を立ち上げた彼らの言い分である。

第1回の塾は、ほろ酔い学習で堅さをほぐして、ということで料理屋に集った。い並ぶ面々は、地区で区長・副区長や婦人部長、民生委員などの現役やその経験者たちである。堅苦しさをとって…、などといいながら酒盛りが始まり、水だきを平らげて「学習会」は終わり、小さい路地にあるスナックになだれ込んでカラオケの勉強をして夜更けに散会となった。「ええ勉強会やった」というから、先々の不安がよぎったが、この人たちが、この地域の志士になってくれるかもしれない、という予感がアルコールにつかった脳裏をよぎりながら帰路についた。

それからほどなく、地区の人たちにも呼びかけた学習会が始まり、回を重ねた。

さて、松中村塾がどこに向かうか、何に変身するか…。高齢化の進むこの町の包括ケア基盤づくりの未来がかかっているような気もする。国の「地方創生」号令のもと、各地でその動きが始まっている。

さて、多可町は、多可町の住民はどう志向するか。

〈エピソード〉—住民活動宣言（院長当時のブログより）

中村町で「松中村塾」が開塾して1年半が過ぎた。

「地域包括ケア」を勉強し、住民としてできることを考えよう、という、おじさんたちの心意気から立ち上がった塾である。

この間、毎月、夜7時過ぎから高齢社会の現状、医療、介護、介護保険制度、他地域の取り組みなどの学習会がしぼむこともなく続けられてきた。毎回、40人くらい参加するのだが、おじさん、おばさんたちに混じって若い人の姿もみられた。

いつも、とっぴもない質問が出たりする和やかな『お勉強会』であったが、予定した1年間のプログラムの終了日を迎えた。

「よく、まあ、続いたなあ」塾の発起人のおじさんが安堵のため息をもらした。

最終講義が終わり、終了式が執り行われ、塾長たる私から40数名分の終了証を手渡して27年度の塾は閉校した。が、この後、住民活動宣言なるものが読み上げられ、活動目標ごとの活動計画案が参加者全員で唱和されたのである。

かねてから温めてきた、おじさん、おばさんたちの決意表明であった。

集落内での活動とＮＰＯ設立による集落外への住民活動の普及などが盛り込まれた計画は、お勉強の成果か、難しい専門用語を含みながらも、おじさん、おばさんたちの熱意があふれるものとなっている。活動計画案は、3月の集落の総会に諮り、正式に決定の運びとなるという。

今後は、実際の活動を通して、困ったことやわからなかったことなどをテーマに実践的学習を行うこととなった。

「今日は、補習はないけど、行きますか」

勉強会が終わると、「補習」と称して路地裏のスナックになだれこむのがいつものパターンだったが、今回は「学習のまとめ」らしい。

カウンターに座ると、難しいお勉強の疲れを発散するように、おじさんたちの物腰が一変する。お酒を片手にするや、おじさんたちの青春賛歌がエコーに助けられて繰り広げられるのだ。

「修学旅行の列車のなか、恋心を打ち明けられないでいた娘がとなりに座り、冷や汗が出るほどのときめきに一睡もできなかった…」

舟木和夫の「修学旅行」を高らかに歌い上げた後、いつもはシャイで無口な区長の顔が輝いた。若き日へのノスタルジーだけでなく、その同じ心うちには、今生きているふるさとへの熱い思いが息づいている。

おじさん、おばさんたちの今なお朽ちない青春心と行政、専門職・団体などが心を寄せ合い、まちづくりに向けて一歩々々進んでいってほしいものである。

それにしても、この1年、路地裏での「補習」は体にこたえた…。

(3)中村集落活動リーダーの活動記録

中村集落の自主活動の歩みは、古くから地区の世話役を務め、集落をあげての防災システムなども含めてまちづくりに熱心に取り組んできたリーダーである小嶋さんを抜きにしては語れない。彼は当町だけでなく県下にわたり地域づくり活動に奔走もしている活動家でもある。地域づくりにかける志と情熱は並みはずれ、人びとをまきこんでいく人間力はすごいものがあるが、かといって難しいことを力説する理論家肌ではなく、非常に温厚で自然に人びとを巻き込んでいくその「住民流」には学ぶことが多い。また、多芸に優れ、とりわけユニークな発想力や絵本作りは見事である。

中村地区の取り組みの記録は、その歴史的背景も十分理解していない筆者が書きとどめるよりも彼の記録文を掲載したほうが参考になるので、氏に執筆を依頼した。文中には筆者に関する記述が多々あり、面映ゆい感じもするが、そのまま掲載した。

以下が彼の記録文である。

～コミュニティ・ベイスド・ケア・なかむらまち～

小嶋　明

〈はじめに〉徘徊者と遭遇

５月も終わろうとする日の朝、ラジオ体操を終えた私たち４人が立ち話をしていると、こざっぱりした恰好の見知らぬお年寄りが通られた。朝の挨拶には無反応、一同顔を見合わせて、もしや徘徊者ではと顔に描いていました。どこから見ても徘徊者の装いではありません。しかしなんとなく挙動がおかしいので、思い切って後をつけてみたのです。

どう声かけしようかと、追いつくまでの不安なこと。「ウォーキングですか」と声をかけ、おぼつかないやりとりから徘徊者と分かりました。なんとか名前と電話番号が聞き出せ、家族にも連絡が取れました。その方は、すぐ近くの多可赤十字病院の入院患者さんで、朝早く抜け出て遠く離れた家へ帰ろうとされていたのです。とても歩ける距離ではないのです。

この少し前、私たちは西脇市地域包括支援センターを訪ね、徘徊救護模擬訓練の概要のヒヤリングに臨んでいました。訓練マニュアルを学び、実施に向け参考になったのが、いきなりの本番です。なんというタイミングかです。

病院に連絡すると、案の定大騒ぎになっていました。無事届け大事に至らずにすみました。

今回きちんと対応できたのは、模擬訓練のヒヤリングを終えた直後だったこと、日頃から地域ケアを学習して問題意識を持ち合わせていたこと、その上で集落内のお年寄りの顔をよく知っていたことが考えられます。それにしても作り話みたいなほんまの話でした。

〈地域包括ケア〉

「むこう三軒両どなり」といえば中村町といわれるほど、小規模助け合い運動、防災コミュニティづくりに一生懸命取り組んできただけに、２０２５年問題などの社会の激しい変化に危機感を持ち、なんらかの対応を考えだしたのでした。

２０１４年2月、第2回多可町地域医療フォーラムに中村町から参加、専門家の皆さんのなかに素人が潜り込んだ感じでした。

1月の集落役員会で、「これからこのままでは介護保険体制が崩壊しかねず国が大変な時代を迎える。集落自治もこの問題を真ん中に据えて取り組まないと安心で安全な共同体が維持できなくなる。次年度の事業計画にこれをあげて取り組むことにしたい」と提起していました。なにかと近所力が問われるのです。

多可町は専門分野の連携を包括的に進めようといち早く地域包括ケアネットワークを設立していました。その立ち上げの中心人物が多可赤十字の松浦尊麿院長でした。２０１２年4月同病院に赴任されていましたが、病院に縁遠い私には別世界の方でした。ただこの年の11月26日の神戸新聞「見る思う」に「農山村と『地域包括医療』」と題した小論が掲載され、なんとなく重要な論稿と直感してファイルしていました。フォーラムでその先生をはじめて見る機会となったのでした。

東京大学特任教授の辻哲夫先生の基調講演「高齢社会の到来と地域の備え―柏プロジェクトを通して」は、「一に運動、二に食事、三に交流」を説かれ、さまざまな話の最後は決まってコミュニティのあり方を提起されたのでした。地域包括ケアの鍵は地域にあることが分かりました。集落の危機感が重なりました。コミュニティの対応が問われるとのこと、その時点での課題への気づきを後押しするものでした。

3月の中村町総会では、２０１４年度事業計画に「高齢者問題適応調査研究事業」を加え提案したのでした。

地域包括ケアに素人の私たちが、きわめて専門性の高い課題に向きあうのですから、まずは学習からです。介護保険制度そのものが分からないだけに、町健康福祉課に指導をお願いしました。８月、９月に町の担当者から介護保険などの基礎的知識を学びました。

さっそくラジオ体操を始めました。雨以外は暗かろうが、寒かろうが行うことがルール、毎月のスタンプカードもつくり、毎朝20人ぐらいが集っています。

健康福祉課２コマの講義だけではとてもわかったとはいえません。９月に多可赤十字病院に松浦院長を訪ね、指導をお願いしたのでした。地域ケアの勉強には松浦院長なしには考えられなかったからです。その場で地域包括医療の講義を受け、淡路の旧五色町での活動の詳細を知りました。先生の著書「死んだてか、まだ生きとらよ～潮騒の町の地域ケア奮闘記～」（厚生科学研究所・刊）も読みました。

長年まちづくりに取り組んできた関係で、五色町と広島県御調町は高齢者が移り住みたいと憧れる町で、医療と福祉を包括的にとらえシステム化していた有名な町との認識はありました。御調町には数回視察に行ったことがありました。松浦先生はこの世界の先駆者の一人で、新しい赴任先の多可町でそのシステムの確立に取り組まれていたのです。

名刺代わりの講義では、ソーシャルキャピタル（社会関係資本）という用語がぽんぽんと出てきました。専門性が高いまちづくり用語のため普段に使用されることは希です。そのことで先生が医師でありながらまちづくりの猛者とわかりました。初対面で一気に距離は縮まったのです。

松浦先生へのアプローチの源泉は神戸新聞２１０２年11月26日付の「見る思う」です。やっとあの記事が役立つことになりました。

地域ケアの勉強会の名称は「松中村塾（まつなかそんじゅく）」、松浦の「松」と中村町の「中村」をひとつにしたものです。先生の出身地が長州山口県に近いこともあって吉田松陰の松下村塾を意識したものです。志だけは高く持ちました。先生を塾長に迎え、先生の指示でカリキュラムが組まれ、多可赤十字病院地域医療支援センターの全面協力をいただけるようになったのです。

こうして松浦先生との出会いが実現して第1期松中村塾が開講、多可赤十字病院地域医療支援センターが特定の集落に指導に入ることになりました。

〈コミュニティ・ベイスド・ケア（地域を基盤としたケア）〉

2015年3月9日に第3回地域医療フォーラムが開かれ、研究会の講座として参加しました。この頃は地域包括ケアの全体像がまだつかめきれていない時期でしたので、筒井孝子県立大学大学院教授の基調講演は大きな確信をえることとなったのでした。

演題の「地域包括ケアシステムを構成する概念の基本的理解と実践にあたっての戦略」からは難しい内容が予測されました。

「日本で用いられている地域包括ケアには、2つの独立したコンセプトがcommunity based care（地域を基盤としたケア）とintegrated care（統合型のケア）がある」とのことです。

このcommunity based care（地域を基盤としたケア）は、まさに中村町が目指さんとするもので、このときからコミュニティセクターとしての自覚を持ちました。結局、コミュニティ・ベイスド・ケアは市民の自立いかんにかかっていて、日頃から推進している「むこう三軒両どなり」のむらづくりそのものです。中村町防災行動計画に明記された隣保が要の集落自治と言い換えられます。だからコンセプトには2つあるとのことが目から鱗でした。

学びに終わりはなく、専門書を読み進める内にこのコンセプトを指摘する図や表が出てきました。そのなかでも「自分たちで創る現場を変える地域包括ケアシステム」（竹端寛・伊藤健次・望月宗一郎・上田美穂編著・ミネルヴァ書房刊）は、山梨県の取り組みを考察するもので、いかに地域に入っていくかをご用聞きと表現して考察、コミュニティ・ベイスド・ケアを深めてくれました。松浦院長が甲南女子大の教授時代に学生向けに著された「地域ケア総論」（久美株式会社刊）、「埼玉和光市の高齢者が介護保険を〝卒業〟できる理由」（宮下公美子著・ミネルバ書房刊）も同様でした。また地域ケアに関する新聞記事からも論旨を拾えるようになりました。

同時に既存の医療・介護・福祉の専門職による地域包括ケアシステムは一方のコンセプトに基づくもので、地域を基盤としたケアとのさらなる包括の必要性を感じたのでした。しかし中村町がその領域に達するのはまだまだ先のことで、あくまでも目標でした。

筒井先生は、２０１6年3月の第4回目のフォーラムで再度基調講演、演題はそのものずばり「コミュニティ・ベイスド・ケア（community based care)」で、昨年度の続編でした。第2部のパネル討議ではパネリストとして中村町の取り組みを発表、松中村塾の検証となりました。まるで筒井先生の講演の現場編といってよく、大きな反響を呼びました。

〈区長の権限〉

ＮＰＯ法人【じ～ば】認可前に、中村町の後期高齢者１８０名を対象に生活支援に関するアンケート調査を敬老の日の前に実施しました。調査表の作成、まとめは研究会が、配付と回収は村が行いました。１７７通もの回答、ほぼ１００％の回収率です。しかも記入者が分かる宛名を残したままの封筒使用者が１５３通もです。これには感激しました。村や研究会への信頼がなければできません。回答の精度が高まりました。

中村町は、役場、金融機関、スーパーマーケット、商店、医療機関などがそろう多可町の中心市街地を形成、400世帯、1100人、高齢化率35.6%の集落です。集落の北から東に杉原川が流れ、多可赤十字病院は川向かいになります。その中村町区長を2008年度から6年間務めました。

田舎の集落（自治会）では区長（自治会長）の権限が絶大です。区長さんがよってやから、区長さんがOKやから、区長さんはどうよってのん、といった具合に、なにかにつけて区長の判断、言動が前提になります。もちろん、什長会（役員会）や諸々の機関があって協議されますが、それを仕切るのは区長です。よほど集落内で利害の対立するような案件があれば別ですが、普通の場合、住民は最終段階で区長に一任しています。

区長推薦を受けたとき、前期役員から集落の改革のために署名捺印の要望書が託されていました。それをふまえ、1年の間に13項目の要望を実現させました。そのために数え切れないほど幾層にも説明会、懇談会を開きました。分かっているようなことでも、丁寧な説明と意見集約を徹底、説明責任をはたしました。

集落は地域共同責任団体です。その旗印である集落自治の基本方針は「人権尊重のむらづくり」として、そのために（1）公正で公平（2）男女共同参画（3）むこう三軒両どなり、を謳いました。総会議案書の冒頭に明記しました。

その上で、協議費を応能割りから平等割りに変えることができました。新たな算出基準の制度設計にめどがついたときは、パソコンの前で万歳をしたものでした。この作業中、防災コミュニティづくりを平行して進めていました。

あの当時を振り返ってみると、やはり区長の権限の大きさがあっての決断、それを見せることなく説明責任に徹し、集落自治の理念を青臭く一生懸命説いたものでした。その成果が形になると、疑心暗鬼が払拭され、理念ありきの姿勢が受け入れられ広がりました。

防災行動計画は、集落自治の要は隣保にあることを定義しました。「むこう三軒両どなり」が規定されたことになり画期的でした。

区長を辞める数か月前に新たな課題に気づきました。高齢者の生活困窮と２０２５年問題、防災のときと同様に、集落自治に危機感を持ったものです。それがバネになって、次の執行部に継承と同時に、中間支援組織の設立に至ったのでした。

医療・介護・福祉といった専門性の高い世界に、門外漢が短期間にその一翼を担うようになれたのは、課題は違えども「むこう三軒両どなり」のベースは同一ということにあります。地域包括ケアが地域づくりといわれる所以です。社会保障制度には素人であっても、まちづくりのフィールドからなら関われたのです。それが「コミュニティ・ベイスド・ケア」です。

２年間積み上げてきたシンクタンク的機能に進化していく地域包括ケア研究会、地域ケアの学習の場「松中村塾」、さらにＮＰＯ法人【じ〜ば】といった各フィールドは、今までに見られなかった集落自治の新しい形態になることでしょう。しかし基盤は集落にあります。アンケート調査の作成、まとめは研究会ですが、配付と回収は集落と機能分担するのも、ほぼ１００％の回収率も集落への帰属意識があってのことです。

〈地域ケア行動宣言〉

第２期松中村塾はヘルパー養成のカリキュラムに準じた学習計画が立てられ、２０１５年４月から１年間の長丁場になりました。講師は多可赤十字病院の看護師、理学療法士、ケア・マネジャーなどに務めていただき、地域ケアとセルフケアの両面を多角的に学ぶことになりました。ヘルパーを目指すのではなく、地域内での個別的事例に対応できる人材育成で、地域版ケア・マネと呼びました。しかも学ぶことが目的ではなく、あくまでも学びを通してコミュニティセクターの仕組みを形にすることです。その選択肢のひとつにＮＰＯ法人を俎上にあげていました。まずは地域ケア行動計画づくりです。そのためのワークショップを組んでいました。

町広報5月号（２０１５年度）に２０１４年度の介護保険給付費が約20・5億円と公表されました。しかしどれだけの住民がそれを認識し、さらにその中身、その数値の持つ意味合いまで理解できたかです。

松中村塾での学びは、介護保険制度への危機感を生み出していました。このままではこの制度が破綻します。その回避には高負担低サービスに移行せざるを得ないと、連日紙上に考察記事が載っていました。現に3年ごとの見直しではその危機感が高まるばかりで、いかに抑制するのかなどいつも話題の中心にありました。その渦かでの20・5億円です。

さっそく担当課を訪ね、私みたいな素人が地域で説明できるように説明書をつくってほしいとお願いしたのでした。届いた資料からさらにわかりやすく修正を加え、松中村塾報として全戸に配布、介護保険の現状、基準額がどう変わり、２０２５年にはどれだけあがり、暮らしを圧迫するかを数値で伝えました。塾は40人程度でしたので、たえず全世帯に情報提供するように努めました。

２０１６年2月19日（金）、いよいよ第2期松中村塾は修了式となりました。松浦尊麿塾長（多可赤十字病院院長）から43名に修了証が授与されました。中村町「むこう三軒両どなり」地域ケア行動宣言を全員で唱和して発表としました。一人ひとりの行動規範として取り組むものです。

〈地域ケア活動宣言〉

一つ　ウォーキング、ラジオ体操、ソフトエアロビクスなどの運動、リハ・ケア施設の活用、地産地消の農作業、食生活の改善といったセルフケアの増進に努めます。

一つ　地域社会の一員として地域の行事や活動に参加して豊かなコミュニケーションを図り、地域はそれらを情報発信します。

一つ　できることなら介護保険サービスを受けない人になり、元気な限り介護をする側に立ちます。

一つ　むらづくりは隣保が基本の「むこう三軒両どなり」の精神で、支え合いの小グループをたくさんつくります。

一つ　町や地域の学習機会で地域ケアを学び、気づき、実践してソーシャルキャピタル（社会関係資本）を蓄積します。

〈松中村塾からＮＰＯ法人【じ〜ば】へ〉

地域包括ケア研究会は、２０１６年度中村町定例総会でのＮＰＯ法人設立の承認をふまえ、７月に設立総会、８月末に兵庫県に申請しました。名称の【じ〜ば】は、自場（セルフケア）、地場（地域ケア）、時場（現代的課題）、磁場（情報力）にちなみ、さらには生涯現役の「じぃちゃん、ばあちゃん」に通じます。活動は３つの分野があります。地域内で日常生活への支援を必要とする方がたの受け皿。前期高齢世代の健康づくりのお手伝い。集落振興の補完作業です。

法人の目的は以下の７項目です。

①地域の生活・保健・医療・福祉の増進に寄与する活動

②年齢・障がいの別なく、支援を必要とする人たちへの生活支援活動
③各種研修会の開催により広く地域啓発を推進する活動
④生活環境の改善など、まちづくりを推進する活動
⑤高齢者健康づくり・予防介護実践の全町への普及
⑥元気高齢者の活動の場づくり
⑦前各号に掲げる活動を行う団体との連携・共同活動

２０１６年度はＮＰＯ法人のサポーター養成を4月と5月に連続講座で開き、10月からは第4期松中村塾の開講です。社会保障制度、地域ケアを取り巻く社会環境がはげしく変化するなかで、ＮＰＯ法人のサポーターとして基礎的知識を学ぶ講座です。また講座を通じてＮＰＯ法人に何を求めるかといったニーズの把握にも努めるものです。

高齢者の生活支援のニーズは、9月実施のアンケート調査で把握、サービス提供の参考になりました。その上でカー・ボラ（移送ボランティア）の実証実験の積み上げは、地元の元自動車学校教官をアドバイザーに迎えるなどして陣容を厚くしてきました。また管外研修では、地域住民が出資の株式会社が経営するデーサービスを訪ねました。地域包括ケアの鍵として在宅治療が取り上げられています。週4回訪問されている多可町の松井庄診療所所長の三宅岳先生には2回講義いただき、在宅の理念をしっかり学ぶこととなりました。

事が起きてからの対処でなく、起きる前に態勢を整えることを先手監理といいますが、中村町の地域ケアの「学び・気づき・実践」は、そのさきどりです。問題が顕在化してもそれを最小限にとどめるように努めることです。ＮＰＯ法人はその一環です。

〈「むこう三軒両どなり」のなかむらまち〉

２０１４年1月の中村町役員会で、これからの集落経営の最大課題は２０２５年問題と高齢者の生活支援として、より実質的な事業を優先することを提起して以来、「気づき・学び・実践」を繰り返し、積み上げてきました。健康寿命の延伸、高齢者が引きこもらないように事業を組み立て、そのための人材養成を図り、なによりも基盤を厚くすることでした。社会保障制度の大変化に即応できる地域力が求められました。

田舎の大規模集落でここまでできたのも、早くから集落への帰属意識、自治意識が高かったことがベースにあります。20年近く前からの「むこう三軒両どなり」の旗印の浸透でもあります。そのような先人たちが培ってきたいい意味でのむら意識が、集落を地域共同管理団体を形づくってきたことです。地域包括ケアシステムのコミュニティセクターを担う課題に即応できたのも、長年の地域づくりあってのことです。

秋に開催の美術展は27回を数え、ものづくりの感性を誇っています。花を通じて街と人がつながる花回廊思想、県のコミュニケーション型県土づくり事業として整備されたあかね坂公園はボランティアの美化活動で美しく維持されています。防災行動計画の策定による防災コミュニティづくりは「むこう三軒両どなり」を見える化させました。自治会費的な協議費の算出基準を応能割りから平等割りに改正は、半数以上の世帯が値上げになるにもかかわらず総論に賛意を示したことで、地域力の高さをみせました。

NPO法人【じ～ば】は、もともと住民のもつ潜在能力を引き出し、形にしていくファシリテーターです。一つひとつの課題には地域ケア個別会議で向き合い、たえず情報の共有化で課題解決にあたります。まさに「コミュニティ・ベイスド・ケア・なかむらまち」です。

「村であんなことができるとは、中村町はすごいな。でもうち（村）ではできへん」

いつもの周囲の反響です。評価をいただきますが、中村町を特別扱いです。どうしてうちではできないと言われるのでしょうか。その事案には気づいています。待ったのない課題であることもわかっています。でもできないと言われる。問題意識があれば、次にどうすればできるのかと考えていけばよいのではないでしょうか。NPO法人【じ～ば】は、中村町をベースにはしていますが、活動エリアは集落に限定することなく拡げていきます。第2、第3のコミュニティセクターを支援していきます。

〈おしまいに〉共感から共鳴し活動に

2014年9月にはじめて松浦院長に出会ったとき以来、数え切れないほど院長室で打ち合わせ、談義してきたことかです。院長室は本館4階にあります。病院までは自転車で飛ばして5分、4階までは階段を2段跳びで上がります。だから院長室に入っても呼吸が整うまで時間を要したものです。

院長は松中村塾の開講日に公務が急に入ったとしても、都合をつけて駆けつけ一言挨拶をしてとんぼ返りという身近な塾長でした。これは多可赤十字が地域包括ケアシステムの中核としての本気度を示すもので、医療機関の地域への出前そのものでした。

ときには塾後には、反省会と称して集落内のスナックでカウンター談義のノミニケーションとなりました。少し早めに退出して病院までは歩いて送り、路上談義は続くのでした。

吉田松陰の松下村塾の向こうを張って松中村塾を名乗りましたが、なにかと後ろ向きになりがちな時代にこれからの一人ひとりの生き方、地域のビジョンを示せたことは、あながち大風呂敷でなかったのです。なによりも共感から共鳴し活動につながっていきました。まさに松浦流のたたみ方のおかげです。

2016年11月記

■出典
1）「老人漂流社会」（ＮＨＫスペシャル取材班編・主婦と生活社刊）
2）福祉ジャーナリストの村田幸子さんの小論「地域包括ケアの構築を」（13年12月22日・神戸新聞「指針21」）
3）「健康と生きがい」（辻哲夫先生の共著・中央法規）
4）松浦尊麿先生の小論「農山村と『地域包括医療』」（12年11月26日・神戸新聞日曜オピニオン「見る思う」）
5）「死んだてか、まだ生きとらよ〜潮騒の町の地域ケア奮闘記〜」（松浦尊麿先生・厚生科学研究所・刊）
6）「自分たちで創る現場を変える地域包　括ケアシステム」（竹端寛・伊藤健次・望月宗一郎・上田美穂編著・ミネルヴァ書房刊）
7）「地域ケア総論」（松浦尊磨・久美株式会社刊）、
8）「埼玉和光市の高齢者が介護保険を〝卒業〟できる理由」（宮下公美子著・ミネルバ書房刊）
9）「地域ケア会議サクセスガイド」（足立里江著・ミネルヴァ書房刊）

10.「共生のまち」実現にむけた仕組みづくり

平成29年（２０１７）３月で多可赤十字病院の定年を迎えた。すべての面で道半ばの感が強かったが、しばらくは病院の外来の手伝いなどをしながら、町の保健医療福祉統括参与として、事業改革に取り組むことになった。それまでは病院の立場から問題を投げかけることが多かったが、今度は町行政の立場で仕事をすることになった。しかし、立場は変わっても、取り組んでいかなければならない目前の地域課題は同じである。

(1) 町・社会福祉協議会・病院間の事業連携を確認しあう

保健・福祉関連の事業は町の担当課による事業遂行だけでなく病院・社会福祉協議会などが町からの委託を受けて実施している事業が少なくない。

当地で唯一の病院である多可赤十字病院も、住民の健康管理や高齢者の医療・ケアの一体的提供、住民の健康寿命の延伸にむけたリハ・ケアセンターの開設などによる事業を実施しているが、数年間の3者の事業を点検してみると、

①保険者としての町がめざす目標が明確ではない。

②委託事業について、町と社会福祉協議会、病院間で事業のねらいや手法について必ずしも一致していない。

③重複しているような事業が3者で漫然と行われている。

④単独の事業展開では、対象者の範囲が限られ、効果的な事業となっていない。

⑤それぞれの視点で事業を企画・実施しがちであり、共同で効果的事業を組み立てる指向が乏しい。

などの課題がみられた。

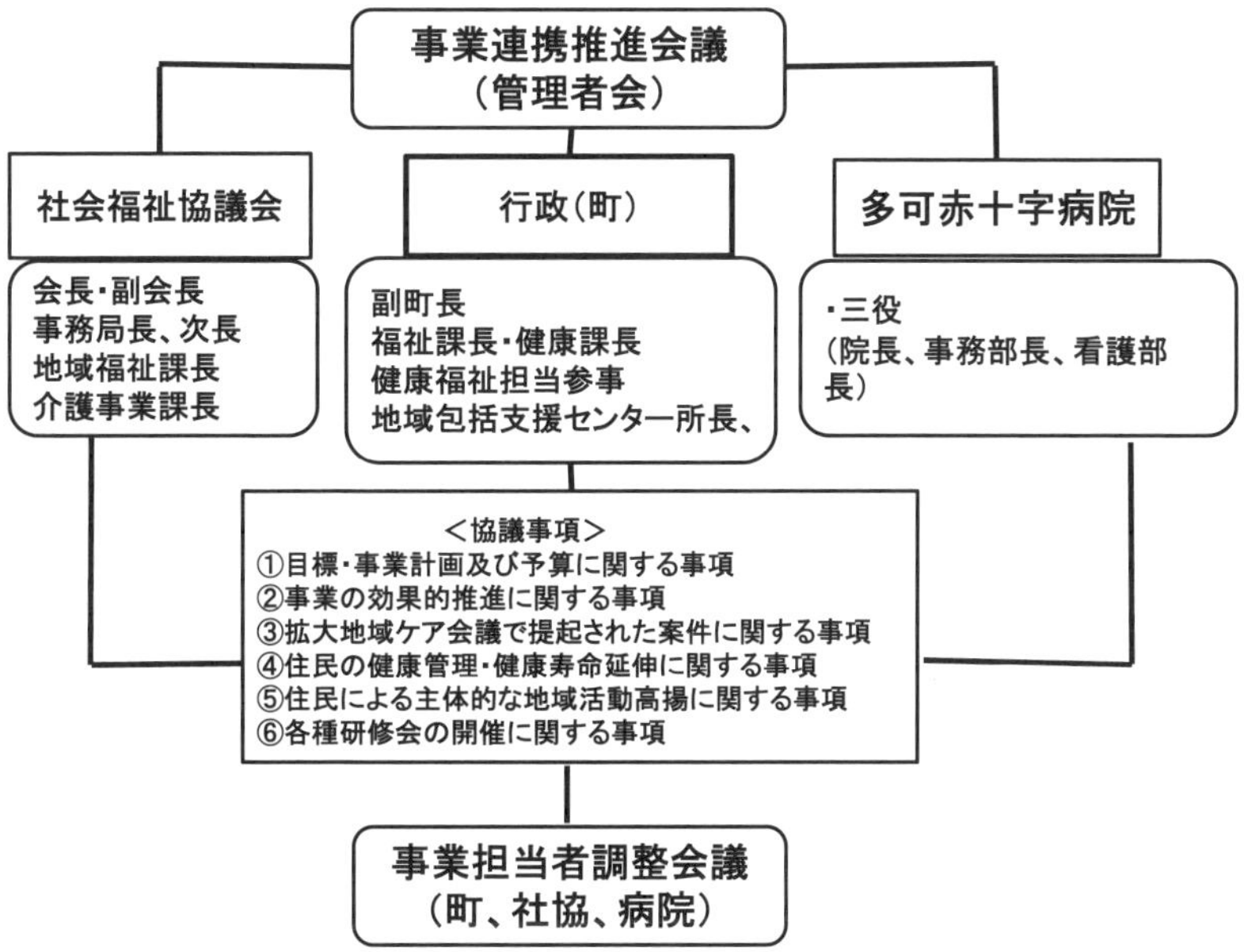

図3－6　多可町社会福祉協議会、多可赤十字病院、多可町事業連携推進体制

医療・健康づくり・福祉、地域づくりにむけた基本的な考えや手法について3者間で微妙な相違があり、目的と事業手法を完全に共有することは容易ではないと思われたが、少なくとも効果があろうがなかろうが前例どおりの事業を漫然と続けることは避けなければならない。

町、社会福祉協議会、病院の3者だけでなく、町内では民間の施設も独自の事業を行なっているが、少なくとも、地域全体に関わる3者の主要事業については整合性を図り、有効な事業を組み立てる必要がある。そのため、次年度予算の検討に入る前に、町、社会福祉協議会、病院の3者の「事業連携推進会議」を開催し、それぞれの管理職間で事業の目的や役割分担について意思疎通を図った。

(2) 町内の社会資源の「総窓口活動」にむけて

複合的で困難な問題を抱えている世帯ほど社会的に孤立していることが多く、町の地域包括支援センターなどに情報が入った時には対応が困難な状態に陥っているケースが少なくない。地域包括支援センターの所長の言によれば、支援を望み、必要とする世帯の情報が町や地域包括支援センターなどに届いているのは氷山の一角でしかない。

山間農村といえども、地域内には、住民が日常的に利用するさまざまな社会資源（商店、理髪・美容院、薬局、ＪＡ、銀行、寺院など）があり、利用に訪れたときに、さまざまな悩みや困りごとを相談される場ともなっていると思われる。地域内にある、これらの社会資源が、さまざまな相談事の窓口としての役割を果たし、簡単な相談に応じるとともに、地域（集落）の支援者や専門機関などにつなぐ活動を推進することが「共生の町」の重要な基盤となると思われる。

「社会資源総窓口活動」の普及のために、多可町の専門施設のネットワークに参加している専門職たちが住民用の「相談の手引き」を作成し、町内の商店や寺院などに協力を依頼して回っている。

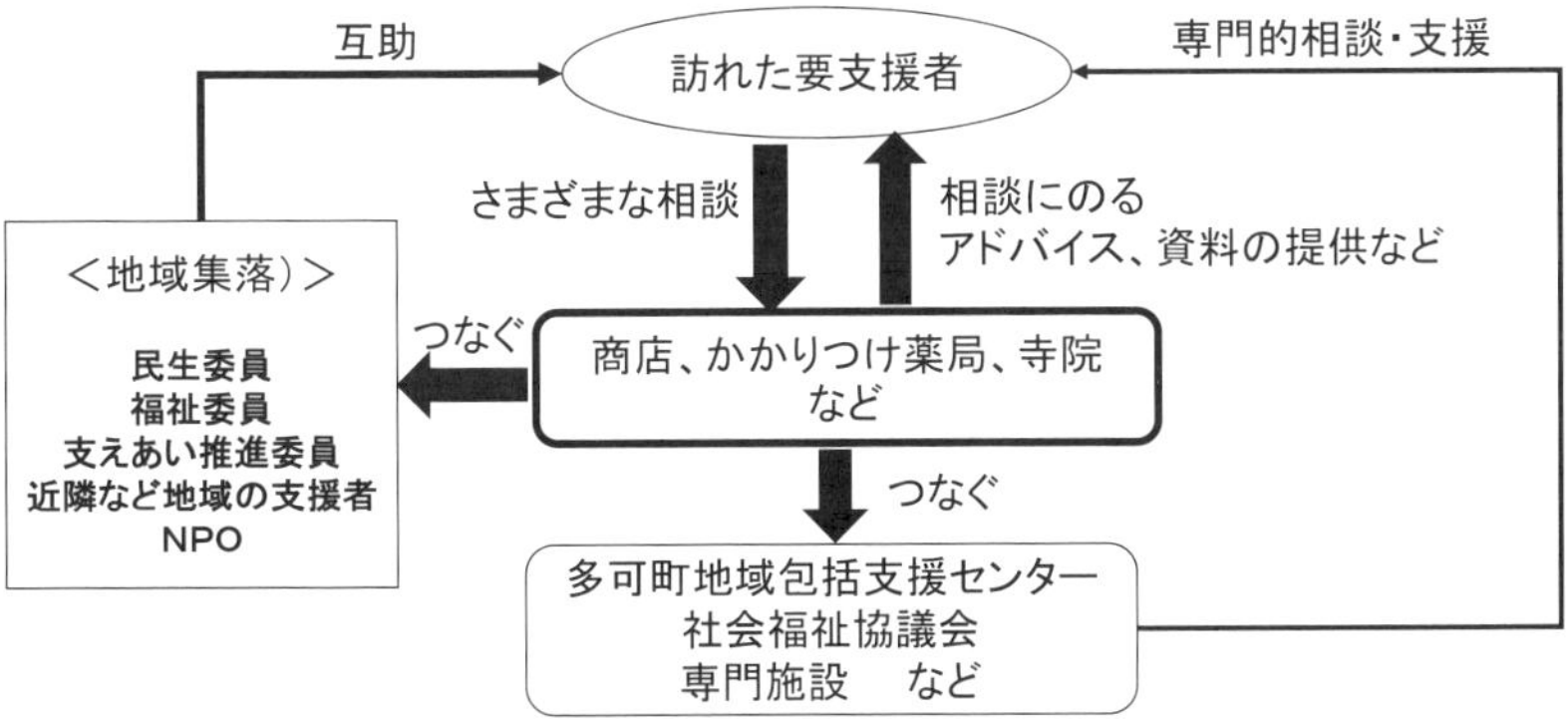

図３−７　町内社会資源　総窓口活動

（3）早期把握早期対応のための「気になる世帯訪問相談」の実施へ

何らかの支援を要する世帯への対応が遅れると、問題の解決に困難を要する事態になり、複雑・多様なケアを組み立てなければならない事例が多く、できるだけ早期に問題を把握することが極めて重要である。

しかし、行政などへの情報は遅れがちであり、生活課題を多く抱えているにもかかわらず、気がつかれず潜在している世帯への専門職の「訪問相談」を早期に行う必要がある。

しかし、それに携わる専門職が少ない町では、そのための専属職員を配置することは困難であり、健康課、福祉課、包括支援センタースタッフが、得られた情報の中心的問題別に訪問分担し、全体的状況を把握する随時訪問を行うこととした。訪問時には、世帯の状況の把握だけでなく地域での支援状況なども聞き取り、関連する部署と共同で総合的な支援を開始した。

図3-8に示すように、早期訪問相談の対象者は、生活後退

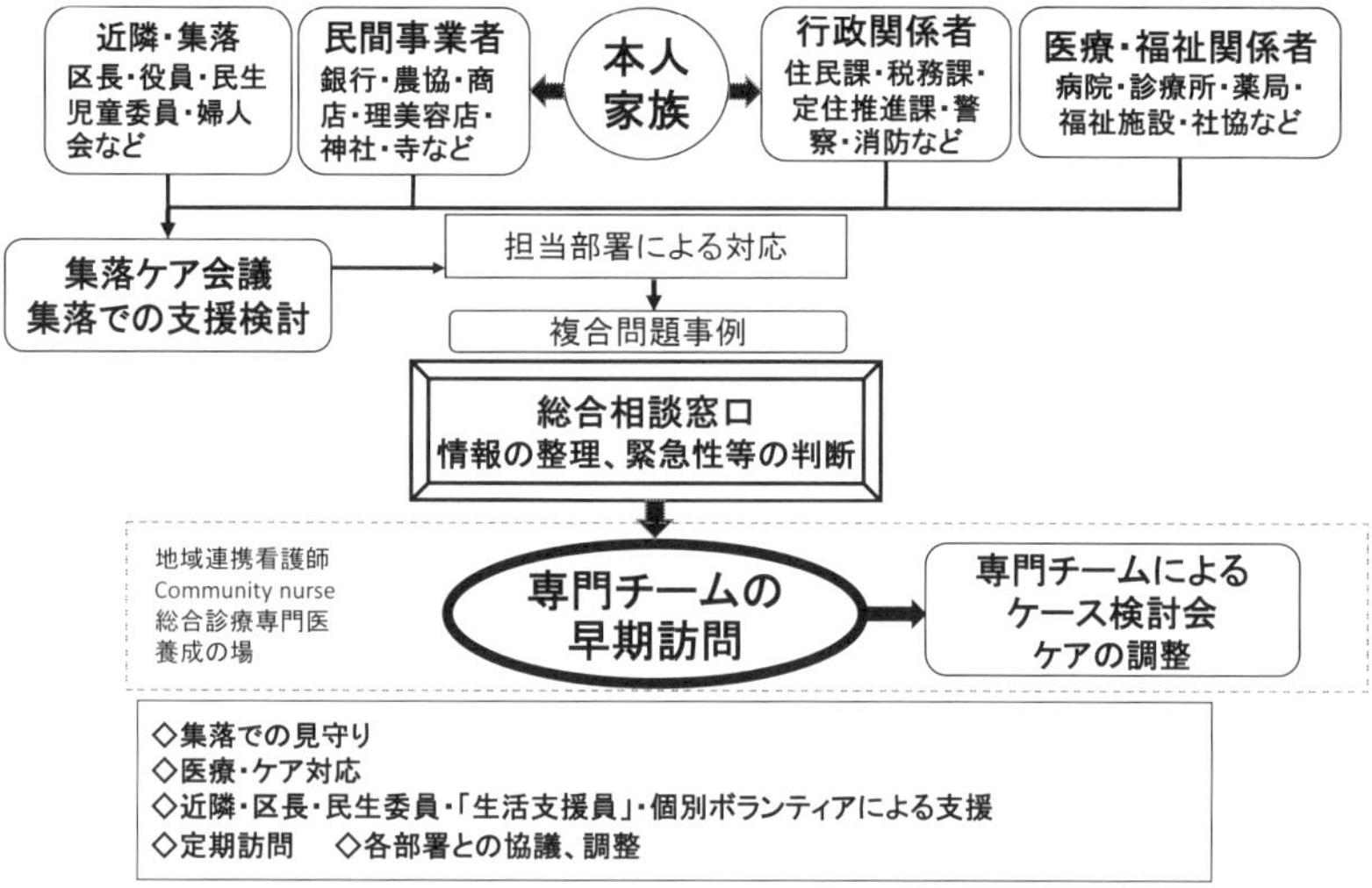

図3－8　早期把握・早期ケアのための気になる世帯訪問相談

がみられる世帯、介護リスクの高い人、閉じこもりがちな人、近隣との交流が乏しい高齢者世帯、地域の支援者から訪問を要請された世帯など気になる世帯で、専門的支援の検討とともに、必要に応じて集落の支援者による見守り活動への「つなぎ」なども行なっていくことにしている。

〈早期把握・早期ケアのための気になる世帯訪問相談事業の流れ〉

1. 図に示すように、要支援世帯の抱える問題は近隣・集落、民間事業者、行政担当部局・公的機関、医療福祉関係者などからランダムに寄せられてくる。

2. 寄せられた対応課題については、第1義的にはその課題の担当部局が対応する。

3. 複合した問題を抱えた事案や専門職による実情把握・対応が必要な事案については「総合相談窓口」

に情報提供する。
4. 総合相談窓口の「複合ケア調整担当は、必要とされる各部局の担当者を招集し、情報の整理・緊急性の判断を行う。
5. 必要な事案については専門チームの早期訪問を実施する。
6. 関連部局の担当者・専門職によるケース検討会を開催し、問題の要因分析と改善策を検討する。
7. 関連部局が役割分担をして包括的な解決策を講じるとともに集落での互助活動にもつなげていく。
8. 対応事案については経過・転機も含めて「情報共有システム」に記録保存する。

（4）複合問題を丸ごと受け止める総合相談・支援体制づくり

最近、「地域包括ケアの推進」について、医療の分野でもその必要性が語られるようになるなど、地域により程度の差はあるものの全国的な共通認識となった感がある。超高齢社会のなかで医療・介護の切れ目のないサービス提供体制の構築に加え、地域住民の互助活動を含めた支援基盤を形成することの必要性がいわれ、介護保険制度の改正により「介護予防日常生活総合支援事業」を、市町村が主体となって進めていく政策誘導も行われている。

国による政策誘導の背景には、医療費や介護保険費用が増高し、財政負担が増大しているということとがあるが、失われつつある地域社会のコミュニティー素養を復活させていく必要性が共有されてきたこともその要因となっている。近年、高齢者だけでなく、障害者、子育て世帯などにおいても問題が複合化しており、年齢、障害別、制度別に行政の担当部署が対応することは限界にきているのではないかと危惧される。それを改善するためには、総合的に対応するための「窓口の一本化」をはかる必要があるが、長年続いてきた制度別、部署別の縦割り事業の体制を根底から変更することが必要となるため、地方行政がこれに取り組むことは極めて困難な状況にある。

平成29年（2017）、国は、「我がごと・丸ごと」地域共生社会実現本部をたちあげ、住民のケアに関わる縦割り的な事業体制の総合化の理念を打ち出した。筆者は、長年、地方行政とともに地域医療・地域ケアを担うなかで、行政の縦割り事業、課題別のバラバラな対応などに苦慮してきたこともあり、「包括」とは「住民の誕生から死亡まで一貫したケア」「年齢・障害の別のないケア」「多分野が連携したケア」を含めて包括的地域ケアと捉え、その基盤を構築することに腐心してきたため、財政的な理由にせよ今日に至り国がこのような理念を打ち出したことに感慨を覚えている。

このような国の方向はさておき、当地においては年齢障害の別なく専門職が連携して「総合力」を発揮することをめざしてきた経緯から、「包括ケア」の「包括化」のために町の機構改革を含めて、その体制づくりを始めた。

〈町行政内の推進体制〉

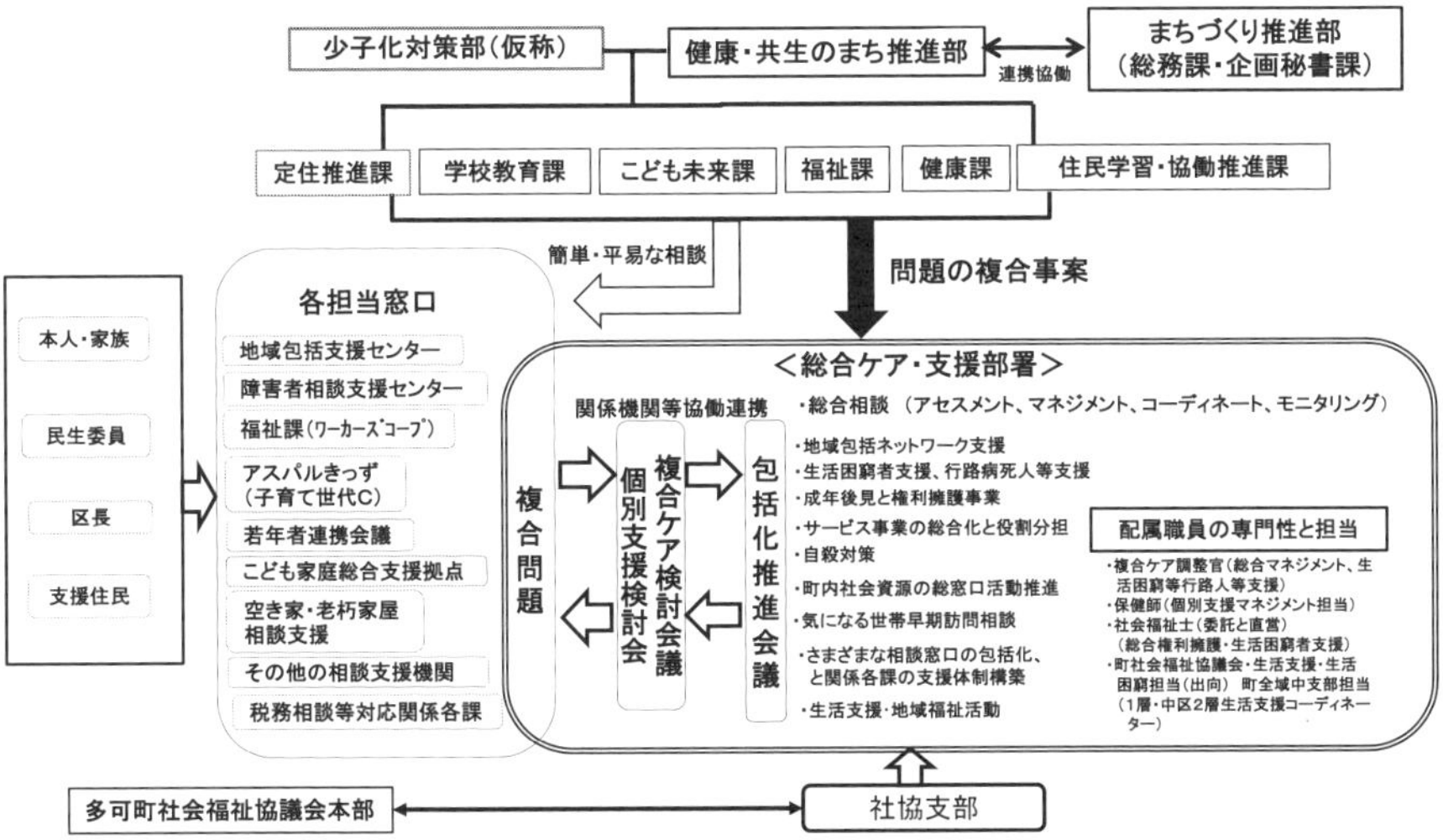

図3－9　地域包括ケアの「包括化」のための基盤

　町のサービス機能の包括化にむけた各種事業などの連携・効果的推進のための行政内の体制整備

・制度別・年齢障害別サービスの窓口業務や専門職対応を1箇所で総合対応化

・住民の自主的活動の高揚など地域ぐるみの活動向上のための環境づくり体制の一元化

　この目的を達成するためには、町長の強い信念とリーダーシップにより制度別縦割り行政体質を克服する体制作りが必要である。

　そこで、町長の指示のもとで関連課の副課長が参画する事業推進本部を立ちあげ、次の事項について協議しながら課間相互協力を推し進めた。

①サービス担当者・専門職からの報告事項の協議（情報共有、連携対処・施策協議）

②地域における住民の活動高揚に関する事項の協議

③住民の健康自己管理力、地域活動力向上のための研

修のあり方に関する協議
④各課が抱える課題の改善にむけた共同・調整に関する事項の協議
これについては、各課副課長が出席する推進本部に作業部会を設け、各課が抱える複合問題についてワークショップを重ねた。自分たちが日ごろ抱える問題についての活発な討議をとおして、情報共有、共同対応の大切さについての意識変革が急速に生まれてきた感があった。
⑤モデル事業進捗状況・事業評価に関する事項の協議
など、他の施策との整合性を検討しながら相乗効果のある事業展開を図る。

(5) 住民力を高める住民研修の開始と行動拠点づくり

人口減少が進行するなかで、将来、まちの存続さえ危ぶまれている。人口の高齢化に伴い、虚弱高齢者の増加、一人暮らし・老夫婦世帯への医療・介護・生活支援など複合的な支援が必要になっている。専門職のケア対応だけではもはや対応困難となっている。

もとより、地域づくりはそこに住んでいる住民自身の課題であり、専門職や行政だのみだけでは「地域」を守ることはできない。

そのためには、町行政、社会福祉協議会、医療施設、介護施設などの専門部署・専門職の総力をあげて「地域の総合力」を高める仕組みづくりが欠かせない。

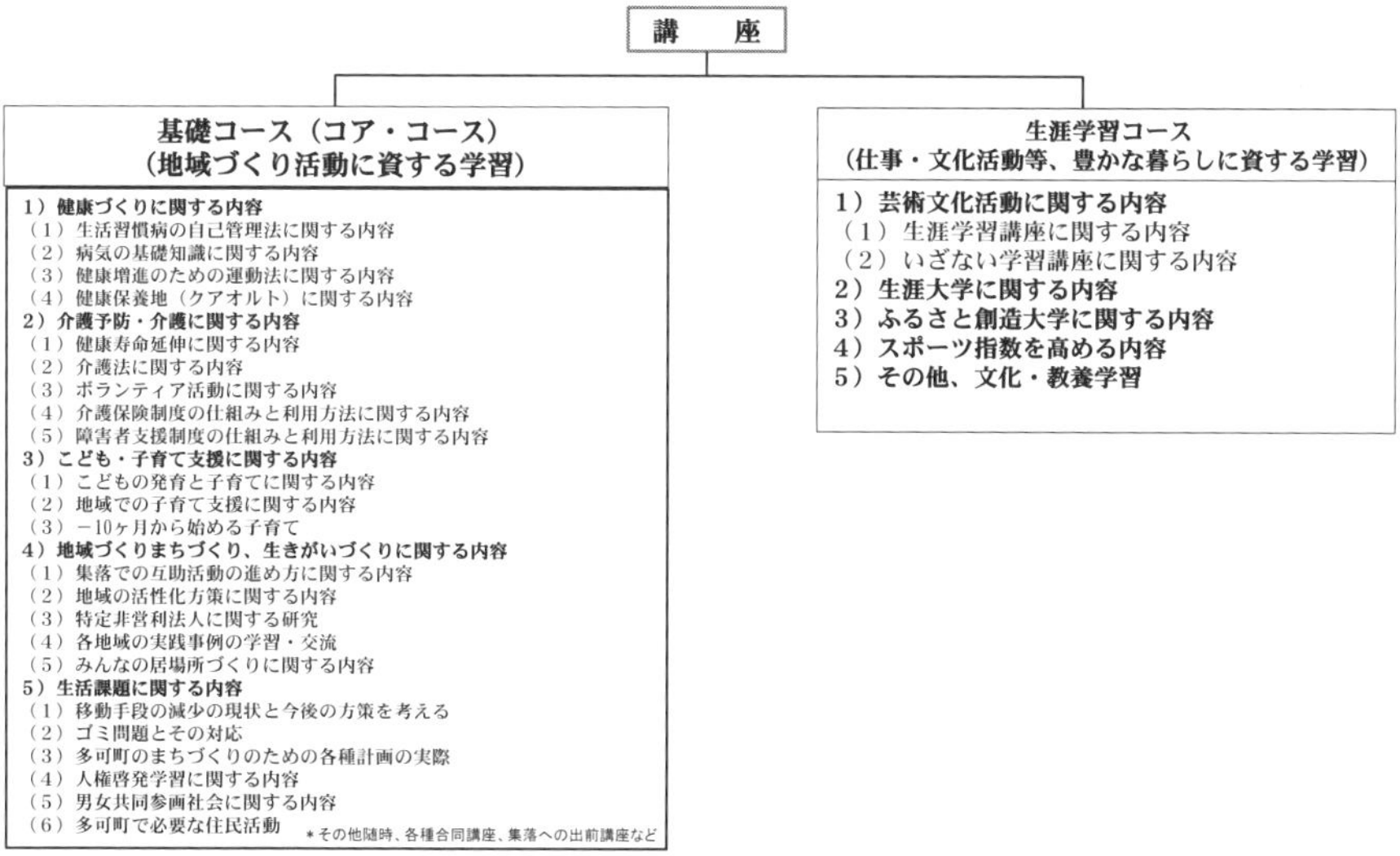

図３−10　住民研修「講座」骨子

　これまでも、各担当部局の管轄のもとで、住民の各種学習会・研修事業が行われてきてはいる。しかし、個人の趣味や興味に沿って行われている講座が多く、同じような講座が担当部局ごとに行われるという非効率さもみられた。

「地域の住民力」を高めていくためには、これまでバラバラに取り組まれてきた「住民学習の場」を集約し、できるだけ多くの住民が、地域での活動力を高める拠点づくりが必要である。

　その目的のために、「地域力を向上するための住民研修のあり方を協議する運営協議会」が立ち上がり、地域で活動している住民や住民研修のリーダーたちが、いままでの課題を語りあいながら、今後の自主的な運営のあり方の青写真を描いていった。

　住民研修会（コークゼミ―あったかは～とらいん）は、平成30年（２０１８）８月から各小学校区ごと

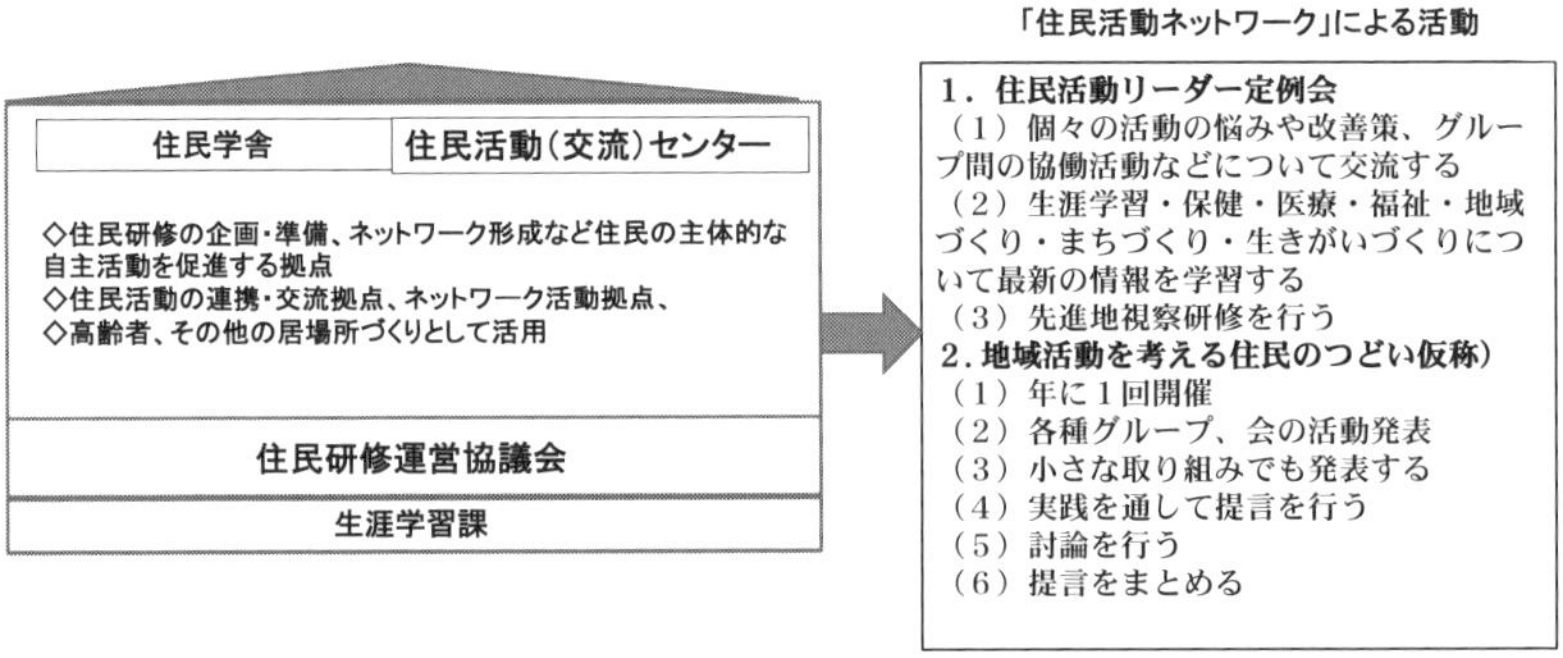
「住民活動ネットワーク」による活動
住民学舎
住民活動（交流）センター
◇住民研修の企画・準備、ネットワーク形成など住民の主体的な自主活動を促進する拠点
◇住民活動の連携・交流拠点、ネットワーク活動拠点、
◇高齢者、その他の居場所づくりとして活用
住民研修運営協議会
生涯学習課
1．住民活動リーダー定例会
（1）個々の活動の悩みや改善策、グループ間の協働活動などについて交流する
（2）生涯学習・保健・医療・福祉・地域づくり・まちづくり・生きがいづくりについて最新の情報を学習する
（3）先進地視察研修を行う
2．地域活動を考える住民のつどい仮称）
（1）年に1回開催
（2）各種グループ、会の活動発表
（3）小さな取り組みでも発表する
（4）実践を通して提言を行う
（5）討論を行う
（6）提言をまとめる

図3-11　学習を活動に生かし、活動を普及・向上する住民活動ネットワークの形成
—運営拠点と活動内容—

に始まった。受講生は、各集落の区長からの推薦もあったが、いままで潜在していた意欲的な人たちが多く見受けられ、受講後の積極的な活動を予感させる熱気を帯びていた。

初年度は、年度半ばのスタートということもあり、高齢者ケアに関するゼミとなったが、次年度からは図3-11のような幅広いゼミとなった。

今後整備すべき「住民の学び舎」は、学びの場であると同時に自主活動の交流や居場所でもあり、運営は極力、住民が自主運営する仕組みとし、関連部局が連携して運営環境を整えるとともに専門職や協力大学の参画など広範な協力・参画を得ていく必要がある。

（6）集落での住民版「ケア・マネジャー」の育成

介護保険制度が開始され、現在、地域包括支援センターが高齢者世帯の抱える問題への対処や介護サービス事業者などとの連携・指導など制度の中核施設としてその役割を果たしている。しかし、介護問題だけでなく複雑な生活問題を丸ごと持ち込まれことが多くなり、限られた専門職がそれを受け止めてとりあえずの対応をしていくことさえままならない状況となっている。病院の定年を迎え、町の仕事にも関わるようになって以来、今まで気づかなかった、やっかいな問題を包括支援センターの人たちと一緒に検討する機会が多くなったが、いつ出会っても包括支援センターの所長の表情がつらそうなのである。あれもこれも抱え込み、心を病んでいるとさえ思える風情に、もはや限界にきているという思いがつのった。介護保険制度が始まってから、その対応は専門職に委ねられるようになったのだが、もっといろんな分野の人たちや地域を守る主体である住民の人たちにも参画してもらって、オール多可で立ち向かっていかなければどうにも太刀打ちできなくなる。この地のように財政基盤も脆弱で人材確保もままならない町で専門職の重武装をするわけにはいかない。その思いを、町の担当者とともに区長会や民生委員会の席で話させていただいた。地区によって、区長や民生委員の思いにかなり温度差があるように感じたが、思いのほか、地域が直面している問題をこのままにしてはおけない、という発言も多く出るなど、集落での仕組みづくりへの理解を示された。

集落での要支援者の把握や相談役としては、民生児童委員、区長、隣保長などが活動しているが、行政の委託事業などでの忙しさや個人のプライバシーに踏み込まなければならないこと、守秘についての責任感などにより、その世帯の要支援問題が潜在してしまい、地域での支援の担い手や専門職・専門施設などとの協働につながりにくいなかで、早期に必要な支援を行うことが困難な状況になって

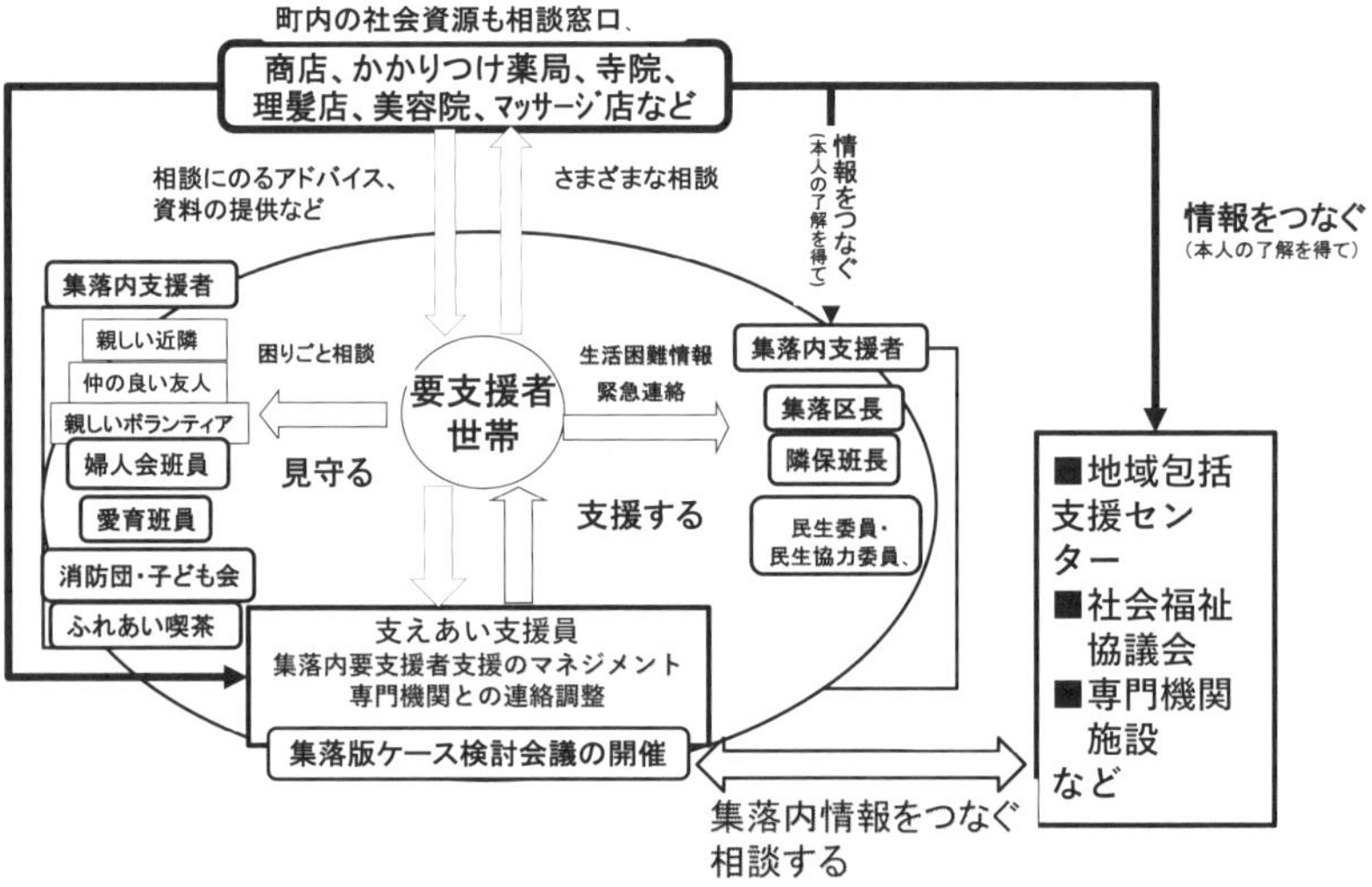

図 3 –12　集落で要支援者を見守るネットワークの形成

いる。

このようななかで、集落での互助活動を活発にするためには、住民版の「ケア・マネジャー」による、区長、民生委員、隣保長、ボランティアなどのつなぎや、集落での住民版「地域ケア会議」による互助活動や専門職との連携・協働が欠かせない。そのため、町では住民の地域活動力をつけるための住民研修や集落での互助活動の仕組みづくりを始めた。

区長や民生委員などとの調整役ということもあり、当初は、区長や民生委員経験者などに「支えあい支援員」を担ってもらうことも検討したが、自主性、積極性を重視しようとのことから、町内各校区ごとに開催する「住民研修会」の受講者のなかで活動を担う意欲のある方に、培った技能を活かして活動を担っていただくこととした。この取り組みについては、区長さんや民生委員の人たちへの説明会を地区ごとに開き、現状を踏まえた多くの意見を出していただきながら進めていった。

「支えあい支援員」（住民版ケア・マネージャー）の主な役割

高齢者・障害者・子育て世帯など、集落で生活している人の要支援課題について

①集落内でどう支えるかについて区長、民生委員、その他集落内支援者と協議し、集落での「ケア会議」を開催するなどして、当面の地域での互助活動について分担などを調整する。

②必要な場合、専門機関・施設へつなげるなど、住民・専門職協働による支援を図るマネジメント（調整・計画）を行う。

◇　◇　◇

〈省察〉包括ケアの「包括化」にむけた仕組みづくり

財政基盤がぜい弱な町でありながら、少子化・高齢化・生活困窮化などによる難問を多く抱えているが、それに立ち向かうには大きな制約が立ちはだかっている。しかし、そこに暮らす人びと、ケアに携わる専門職、町行政に携わる人たちいずれも、これでいいとは思ってはいない。ただ、改善に手をつける余力がない、というのが農山村地域の実情である。そのなかで今日まで、包括ケアの「包括化」と「共生のまち」づくりにむけて取り組んできた過程をふり返り、その阻害要因と促進要因の概

要をまとめた。

〈多可町の現状〉

・さまざまな問題が同時にいくつも重なり、一人で抱え込み、誰にも相談できず、解決の糸口が見つからない状況になっている世帯が多くなっている。

・高齢者、障害者、子育てなどの分野ごとの対応では対処困難なケースが増えてきた。

・自ら相談しにいく力もなく地域で孤立しているケースが少なくない。

・制度による公的サービスだけでは解決できないケースが多くなっている。

・介護保険制度など専門サービスに委ね、地域で見守り・支え合う力が減退してきている。

〈制約〉

・財政基盤がぜい弱で財源難のなかで、新たな事業展開のための人員増は図れない。

・課題に対応できる専門職などの人材確保が困難である。

・若い世代は子育て・仕事に追われ、地域活動の担い手の核にはなれない。

〈制約のなかでの仕組みづくりの前提〉

・予算は町の目標に照らし、メリハリのある配分とする。（非効率、効果が見込めない事業を漫然と継続せず大胆に廃止・縮小を断行する）

・単一部署では対応できない複合問題を抱えた事例が多くなっており、年齢・障害・生活支援の別のない総合的対応窓口を設ける。
・国・県から縦割りに降りてきた事業を、担当部局ごとに縦割りで執行する非効率性を極力排除し、各課が連携した事業執行を指向する。
・類似事業は集約化し、効果的で発信力のある事業に再編成する。
各仕組みづくりにあたっての共通の阻害・促進要因の概略は、次のような事柄である。
〈阻害要因〉
・従来からのやり方を踏襲しようとする根強い風習がある。
・以前にくらべて近隣関係が疎遠になってきている。
・町などからの「お墨付き」がないと活動しにくい風潮がある。
・高齢化により、区長や民生委員など集落の世話役のなり手がいなくなってきている。
・設立母体が異なる専門施設間では、情報共有はできても共同事業は取り組みにくい。
・専門職が少なく多忙を極めているので、改善に向けた余力がない。
・縦割り事業が定着しており、行政内各部署にまたがる事業の共同化への理解が得られにくい。
・住民に対する各種助成の見直しについては、住民に既得権保持の抵抗が強く、是正・効率化が図りにくい。
〈促進要因〉

どれだけ「主役」を多く輩出するかが、
包括的地域ケア発展の指標。

第4章　地域医療・ケア考

1．地域医療とは

「地域医療」という呼称が、相変わらずあいまいなままになっている。医療分野で「地域医療」と言われるとき、いまだに、どこかの地域（地理的）で医療を担うこと、と捉えているだけなのではないかという疑念を抱かせられることが少なくない。そうであるならば、すべての医療機関が地域医療を担っていることになる。

かつて、自著『保健・医療・福祉の連携による包括的地域ケアの実践』（金芳堂、２００２）のなかで、「地域医療とは、複合した問題を抱え地域社会のなかで生活している住民の立場にたって、健康問題の相談・診療を契機として相互の共感性に依拠しつつ、単に医学的診療のみならず、保健・福祉・社会経済面を含めた総合的視野から、本人の選択に寄与するアドバイスをするとともに、各専門機関との協働により問題の解決をはかろうとする志向性を有した医療をいう」と、いささか冗長な定

表4－1　「地域医療」という意味

◆地理的"Area"＝「地域」にあって医療を行う意なのか？

「地域医療」とは、住民生活に身近に関わりながら、
住民の生老病死とそれに伴う生活問題について、
・医療を行い
・ケアに関わる専門職・社会資源と連携・協働し
・生存の質を高めるための住民自身の実践を育成・支援する

"Community" の形成（再生）にも関わる医療者の活動 ∴ 包括的

義づけを行なった。

もう少し、簡潔に言えば、地域医療とは、単に地理的「地域」にあって医療を行う意ではなく、住民生活に身近に関わりながら、住民の生老病死とそれに伴う生活問題について、

・医療を行い、
・ケアに関わる専門職・社会資源と連携・協働し、
・生存の質を高めるための住民自身の実践を育成・支援し、
・コミュニティーの形成（再生）にも関わる医療者の活動であり、それゆえに包括的な医療（包括医療）である。

とくに医療分野において、その概念があいまいなまま「地域医療」が語られるため、若い人たちに地域医療を正しく伝えられないでいるのではなかろうか。地域医療とは、単に総合診療や在宅医療をやることだけではない。

かつて、恩師である若月俊一先生は著書のなかで、「『地域医療』ではなく『地域共同体医療』『地域住民医療』というほうがよい」と述べられていた。

◇　◇　◇

「地域医療」とは、地域に医学をもちこむことではない。
地域から医療のありかたを学び、組み立てていくことである。

◇　◇　◇

2．ケアとは

(1) ケアの概念

広辞苑によると、「ケア」の意味は、気にかけること、心配、気がかり、注意、配慮、気配り、世話、保護、管理、監督、関心事、責任、の意であると記されている。

ケアという言葉は人間だけでなく、動物に対するケア、植物の生育のためのケアなど日常的によく使われ、医療や福祉の領域においても「ヘルスケア」、「在宅ケア」、「施設ケア」、「ケアマネジメント」、「ナーシングケア」、「ターミナルケア」、その他、日常的に多用されている。

私は、ケアを「生を受けたものが、その限りある命をよりよく全うすることができるよう支援するすべての営み」であり、それは、生存の質を高める相互行為である、と理解している。

私たちは誕生する前からケアを受け、生涯を終えるまでの人生の各ステージにおいてケアし、ケアされながら生きている。そのことが意識されているか否かは別として、日常生活のあらゆる場面において繰り広げられている。そこでは、専門的な知識や技術を必要とすることもあるが、限りある生を精一杯生きていく意欲や気持ち、それらを内包する肉体を支えることに他ならない。そこに、ケアが、医療をも包含した健康増進への取り組み（ヘルスケア）や日常生活への支援、心身のハンディキャップを抱えた人も自分の思いを追求しながら生活できるNormalizationの実現、そのための体制や組織づくり、さらには、老後に至るまで安心して住みつづけることができる、地域づくりを目指した各種の行政施策の展開など総体的な取り組みであるという実践思想の必然がある。

近年、さまざまな分野で「ケア」が語られている。本来、広い概念であったはずの「ケア」は、実践と研究の細分化のなかで次第に個別的ケア論を育む土壌が形成されてきた。そして、今日交わされるケア論の多くが技法論であったり、介護、看護、医療、保健、社会福祉領域におけるそれぞれの専門性を論ずる場面においてであったりすることが少なくない。

保健・医療・福祉の真の連携、医療・看護・介護などの領域の望ましい役割分担を推進するためには、ケアを「生を受けたものが、その限りある命をできる限り、よりよくまっとうすることができるよう相互に支援しあうすべての営み」であるという、「ケア」のもつあたりまえの広義性を素直に受け入れることが極めて大切である。そのような概念のもとでの地域ケア課題は保健・医療・福祉にわたる包括的課題であり、医療も看護・介護、福祉、保健もケアの一環としての営みであることを共通理解しあった協働が「地域ケア」の質的発展の土台となる。

かつて、村落共同体のなかで生産共同とともに生活共同も営まれていたが、次第にケアが外部化され各種の制度、資格、職業を生むなかで、ケアにおける自らの分野・領域の優位性が主張されるようになった。また、それぞれの職域が形成されると、自分たちのテリトリーの優位性を保持したいという思いが「連携」を阻害する要因となることもある。

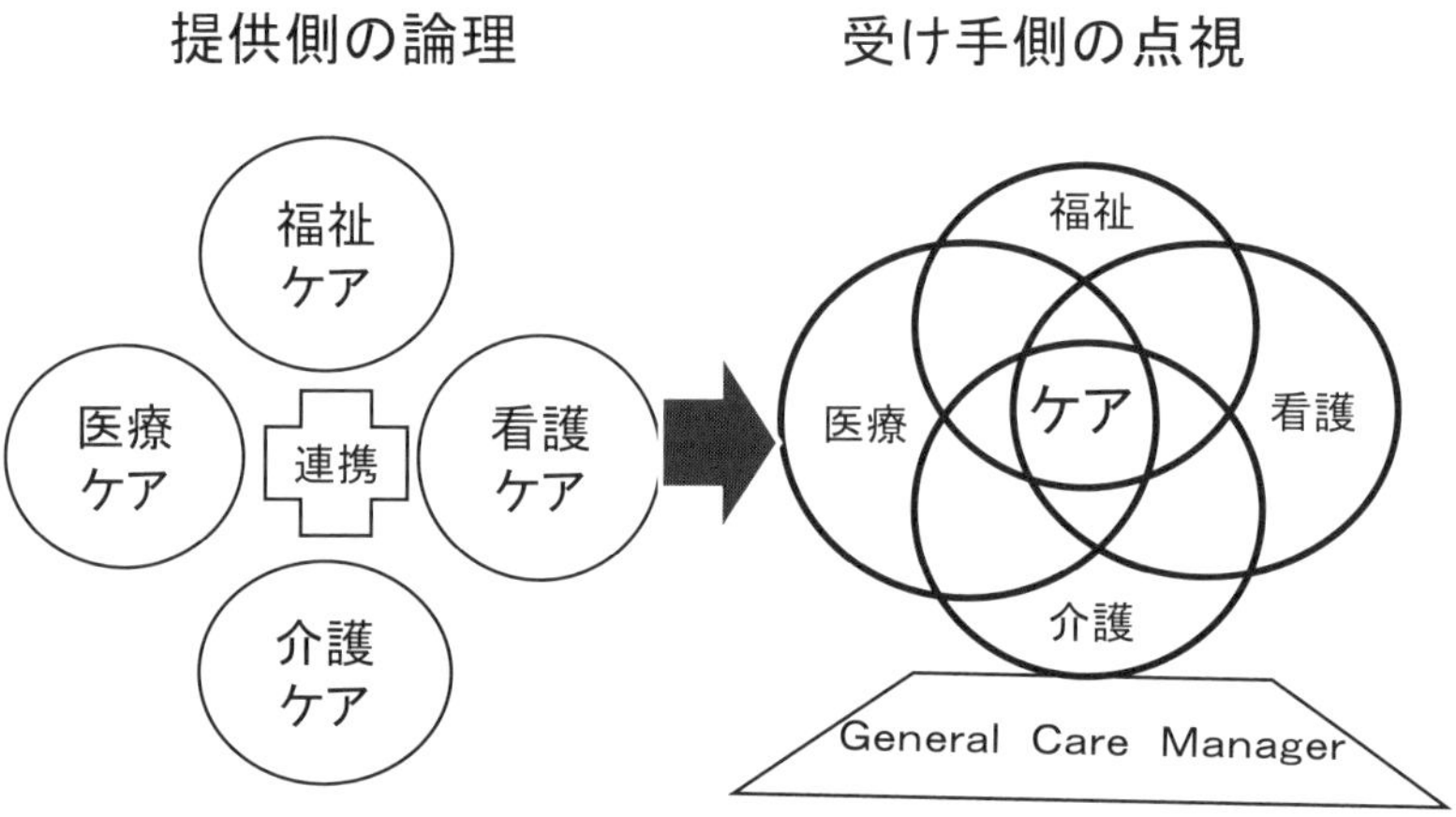

図４－１　広義のケアの概念を中核に据えた「連携」の再構築

「ケア」をもう一度みずからのテリトリーから解き放ち、ケアの広義性を再認識するなかであらためて、それぞれの分野の役割を考えることが求められている。

社会福祉辞典によれば、コミュニティー・ケアは「ノーマライゼーションの理念にもとづいて、要援護者が地域社会において自立した地域生活を送ることを可能にすることをめざした地域福祉の体系」とされているが、広義のケア概念からすれば、要援護者だけでなく地域住民の健康の向上や病気の療養支援をも含めた体系として理解すべきであろう。また、必ずしもコミュニティーたる要件をみたしていない地域もある実情からして、むしろケアをとおしてこのようなコミュニティーを形成していこうという志向性を有した側面もある。したがって、単にインフォーマル・サポートをさすだけでなく、「市民としての自主性と責任を自覚した」主体的な活動と連動した行政施策やケアの基盤づくり、公私協働など多様な取り組みをさす概念であるといえよう。

〈文献〉

・日本地域福祉学会編：地域福祉事典、68―69、中央法規、1997

（2）仏教思想にみる四苦八苦と「ケア」

仏教では、人間には、生苦、病苦、老苦、死苦の四苦と愛別離苦、怨憎会苦、求不得苦、五陰盛苦を合わせて八苦があるとしているが、そのすべてがそれらの苦から逃れられない存在である人間のケア課題であるといえよう。

〈人間の苦しみの根本である「四苦八苦」〉

①生苦：生まれいずる苦しみ
②病苦：病気になる苦しみ
③老苦：年をとって老いる苦しみ
④死苦：死んでいくことの苦しみ
⑤愛別離苦：愛するものと別れなければならない苦しみ
⑥怨憎会苦：憎い者と会わなければならない苦しみ
⑦求不得苦：欲しいものが手に入らない苦しみ

⑧五陰成苦：肉体を維持していくための苦しみ

⑤～⑦は人間の煩悩に由来する極めて個別性の強い苦であり、一律なケアが困難な課題であるが、①～④は万人共通のケア課題である。

生苦は、逃れられない苦しみや煩悩を抱え生きていく存在として、生まれ出ずることそのものの苦しみであり、人間として極めて根源的な課題でもある。

生苦を生命の誕生をめぐる課題として捉えるならば、妊娠・出産・育児におけるケア課題といえよう。

病苦は誰しも苛まれる身体的・精神的苦痛であるが、その治療にあたる医療は、古くから診断・治療法の究明により苦痛の除去を模索してきた。不断の努力により病の科学的究明は飛躍的に進歩し、今日、生命の根源に迫ろうとさえしているが、その一方で、病苦を抱えた人が求めている全人的医療・ケアが今なお不十分であることが指摘されている。

老苦も必定であるが、今日、できるだけ心身機能を高め、自立した生活を営むことができる「健康寿命」延伸のための取り組みが進められている。一方、老いを率直に受け入れ心安らかに老いの生活を営むことができるための医療・介護・地域共生などについては現在なお課題が多い。

死苦は、生ある万物の逃れられない宿命であり、終末期における医療やスピリチュアル・ケアは今日も重い課題であり続けている。

肉体を維持していく苦しみとされている「五陰成苦」は、さしずめヘルスケア課題に該当するといえよう。

「ケアされた」という境地は何か。迷いがあり、疑念があり、執着から逃れることができない生は「ケアされた」とは言い難い。仏教的に考えれば、「ケアされた」とは、つまるところ、疑念がなくなり、帰依の心が生まれ、安心に身をゆだねきる状態になることといえようか。人びとの苦渋の生をそこに誘うことができるのは、果たしてどういうケアであるのか、思いをはせることも必要である。

人びとの苦渋の生は法・制度や技法だけでケアされるものではない。

とくに、スピリチュアル・ペインは絶対的な帰依心が生じなければ消え去ることはないのかもしれない。

長年、終末期医療に携わってきた山崎氏は死の受容についての対談で「自分が愛されていること、つまり、どんな状況にあっても自分がまったく無条件に、丁寧に、大事に受け入れられていることが感じられたときに、おそらく自分の惨めさをも受け入れることができ、自分の存在そのものの意味を再発見できるのではないかと思ったんですね。…その人が（自分の存在を）再発見できるとすれば、そういう愛されている実感においてではないでしょうか」と述べている。

〈文献〉

・終末の刻を支える、対談　柳田邦男×山崎章郎「いのちの言葉に耳傾け―物語の最終章を生きる」、ターミナルケ

ア編集委員会編、三輪書房、2000

（3）「包括的地域ケア」の実践課題

入院、施設入所、収監などという特殊な状況を除いては、人は職場であれ、家庭であれ地域を場としてその生を営んでいる。「地域」は area 性、community 性の両方により特徴づけられるが、いずれにしても、そこを場として生を満喫し、苦悩している。

どの地域においても、住民の願いは、老後に至るまで安心して住み続けることができる地域であってほしい、ということであろう。「安心」とは、単に老後の介護保証だけではない。誕生後、健やかに育つ環境があり、健康を保持しながら生きがいを追求する生活を阻害しない地域社会であり、病気のときも信頼して診療や相談が受けられ、心身障害により支援が必要となったときも、自己主張しながら生きていくことができる。それらを包含した「安心」づくりがコミュニティーとしての素養が問われる主要課題である。そのためには、保健・医療・福祉や関連分野や他の「まちづくり」関連分野の施策が連動して包括的な地域ケア体制が構築される必要があろう。

別項で述べたように、筆者は、「包括的」という表現について、疾病やそれに起因する心身の機能障害、生活障害、さらには社会との関係障害など、複合した問題を抱え地域で生きている人びとに保健・医療・福祉の複合的ケアを融合的に提供するということであり、誕生から生涯を終えるまでの全

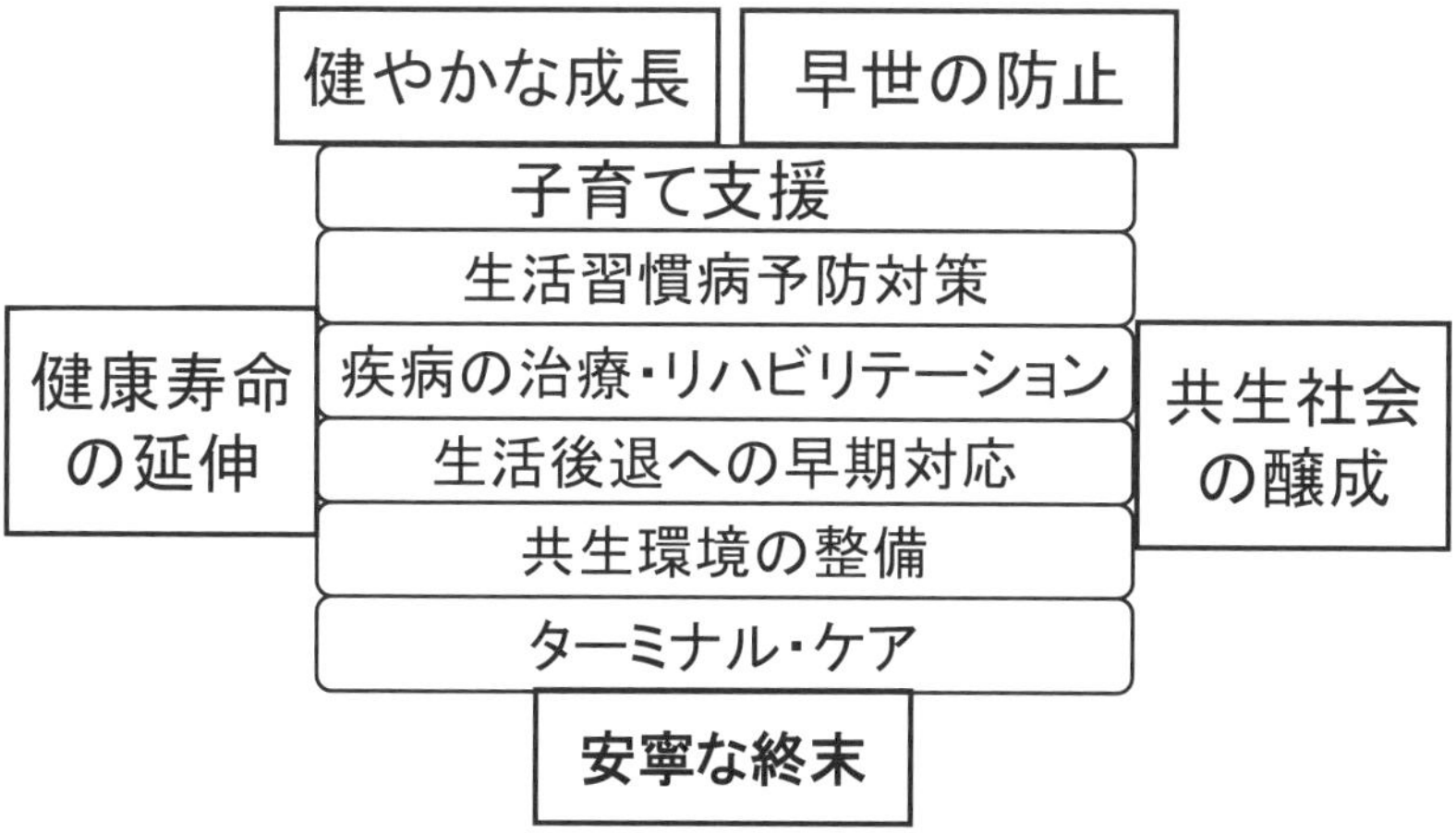

図４－２　地域包括医療（ケア）の実践課題

ライフステージを包括したケア体制の構築をさす、という意味を含めている。このような包括的地域ケアを展開するための基盤は、単に各種のケア施設を配備すれば事足りるわけではない。それらの機能が住民の全ライフ・ステージを通して、連続性を有し各種ケアが融合的に提供される仕組みが備わっていなければならないし、それを保証する体制が強固なものである必要がある。そのためには、首長の理解と指導性の発揮の下で市町村が「新たな公共づくり」を真正面に据えて臨むことが不可欠である。

今日まで国民の健康・福祉に関して各種の制度が作られ、その規定のもとで、生活習慣病の発症予防から成人期の健康管理、高齢期の介護予防、介護支援と生涯にわたる施策が実施されてきた。

市町村など住民にもっとも身近な自治体では、これらの施策を担当分野ごとにバラバラに進めるのではなく、そこに流れる共通理念を咀嚼し、各施策の整合性をはかりながら効果的・効率的に事業を組み立てることが大切であるが、市町村にはその指向性がきわめて乏しい状況が続いている。

包括的地域ケアの実践課題は大きく5つのテーマに集約される。すなわち、「健やかな成長支援」「早世の防止」「健康寿命の延伸」「共生社会の醸成」「安寧な終末」である。これらの目標に近接するための実践課題は、子育て支援、生活習慣病管理・予防、要介護移行予防、包括的医療の推進、共生環境の整備などがあげられる。具体的には、保育の充実、子育て支援体制づくり、障害児および家族への継続的支援ネットワークの構築、母子の食習慣指導、学齢期からの健康教育、定期的健康診断の受診勧奨、生活習慣病学習をとおした健康の自己管理能力の向上、疾病管理の徹底、要介護状態につながる疾病発症要因の低減、心身機能障害のリハビリ、寝たきりハイリスク者の早期発見・早期複合ケア、閉じこもりの防止、自己決定を尊重した生活支援、心と環境のバリアフリー化、脱施設のための高齢者の在宅医療・ケア・生活支援の複合ケア体制の整備、残存能力を発揮できる就労の場づくり、住民の共生活動の高揚など多様な実践を生み出していく必要がある。

行政、専門職、民間団体、住民が協働したこれらの取り組みそのものが新たなコミュニティーの形成基盤といえよう。

3.「在宅医療」の課題

(1)「在宅療養」が唯一の選択肢とはかぎらない

住み慣れた自分の家で、できるだけ長く生活ができるよう支えていくこと、それが在宅ケアの目的である。

支えるべき高齢者は独居、老夫婦、同居世帯と世帯構成が異なり、住んでいる環境も山奥から利便性の高い地域までさまざまである。それら生活環境の相違は高齢者の生活と心理に多大な影響を及ぼしており、在宅医療や介護、看護、食事サービスをすれば支えきれるというものではない。心身の機能低下はさほどではなくても生活全般の不自由さ、さまざまな喪失体験による孤独感や抑うつ、長年にわたる家族間の心理的確執など多様な問題が高齢者の生活を不安定にしており、「在宅」であることが苦しみである場合も少なくない。

高齢者の選択肢が「在宅」か施設かの二者択一を余儀なくされているのが、わが国のケアの現状である。高齢者の置かれたさまざまな状況を理解しないで、極限まで在宅にこだわるあまり、健康寿命を縮めてしまうことがないよう心しなければならない。

蛇足だが、「在宅医療」はいいことだという医療者の先入観だけで、在宅療養を家人に押しつけることがないように留意しなければならない。患者や家族は、病状により在宅か病院・施設か、常に迷いながら療養している。その揺れ動く迷いに常時対応できる医療・ケア態勢づくりこそ必要であろう。

自分の住み慣れた居宅ではないが、医療機関やケア施設に近く、生活の利便性もある地域で生活支援を受けながら、ささやかながら社会生活が営める生活ケアがわが国にも定着することが望まれる。近年、介護保険制度の改正により、ケア付き住宅などの住まいの支援が始められているが、農村部では、長年自分が守ってきた田畑を見守れる自宅での生活にこだわる高齢者が多く、マンション的な集合住宅ではなく、農村的ケア付き住まいの在り方を考える必要があるように思われる。

(2) 家族とともに支える地域力を高める

高齢者が住み慣れた家で生活できなくなる理由として病状が不安定なこと、介護困難などがあげられているが、もうひとつ「世間の意見」が大きな影響を与えることがある。親戚などから高齢者をあたかも家で放置しているかのような苦言や世間体のために医療機関への入院を促すことなどである。また、認知症による徘徊や火の元の危険を理由に施設に入れるようせまる近隣者の声などの世間の圧力に耐えかねて家族が入院や施設ケアを願いでることも少なくない。介護保険制度により各種のサービスが提供されるようになったといっても、地域に高齢者を支える配慮がなければ在宅ケアの継続はおぼつかない。

（3）生きる意欲を支える自立支援のあり方

ケアプランの策定により訪問介護、訪問看護、訪問リハ、訪問診察、デイサービスなどの各種サービスが提供されるようになったが、現場では今なお心身機能の障害がもたらした生活障害への手助け的ケアが主流である。予防的ケアの必要性が指摘されているが、とくに自立促進の要である「生きる意欲」を高めるためのケアの視点が忘れられがちである。

ケアプランの策定に際しても高齢者の気持を斟酌することなく単にサービスの組み合わせに終始することがないよう留意しなければならない。

4．「自立支援」ということ

自立の概念のなかには生活の質、生活の自律、自己決定、社会参加などが含まれると言われているが、藤縄氏らは、「アメリカでは自立を個体性と一体性をバランスよく保つ能力（状況に合わせて適宜にバランスよく選択できる自己決定能力）であり、介護保険制度発足当初、わが国においては一体的（群がる）なことはマイナスと捉えられ、個の自立に注目してその個体性を高めるための自立促進に軸足をおいてきた感は否めない」と述べている。

いずれにしても、「自立」は生きる意欲に支えられてのことであり、それを支えることが不可欠な

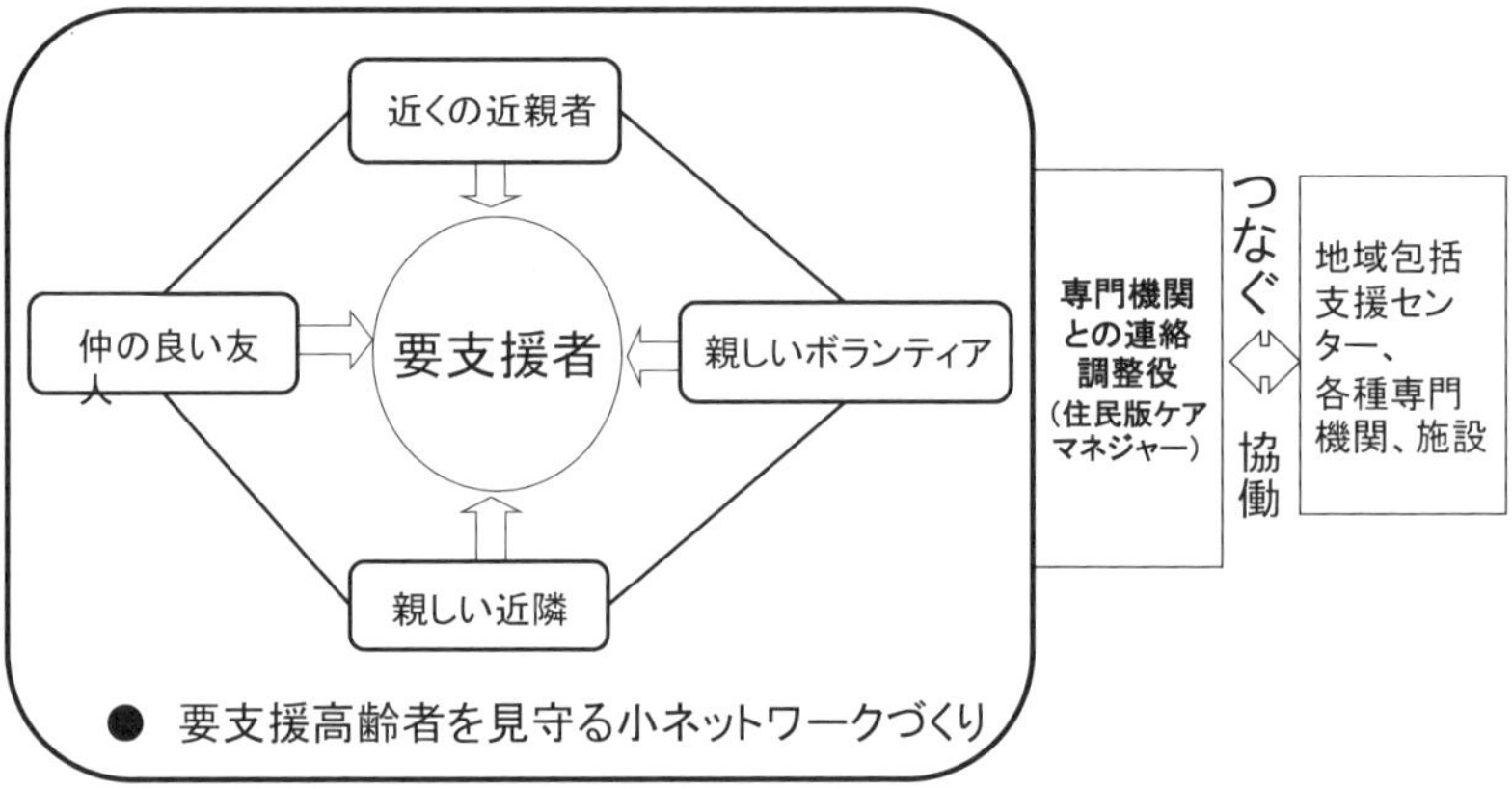

図4－3　地域での高齢者（独居・認知症）の生活支援

要素といえよう。

自立支援は歯を食いしばって機能訓練させたり、住宅改修などで生活環境を整えたりすることだけではない。根っこのところでは、本人が喪失した生きる意欲をとりもどし、支えられながらも自分の人生の形を作り出していこうとする能動性を引き出す支援である。

閉じこもりがちな人を連れ出して交流を図ることや、お楽しみ会を企画することもさることながら、支援を要する人個々の思いを斟酌し、障害を抱えながらもその人その人の人生のありようを、自己決定できるように支援していくことが最も大切な取り組みであろう。そのためには、ボランティア活動においても、集団慰問ということだけではなく、支援を要する個々人のニーズを理解した活動の展開が望まれる。具体的に言えば地域においては支援を必要とする世帯ごとに、その人が最も心を開くことができる、仲のいい旧友、親しい近隣、近くの近親者、親しいボランティアなどの小グループが見守り、住民版のケア・マネジャーの役割を果たし、必要なときには地域包括支援センターや介護施設・医療機関などにつないでいく小グループを集落内に多数形成していくことが大切である。その活動をとおして地域全体としてのケアニーズの掘り起こしや施策づくりを行うことが、地域ぐるみのケア基盤形成につながると思われる。

〈文献〉

・藤縄昭、福山和女：家族評価、金剛出版、2001

5．「介護予防」

医療費の高騰や介護保険財政の逼迫もあって、国は介護保険制度を改正し、「介護予防」を前面に打ち出した。

これまでの介護サービスが必ずしも要介護状態の悪化を食い止めるものになっていない現状や、要介護になる前から介護予防を図っていく、という論理性は誰しも頷ける面があるし、私もその効果的な取り組みを模索してきた。

しかし、地域医療の現場で多くの高齢者の生活を垣間見た実感からすると、一人暮らし、老夫婦だけの生活、また同居家族があっても同居ゆえの軋轢、葛藤という重い生活のなかで、「介護予防」のために身体を鍛えよう、という心持ちにはとうていなれない人が少なくない。たしかに、要介護状態に陥いる主要因は脳血管障害の発症だったり、廃用症候群だったりするが、その結果だけをみて、機能訓練にいざなう対策が功を奏するか、一抹の疑問を感じることがある。もちろん、各地の取り組みから筋力がアップしたなどの〝エビデンス〟が報告されていることは承知している。が、それが生活の後退という悪循環を断ち切ることにつながっているのか曖昧である。新しい国際分類に基づく計画づくりなど、その人の生活を見据えることの重要性が言われてはいるが、生活の後退を少しでも食い止めようという気持ちの支えとなりえているかどうか。法・制度の理念と営業の効率性やサービスを提供する「専門性」の節操が問われている。

人は誰でも老いて死ぬ。次第にさまざまな関係性を失いながら老いの生活を営まなければならなくなる。その重い摂理にどう対処するか。「がんばれ」だけではすまない「人の老い」がある。そして、人生のほんの少しでいいから、頑張らなくてもいい一時を過ごしたい、というのも「医療費高騰」「介護保険財政の事情」を越えた老いの本音でもある。

6.「生活後退現象」と早期ケア

これまで介護保険制度下では、高齢者の支援は介護レベルに応じた介護サービスが提供されてきたが、高齢者・障がい者の自立支援にあたっては、単に心身の状態に着目するだけでなく要支援者の「生活後退」の局面を早期に把握し、複合した生活支援を展開していく必要がある。そういう意味では、介護保険制度下でのケアプランは、生活環境に対するアセスメントがおざなりになっているきらいがある。

小川氏は高齢者における生活後退現象を衣・食・住と排泄や保清など基本的な生活行為と、日常生活の「切り盛り」など家政の局面に現れる生活の悪化・貧困化と捉え、それぞれの後退現象をもたらしている原因を把握して支援をしていく必要があると述べている。

私は家政の局面だけでなく、社会参加、社会交流の減少や「楽しみ」「夢」など、その人の生きる意欲の減退も「生活後退」と受け止めるべきであると考えるが、それらの生活後退は病気や老化、事故などによる心身機能の低下、生活意欲の減退、移動範囲の縮小、近隣や旧知の人たちとの関係の変化、医療や福祉基盤の脆弱性など多くの要因が複合して引き起こされていることが多い。これらの生活後退現象は近隣など地域住民が最も早く発見することが多く、当人の信頼を得た住民のさりげない支援が早期に始められることが望まれる。また、要介護状態への移行を予防する上でも専門職を交え

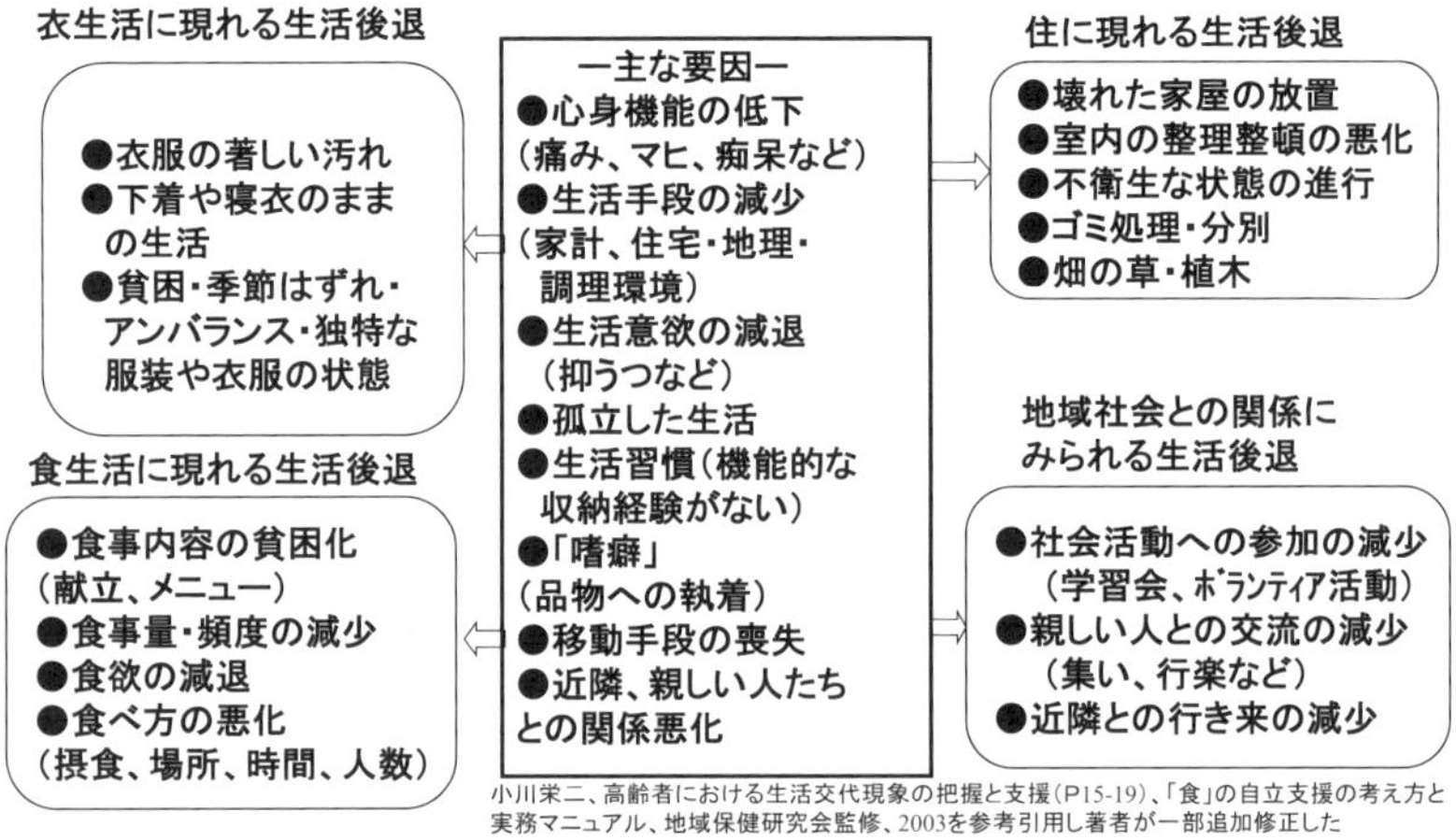
衣生活に現れる生活後退
●衣服の著しい汚れ
●下着や寝衣のままの生活
●貧困・季節はずれ・アンバランス・独特な服装や衣服の状態
食生活に現れる生活後退
●食事内容の貧困化（献立、メニュー）
●食事量・頻度の減少
●食欲の減退
●食べ方の悪化（摂食、場所、時間、人数）
ー主な要因ー
●心身機能の低下（痛み、マヒ、痴呆など）
●生活手段の減少（家計、住宅・地理・調理環境）
●生活意欲の減退（抑うつなど）
●孤立した生活
●生活習慣（機能的な収納経験がない）
●「嗜癖」（品物への執着）
●移動手段の喪失
●近隣、親しい人たちとの関係悪化
住に現れる生活後退
●壊れた家屋の放置
●室内の整理整頓の悪化
●不衛生な状態の進行
●ゴミ処理・分別
●畑の草・植木
地域社会との関係にみられる生活後退
●社会活動への参加の減少（学習会、ボランティア活動）
●親しい人との交流の減少（集い、行楽など）
●近隣との行き来の減少

小川栄二、高齢者における生活交代現象の把握と支援（P15-19）、「食」の自立支援の考え方と実務マニュアル、地域保健研究会監修、2003を参考引用し著者が一部追加修正した

図4－4　生活後退の諸相とその主な要因

て生活後退の原因を探りながら、早期に改善にむけたフォーマル、インフォーマルな支援を組み合わせていくことが重要である。

今日、介護保険制度の改定により、市町村により介護予防日常生活総合支援事業が実施されることとなり、高齢者の生活支援のためのコーディネートが行われることとなったが、「生活後退」を早期にキャッチし、生活維持に有効な事業として発展していくよう注視していかなければならない。

〈文献〉

・小川栄二：高齢者における生活後退現象の把握と支援、p15―19、「食」の自立支援の考え方実務マニュアル、地域保健研究会監修、2003

７．「医療モデル・生活モデル」対峙論から新たなモデルへ

近年、医療モデルと生活モデルを対峙させながら、ケアにおける生活モデルの優位性が論じられてきた。介護を前面に打ち出した介護保険制度の創設のなかで、あるいは、その後のケアマネジメント、ケアプランのあり方をめぐって、その論調が顕著になったように思われる。それが、ＷＨＯの国際生活機能分類の思想や、ケアの場における過度な医療対応を回避しようとする医療政策的、介護保険政策的思惑、福祉領域の専門職の懸念も絡みながら、医療モデルから生活モデルへの転換が主張されてきた感がある。

しかし、本来のケアの概念からすれば、このような対峙的優位性論自体が包括的視点を欠くものと考える。

表4-2のごとく、サイエンスとしての医療モデルが疾病の治療、救命を目的としているのに対して老人退行変性、障害、避けられない終末期へのケアは、生活の質（ＱＯＬ）の向上を目的とした生活モデルへのシフトが必要であるとされている。しかし、両者は本来、非対峙的であり、一体として理解・対応されなければならないものである。また、医療モデルの目標が「健康」であるのに対し、生活モデルの目標は「自立」であるとされているが、「健康」の概念からすれば「人間としての健康」と「自立」「自律」とは不可分の概念である。両モデルそれぞれのターゲットである疾病、障害

表４－２　医療モデル・生活モデルと広儀のケアの視点

	医療モデル	生活(QOL)モデル	広義のケアの視点（著者追加）
目　的	疾病の治療、救命	生活の質（QOL）の向上	本来、非対峙的
目　標	健　康	自　立	健康と自立は不可分
主たるターゲット	疾患（生理的正常状態の維持）	障害（日常生活動作能力[ADL]の維持）	疾病・障害は複合
主たる場所	病院（施設）	社会（生活）	病院・社会双方が場
チーム	医療従事者（命令）	異職種（医療、福祉等）（協力）	責任体制を明確にした協働

広井良典：ケア学、医学書院、2000、P37、表　松浦一部改変
（原典：長谷川敏彦「日本の健康転換のこれからの展望」、『健康転換の国際比較分析とQOLに関する研究』）

についても、疾病と障害は別個の固定的なものではなく、常に相互に影響を及ぼしあいながら常に変化するものであり、臨床場面では疾病・障害を明確に区分して対応することはできない性質のものである。また、医療モデルの展開が病院（施設）で、生活モデルの展開は社会（生活）であるとすることも、急性期医療を除いては両者ともに施設、地域社会双方が場となっている。

また、医療モデルが医療従事者の命令関係で展開されるのに比し、生活モデルでは異職種の協力関係で展開されるものであるとしているが、両者ともに責任体制を明確にした協働こそが必要とされている。生活モデル優位論がかつての医療的視点一辺倒への警鐘として論じられることは理解できるが、これからの包括的地域ケアのためには、医療モデル、生活モデルの対峙論を越え広義のケアの視点にたった新たなモデルのもとで医療、福祉・介護の真の連携を育まなければならない。

8. 父性・母性原理と地域ケア

「ケア」は社会保障だけではない。契約によるサービスだけでもない。私はこれまで地域で、住民の健康づくりや障害を抱えた人たちへの支援など、誕生から生涯を終えるまでの、全ライフステージにわたるケア課題に一体的に対応できる基盤づくりを求めてきた。

しかし、そのケアのシステムができ上がっていくにつれて「ケア」が無くなっていくような現実に密かに悶々とすることが少なくなかった。

さまざまな問題を抱えた人たちへのケアは、マニュアルのない極めて個別的な営みでなければ、辛い思いをしている人の気持ちに寄り添えるケアにはならない。たとえ、デイサービスに参加しても、ホームヘルパーさんや訪問看護師さんがきてくれて、介護や血圧をはかったりしてくれても、ほんとのところはケアされていない気持ちでいる高齢者がどれだけいることであろうか。私たちケアに携わる者たちは、これまで苦渋に満ちた人の抜け殻だけを相手にケアの目標をたて、サービスを計画し、マニュアル的なサービスを展開していきがちになっているのではなかろうか。

社会保障制度が改革され、一昔前とは「個人」の尊厳、自立心が尊重されるようになった。介護保険制度ができ、「社会が連帯して」介護を支えるシステムが始まって久しい。

一方、契約による介護サービスが受けられるようになった反面、「地域」が「地域の共生」が見えなくなっている。

ケアを提供する側があって利用する側があるというものではなく、私たちはこの世に生を受けたときから、あらゆる場面でお互いにケアしケアされながら生きている。しかし、社会保障が進展する一方で、相互ケアが日常的に営まれてきた「地域」がかすれてしまってきているのではないか。介護保険制度によるさまざまな介護サービスだけではなく、「子育て」「健康づくり」「障害を抱えた人たちの就労の場づくりなど、生きがいを持って生きていくことができる仕組みづくり」「高齢期の生活・介護支援」「在宅での安寧な終末のケア」など地域の人びとと専門職、行政が手を携え、私たちの誰もの願いである「老後にいたるまで安心して生きていくことができる『地域』づくり」のためにできるところから始めなければならない。その取り組みがいわばコミュニティーの再建につながる。

地域を崩れるままにしておいて社会保障の進展を喜んでいてもしかたがない。

私たち一人ひとりの共生の心、共生への住民の相互ケア、このことが豊かにならなければ私たち自身が本当に癒されることはないし、本当の「ケア」は生まれない。法・制度に基づくケアシステムが縦糸とすれば、人びとの共生の営みが横糸としてある地域社会を目指していかなければならない。

河合隼雄氏が記述されている「父性原理と母性原理」によれば、一神教に由来する欧米の「父性原理」思想においては、人間の営み・進歩とは、自然を征服することであり、社会生活の面でも、個人の確立、個人差（能力差）の肯定、契約関係、言語的、個人の責任などが重視される。一方、農耕民

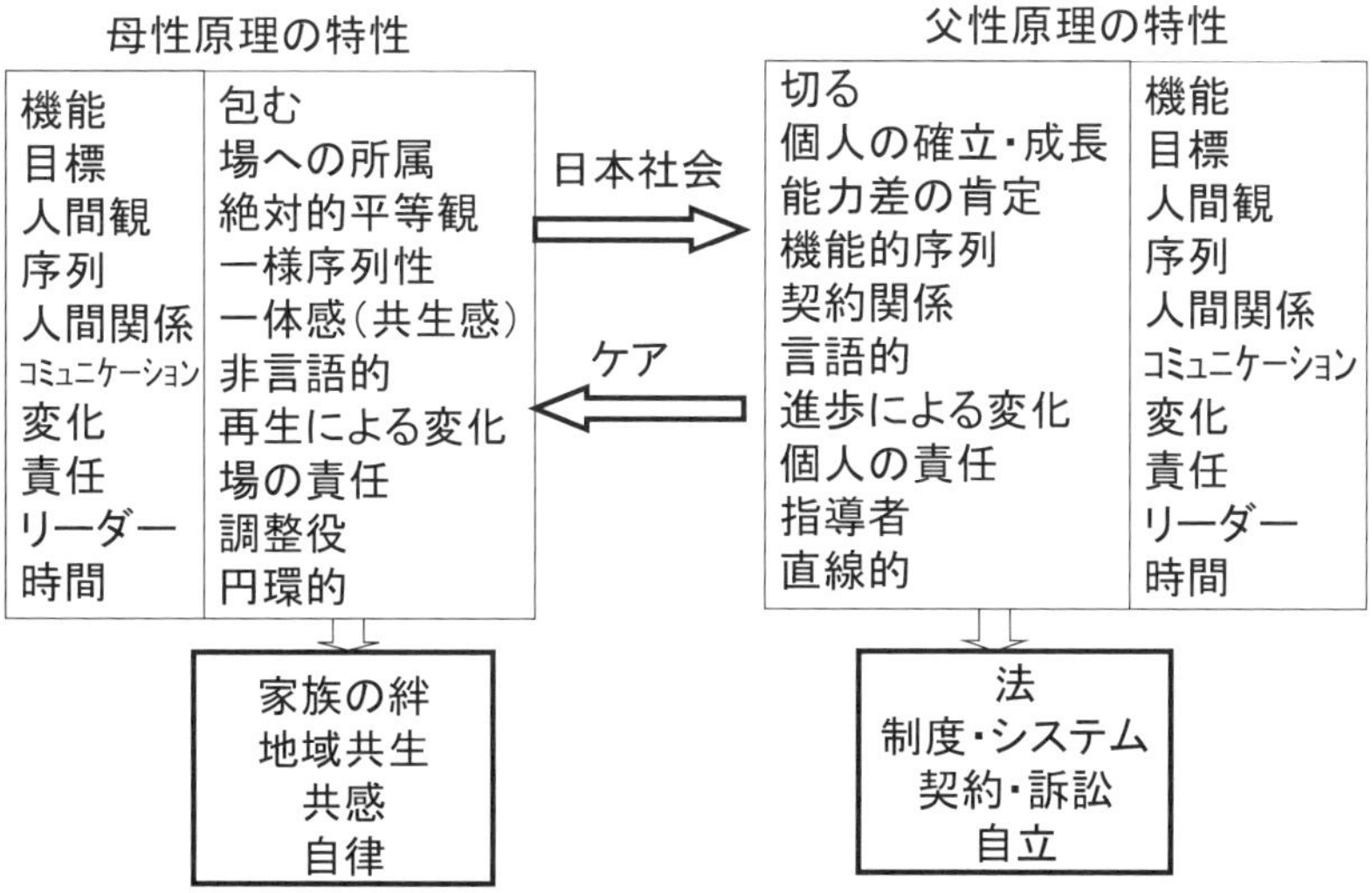

河合隼雄：父性原理と母性原理
河合隼雄著作集第７巻、岩波書店、1995年を参考に著者が追加作成した

図４－５　社会の母性原理から父性原理へのパラダイムシフトとケア

族であった日本人の場合、生産共同の「場」への所属、絶対的平等感、一様序列性、非言語的、調整、円環的という点に価値がおかれる「母性原理」思想を基盤とした社会であった。

近年、とくに経済を中心としたグローバル化のなかで、日本の社会システムが「母性原理」から「父性原理」へとパラダイムシフトしつつある。

しかし、今日なお、日本人固有の心情が「父性原理」に完全にシフトしておらず、日本における政治・経済思想の変化と日本人の精神の乖離が生じていると感じさせられることが少なくない。「父性原理」に基づくシステムは、「切り捨て」「個人差の肯定」「契約関係」「直線的」であり、「法」「制度」は、そういう側面を持たざるをえない。

しかし、地域での医療・ケアの現場において、

「父性原理」に基づくケアシステムだけでなく、「場への所属」、「包む」、などを基調とし、家族間や地域での「絆」の復活、国民と国家の「絆」の再構築など、日本人の心情にあった母性原理的・東洋的仕組みづくりを探求し、東洋的仕組みを創っていく必要があるのではなかろうか。

〈文献〉

・河合隼雄：父性原理と母性原理、河合隼雄著作集第7巻、岩波書店、1995

9．保健・医療・福祉施策の変遷と先進地域の特性

地方行政における政策立案は、首長の意向、担当課からの施策の立案、助成金をもとにした事業案から始まり、国、県との折衝をとおして事業の骨格が定まり、首長査定を経て、議会で審議のうえ決定されるという経過をたどる。地域ケアに関わる事業も当然、この過程を経るわけで、この各段階において、さまざまな課題が出てくる。とくに、財政基盤が脆弱な市町村は独自の単独事業をできるだけ避けようという傾向があり、地域の特性を生かした独自の事業を創出することはかなりの努力を要することが少なくない。

市町村としての保健事業の体制づくりが本格的に行われるようになったのは、昭和53年（１９７８）に始まった「第1次国民健康づくり対策」からであろう。計画では住民に最も身近な市町村がそ

の保健事業推進の基盤整備を行い、国保加入者だけでなくすべての住民を対象とした保健事業の展開と住民参加による事業の推進が謳われ、その拠点として市町村保健センターの設置、国保保健師の市町村への移管、健康づくり推進協議会の設置などが進められた。それを基盤とした市町村の保健事業は昭和58年（１９８３）に制定された老人保健法により全国的に一定の水準が確保されることとなった。

一方、わが国におけるこれまでの社会福祉の実施体制は、都道府県レベルでは身体障害者更生相談所、知的障害者更生相談所、児童相談所、婦人相談所、郡部における県社会福祉事務所などが配置され身体障害者相談員、知的障害者相談員などを中心に活動が行われてきた。市には福祉事務所が置かれ、生活保護に関する業務、特別養護老人ホーム・身体障害者更生援護施設・知的障害者援護施設・助産施設・母子生活支援施設・保育所などへの入所事務、母子家庭などの相談、調査、指導業務が行われ、町村では特別養護老人ホーム・身体障害者更生援護施設・保育所への入所事務、在宅福祉サービス・老人医療・老人保健事業などが行われてきた。

さらに、各市町村には国から委嘱を受けた民生委員・児童委員が配置され地域における相談の窓口としての活動が行われている。また、社会福祉事業法により国・県・市町村に社会福祉協議会が組織され、住民の参画による多様な社会福祉活動が展開されてきた。

しかし、これまで社会福祉事業は、障害の種類別に個別的な事務処理とサービスの提供が行われ、市町村としての独自の体制整備やサービスの総合化、コーディネート機能などについては不十分であった。１９９０年代後半から社会福祉基礎構造改革が進められ、社会福祉八法や社会福祉事業法なども改正されていき、新たな社会福祉体系のなかで、保健事業、福祉サービスなどの基盤づくりは、住民に最も身近な市町村の主体性と責任性が求められるようになった。

将来的には、地方行政においては、年齢や障害の種類、保健・医療・福祉の別なく、機能障害・生活障害に総合的に取り組む地域ケア体制の整備が望まれる。このことは住民の複合したケア課題に各種の専門窓口・専門職が連携して複合支援を行う必要性からだけではなく、財政基盤が脆弱で、多くの行政職員を抱えられない町村にあって縦割り体制ではなく、関連部局が連携し相互協力のなかで事業を進めなければ対応できなくなってきている現状を打開するうえでも必要と考える。

医療については、その特殊性・専門性から市町村を基盤とする各種の事業とは別に医療機関による単独的な保健・医療活動が展開される傾向が強かったが、地域の第一線医療機関にあっては、地域ニーズを踏まえ、プライマリ・ケア機能を発揮することが求められている。保健事業への医療機関の積極的な参画、介護保険制度下における複合ケアへの医療専門職としての参画、医療機関内での地域ケアの窓口体制の整備など、医療機関が自ら変革していかなければならない課題は多い。

これまで、モデル的な保健事業を推進してきた市町村は多いが、なかでも、沢内村、八千穂村、鷹栖町、大和町、和良村、八雲村、朝倉町、御調町、五色町などは早くから独創的な事業推進を推進し、先進的な取り組みとして注目されてきた。多田羅氏らは全国調査の分析をもとに、これらの地域は次のような共通した特性を有している、と述べている。

- ・行政が熱意をもっている。
- ・保健・医療・福祉の連携体制ができている。
- ・医療機関と行政が一体となって事業推進している。
- ・多様な住民参加のしくみがある。
- ・明確な目標を設定している。
- ・保健所・大学などの協力・支援がある所が多い。
- ・幅広い保健事業を展開するための仕組みが構築されている。
- ・医療機関など専門機関に事業推進のリーダーがいる。

このように、市町村を基盤として質的に高い保健事業を推進するためには、行政が財源確保のために熱意をもって県・国などに働きかけるとともに、協力機関間のコーディネート役を果たすなど住民に最も身近な行政としての責任を発揮する必要がある。

また、これら先進地域の多くは、何らかの住民参加がみられ、住民と協働する保健事業の展開を志向することが地域ぐるみの取り組みに発展する重要な要素であることを示している。

〈文献〉

・多田羅浩三：他席：市町村の保健事業．日本公衆衛生協会、1984

・星　旦二：地域保健法と今後の展望．保健師雑誌、1026—1033、50（12）、1994
・出村勝利：市町村保健センターの問題点．保健の科学、183—185、24（3）、1982

10. コミュニティー・ケアと「住民主体」「住民参加」

2. で前述したように社会福祉辞典によれば、コミュニティー・ケアは「ノーマライゼーションの理念にもとづいて、要援護者が地域社会において自立した地域生活を送ることを可能にすることをめざした地域福祉の体系」とされているが、要援護者だけでなく地域住民の健康の向上や病気の療養支援をも含めた体系として理解すべきものと考える。「コミュニティー」の定義についても諸説があるが、国民生活審議会コミュニティー問題小委員会報告書（１９６９）によれば「生活の場において、市民としての自主性と責任を自覚した個人および家庭を構成主体として、地域性と各種の共通目標をもった、開放的でしかも構成員相互の信頼感ある集団」としている。コミュニティー・ケアとはこのような集団のなかで営まれるケアということになろうが、必ずしもコミュニティーたる要件をみたしていない地方自治体や地域の実情からして、むしろケアをとおしてこのようなコミュニティーを形成していこうという志向性を表した呼称であるともいえる。したがって、単にインフォーマル・サポートをさすだけでなく、「市民としての自主性と責任を自覚した」主体的な活動と連動した行政施策やケアの基盤づくり、公私協働など多様な取り組みをさす概念として捉えるべきであろう。「住民の主体的活動」の支援のあり方は、その理念と具体的実践が乖離しやすい課題でもある。健康づくりや相互支援による共生は、すべからく住民自身の自主性・主体性に依拠しなければ改善できない課題であるが、「住民主体」と一口にいっても「住民」は実に多様な価値観を有している。

行政の保健事業について松下氏が「保健担当者を含む行政は、その結果（効果）を焦るあまり、結果を生み出す過程が軽んじられ、活動の評価や視点が取り組む過程に向けられず、行政の側で期待している到達点に向けられる傾向が強かった」と指摘しているように、それが住民の主体的な力量形成を阻害してきた面は否定できない。近年、とくに保健・医療面でevidence（根拠）に基づいた事業・医療を進めることが強く求められるようになり、その傾向に拍車がかかっている。保健や医療が科学的根拠に基づいて遂行されることが重要なことは論をまたないが、科学的に効果をはかりながら住民の主体性を「好ましい方向」に誘導しようとする試みが必ずしも住民の主体性を育むものにはならないことを留意しておく必要がある。住民は必ずしも理屈ではなく極めて感性的、物語性のなかで生きている。

それがクーリの言う家族、近隣、地域集団などの一次集団の特性でもある。そこに「あるべき論」をもちこむと住民感情との間に深刻な軋轢を生じることが少なくない。

主体形成の過程では住民の感性がどれだけ揺り動かされているかを注視することが、専門職にとって極めて重要である。専門職が抱いている望ましい方向への誘導と住民の反応、その葛藤を繰り返しながら目標に近接していくことになるが、ことかように行政や専門機関と住民との「協働」は極めて難しい課題である。

地域福祉の主体形成の方法として施策面では、計画・運営への住民参加、社会福祉に関する情報提供、住民への福祉教育の推進などがあげられているが、あて職だけの住民参加や、とおり一辺の情報提供、関心のある人だけを集めただけの福祉「教育」など、その方策がおざなりになっている感は否めない。

コミュニティー・ケアの場では、住民だけが主体ということではなく政策策定過程、ケアの提供、地域での互助、いずれの局面においても多元的主体性を許容しながら協働することが地域の福祉力の向上や住民の力量形成につながる。

住民主体のコミュニティー・ケアの推進のためには、住民の主体的活動の高揚もさることながら、それらの活動をおこしやすい仕組みづくりに力を注ぐことが行政をはじめ各種の専門機関・専門職に求められる。筆者らも旧五色町において医療を含めて地域ケアに関わる全職能団体、大学研究者などの協働による「地域ケア研究会」を立ち上げ、これからの「地域ケア」のあり方について同じ土俵で研究・協議を行なってきた。その趣旨は広義のケアの原点に立ちかえって、保健・医療・福祉を包括した総体的地域ケア基盤を構築するための土壌づくりをしようということであった。住民の主体性を論じ、参画・協働を促しながら、地域ケアに関わる行政や専門職・団体がコミュニティー・ケア発展のための連携をないがしろにすることがないよう戒めなければならない。また、いかなる方法論も技術論も当事者・住民とのシンパシーが欠如する状況にあっては簡単に瓦解することを忘れてはならない。

わが国では、これまで行政、住民双方に行政責任と住民の役割の明確化への努力があまり行われてこなかったきらいがあり、協働環境が未成熟といえる。そのことが、行政が企画した事業に協力願うような古い「住民参加」の捉え方が払拭できない要因ともなっている。住民側からすれば「住民参加」と称し、体よく利用されてしまうのでは、という疑心暗鬼が生じやすいものである。

久塚氏は、地域保健における行政と住民の関係について、「今日の『地域保健』における『公／民』の関係とは、『保健』『福祉』『医療』のそれぞれが内包していた『公／民』の関係ではなく、『保健・医療・福祉』という第三項によって導き出されたものである。そのような位置づけのもとに、新しい『公／民』の関係は存在するのである」と述べているが、今後、住民との共同推進体制の構築にあたってはこの指摘を念頭におく必要があろう。

〈文献〉

・松下　拡：組織づくりその概念と実践の接点、保健師雑誌、270―275、48（4）、1992
・久塚純一：公的責任、保健師雑誌、944―948、50（12）、1994

11. 地域ケアをめぐる基礎的な課題

保健・医療・福祉の連携の必要性が言われて久しいが、地域ケアの場では今日なお「連携」が大きな課題となっている。連携をめぐる課題は地域の状況より若干異なるが、長年にわたり克服されない基礎的な諸課題を「地域」実践現場、「学問」の分野において克服していく努力が必要である。また、連携を促進するための誘導的政策も検討されるべきであろう。今日、市町村レベルでも包括ケアシステムづくりが進められる時代となったが、その「連携」はいまだ情報共有の段階にとどまっており、事業執行は必ずしも、行政、社協、施設、医療機関で整合性のあるものとはなりえていない状況である。

図4-6に示すように、「ケア総論と各論の乖離」は、原論としてはケアの広義性が説かれながら、技法論においては従来からの各領域におけるケア論の延長であるなど、広義のケアの概念を中核に据えた新たな「ケア」「地域ケア」創出へのダイナミズムが乏しい現状にあり、実践現場において、広義のケアを理解したケア方策の創出が望まれる。そのようなダイナミズムを生むためには、保健・医療・福祉領域、各職能団体が各領域ごとのケア論を展開し、自らのテリトリーを擁護しようとするような土壌を排除していかなければならない。少なくとも学閥的体質を基盤にした集団形成や単一職種だけの研修会・学会での「あるべき論」の醸成は避け、幅広い領域、職種、住民、当事者などが土俵

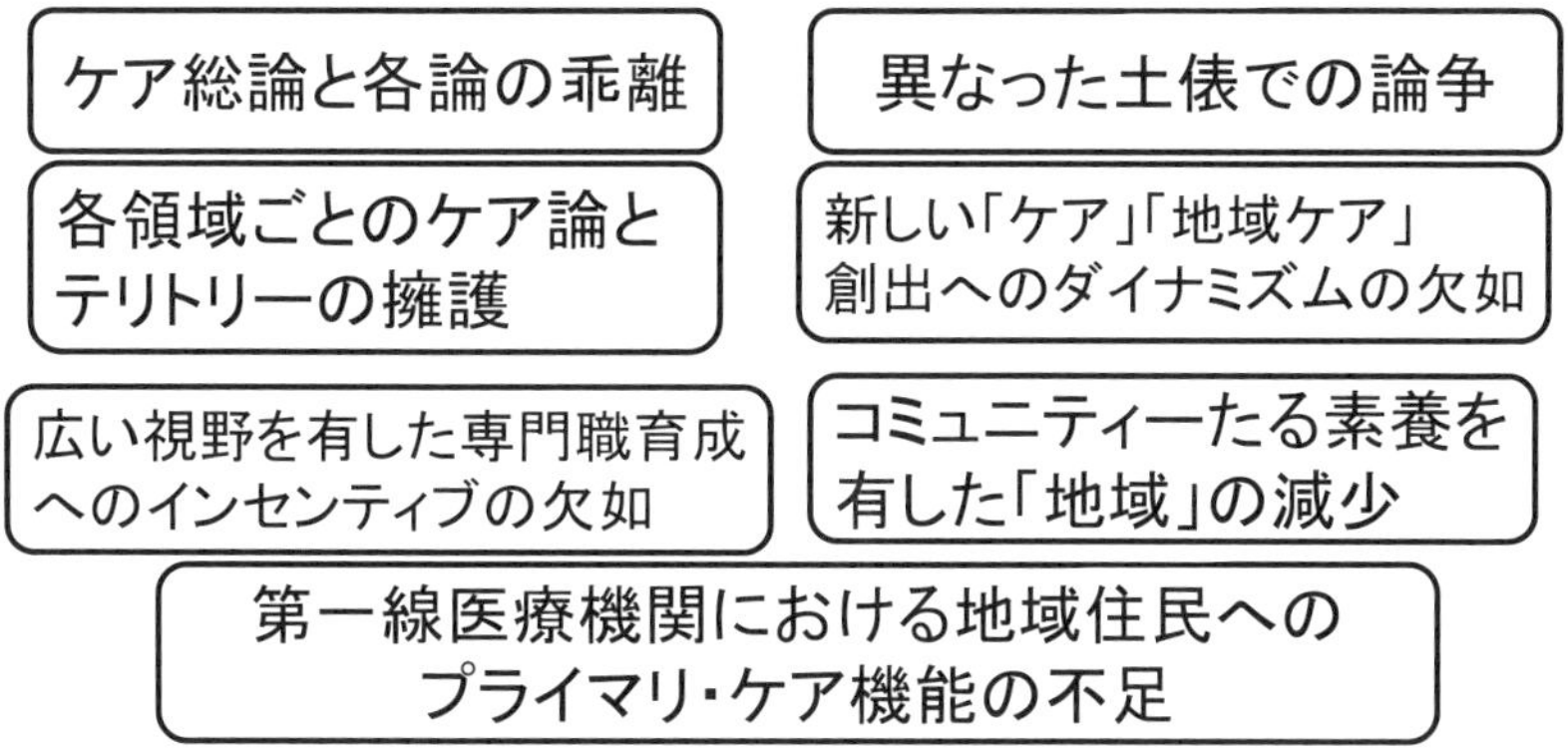
ケア総論と各論の乖離
異なった土俵での論争
各領域ごとのケア論とテリトリーの擁護
新しい「ケア」「地域ケア」創出へのダイナミズムの欠如
広い視野を有した専門職育成へのインセンティブの欠如
コミュニティーたる素養を有した「地域」の減少
第一線医療機関における地域住民へのプライマリ・ケア機能の不足

図４−６　今日の「地域ケア」をめぐる基礎的課題

を同じくして、共通認識を醸成するなかでこそ、本来の「ケア」「地域ケア」への道標がみえてくると思われる。

そのためには、大学など教育分野が、広い視野を有した専門職を育成するプログラムを策定し、社会に送り出していく努力が求められる。

農村社会を母体として発展してきたわが国の「地域」は、生産の共同とともに生活の共同のなかで育まれてきた。そこでは冠婚葬祭をはじめ、病気やさまざまな困難への相互ケアが日常的に営まれてきたが、経済発展の過程でコミュニティーとしての要件が漸次低減していくなかで、社会保障制度にのみケアを委ねる状況に陥っているといっても過言ではない。そのような「地域力」が低下した社会状況のなかで、かつては防ぎえたような犯罪も多発し、障がい者や高齢者などの社会的弱者の地域生活の支援もおぼつかなくなっている。

一方、医療の高度化、生活習慣病の増加、高齢者の増加などにより国民の医療費が高騰するなかで、医療費・介護費の抑制政策が強化されているが、「地域ケア」を総体的、連続的に推進するためには地域の第一線医療機関によるプライマリ・ケア機能がもっと発揮されなければならない。

しかし、今日、第一線医療機関の医師に保健・福祉など地域ケアにかかる分野についての知識と理解が概して乏しく、相互連携の阻害要因になっている事例があることは否めない。今後、保健、医療、福祉が分断的に展開される環境が続くようであれば、わが国の「地域ケア」の質の向上は展望しがたい。

幸い、地域と関わりながら全人的医療を担う総合診療専門医の制度化により、今後、医療の場でそれを担う医師が輩出されることが期待され、地域の第一線医療機関が住民の健康教育、健康相談、医療、患者療養指導、介護をめぐる「かかりつけ医」としての役割を発揮するなど、プライマリ・ケアを積極的に展開できるような制度設計が急がれる。

12.「地域」は誰が守るのか

いつの間にか、ケアが専門職の独壇場となった感がある。素人が介護などに手を出して、「何かあったら大変だ」、「介護保険制度ができて、介護を担う専門家ができたのだからそれにまかせたほうがいい」。

それまで人びとは当たり前のように、差し出がましさを発揮しあっていたというのに腰が引けてしまっている。何かの役割を果たすことに、役所のお墨付きをもらわないと動かない。権利、義務、契約、訴訟の日常化…。何かあったら、責任持てない…。

確かに、いろんなクレームをつける人たちはいる。しかし、専門機関、専門職まかせだけで「老後に至るまで安心して住み続けることができる地域」ができるとも思えない。

近藤克則氏は著書「健康格差社会」のなかで、Social Capital（社会関係資本、人間関係資本）が豊かな地域、すなわち、相互信頼感、互助意識、ネットワークへの積極的参加など「地域」の構成員がもっている社会的能力、組織の底力、ご近所の底力などが高い地域では、主観的健康感が高い、死亡率が低い、合計特殊出生率が高い、自殺が少ない、凶悪犯罪が少ないという共通特性があると報告している。

やはり、そこに暮らす人びとの健康や暮らしの支えあいは、地域の人びとが腰を上げて取り組まなければならない課題である。

地域包括ケアの基盤は、専門職集団のネットワーク化だけでなく、住民活動の高揚と組織化が欠かせない。

〈文献〉

・近藤克則：健康格差社会、医学書院、2005

13. 現場と現場性

「現場」が「現場性」を失いつつある、という危惧をいつの頃からか感じている。

よかろうが悪かろうが、ただ目の前のことをこなしているだけで「現場」を自己主張することははばかれる。「現場」が「現場」たるゆえんは現実に起生している事柄を見据えて、直面した問題を「何とかしていこう」とするところにある。それを「現場性」と表現するならば、今、多くの「現場」においてこの「現場性」が希薄になってはいまいか。この「現場性」はその分野の実践の質を高めていくだけでなく、学問の質、方向をも正す力をもっている。人びとの安寧にかかわる分野ではとくにそうである。

いきなり「学問」が新しい歴史をつくるのではない。「現場性」が学問の姿勢、道筋、テーマを育みながら新しい実践・学問体系を生み出していくのだ。

今日、「研修会」がめまぐるしいほどに開催されているが、「現場」から目をそらして研修しても知識欲を満足させるだけのことに堕してしまいはしないか。

「現場」生活が長くなればなるほど、気持ちが「現場性」から遠ざかっていく。それほどに「現場」には魔性が潜んでいる。

14.「死の教育」と安寧な終末をめぐる宗教活動

今日ほど、人間が如何に死んでいくべきかが論議されている時代はない。かって自分の住み慣れた家で親しい人たちに囲まれて言い残したいこと、別れの言葉を交わしながら死を迎えた時代には今日ほどの論議はなかった。医学の進歩とともにある程度の延命治療が可能となり、生かすことに使命感をもった医師はあらゆる装置を駆使して患者の生を支えてきた。ところ狭しと並んだ医療機器に分断され、遠慮がちに患者と家族は最期の別れの時を迎えることに無念を覚えることは当然といえよう。

もはや治癒の見込みがなく、限られた時間しか残されていないとき、どう生きるか、残された生を支えるための「死の教育」や「宗教」の関わりの必要性が指摘されている。

しかし、人びとの心のなかに宗教的基盤の希薄なわが国において、終末期における宗教的かかわりが残された生の支えとなり得ているのか定かではない。死を直前にして宗教が関与しても信仰がなければ救いにはならないからである。そういう点では、子どもの頃から人としての死生観を身につける何がしかの宗教的土壌の豊かな生活環境のなかで、育まれることが大切であると思われる。

末期医療に際し、臨終が真近になって医療人がその対応に戸惑い、宗教家による対応に委ねることが少なくないが、宗教は本来、生きているときに精神的に依拠するものであり、医療従事者は、本人の宗教への帰依を度外視した安易な、その場しのぎ的な宗教依存に逃避することなく、一人ひとりの死を真正面から見据え、ともに迷い苦しむ気持ちを失うべきではなかろう。

死を前にして逝く人も送る人も混乱しないで別れを享受できることを目的とした「死の教育」の必要性が言われているが、「命」が命の終わりを受容することは至難である。先に逝く人の「人間としての弱さ」をしっかりと受けとめ、その心に寄り添うケアが何よりも大切であろう。十分活動できるときは死を忘れ精一杯頑張り、死ぬ時くらい少々見苦しくてもいいのではないかという思いもある。われわれ「凡夫」はなかなか悟りの境地で死んではいけるものではない。赤裸々でいいし、何も「りっぱだった」といわれるような死を目指す必要はないのではなかろうか。人生、裃をつけなければならないことが多いのだから、生涯の終わりくらい裃を脱がせてもらってよい。その弱さを許容し、そばに寄り添ってくれる人たちがいればそれでよいと思うのだが。死を通して生を考える「教育」はやはり必要だろうか。

(1)仏教組織にみる地域ケア活動とその課題

ビハーラ活動は、病院・福祉施設などのような施設だけでなく在宅を含めて、精神的な不安や苦悩を抱える人びとに寄り添い、それらを和らげていこうとする活動である、とされている。仏教組織でビハーラ活動が本格的に取り組まれ始めたのは近年のことであり、具体的な実践活動研究会が浄土真宗本願寺教団にできたのは1986年のことである。そこでは、ビハーラ活動の基本指針を次のように定めている。
・広く社会のなかでいのちを見つめるビハーラ
・いつでもだれでも実践できるビハーラ
・相手の望みに応えるビハーラ
・医療・福祉とともにあるビハーラ
ビハーラ活動は宗教者の立場からすると宗教活動の一方法であるが、社会福祉実践の立場からみると「社会生活上の困難を除去、軽減する」有力な方法とみることができ、従来のソーシャルワークによるアプローチの限界性を超えて対象者に迫りうるものがビハーラ活動にある、と言われているように、ビハーラ活動は仏教思想を基盤としながら地域ケア全般に関わる活動として推進しようとされているが、現在のところ、その活動の大部分はターミナルケアの場におけるスピリチュアル・ケアである。

〈仏教思想に基づくビハーラ活動の課題─基幹（同朋）運動としての地域ケア運動〉

歴史的に育まれてきた仏教思想に基づく道徳的基盤や人びとの間での相互ケアが失われつつある。「地域」の姿がかすみ、「地域力」が脆弱になった今日、地域の寺院が地域再生の要として、人々のよりどころとなる「ケア」の拠点として蘇る必要があろう。「自利」により個人の安心立命に終わるのではなく、「自利利他」、円満の大乗仏教の願いに答えなくてはならない。浄土真宗の教団では、その教義に立ち返り、歴史的に教団としておかした過ちを是正し差別の解消を中心とした社会運動（基幹運動）を行なっているが、まだその活動の広がりは十分とはいえず、寺院は利他業としての布施の活動を日常的に展開することが望まれる。

日常活動としては、寺院を場としたインフォーマル・サポートの展開があげられるが、とくに、寺院の一部を小規模多機能施設などに活用し、同朋が念仏のなかでケアを受けられるよう寺院が率先して「布施」行をすべきであろう。

（2）キリスト教にみる地域ケア活動

古代から、自ら貧しい境遇に身を置き他者を豊かにするというキリスト教的ケアの担い手であった奉仕女が、飢えによる衰弱者、病人、孤児、寡婦にみられる「貧困」と深く結びついた活動を行なってきたといわれている。キリスト教が伝わってきた当時のわが国では、大衆のさまざまな「貧困」に宗教が積極的に向き合わなかったことなどもあり、キリスト教団によるさまざまなケア活動がわが国で浸透していったものと考えられる。

今日、キリスト教を基盤とした地域ケアは、仏教と同様、ターミナルケアに関わる活動が主流であるが、キリスト教的理念（信仰、希望、愛）の下に介護保険制度による各種のケアサービスや、障害者自立支援法による生活支援サービスを行なっている施設も多くなってきている。このように地域ケアへの宗教的関わりも既存の制度に乗る形で展開されることが多くなっているが、個人の救済活動や多様なインフォーマル・サポートを通じて、フォーマル・ケアとインフォーマル・サポートの複合する仕組みづくりなどの提言や、宗教的組織基盤を活用した日常的ケア活動の促進が望まれる。

〈宗教的基盤を活用して高揚が望まれる実践と運動〉

① インフォーマル・サポートの拠点としての活動

・よろず相談ができる拠り所（生死の迷いの中にあるすべての人びとを救う）

・インフォーマル・サポートの拠点としての包括的ケアマネジメント（多職種との連携）

・インフォーマル・ケアも含めた小規模多機能施設としての活動

・ともに歩む同胞へのケア研修の場として寺院・教会を活用

② 地域ケアの質的向上のための多職種、多機関、地域の人びとの連携活動の拠点

③ 宗教関連教育のなかでのケアに関する教育の充実

④ 教団内における各種ケアに関する専門指導部署の確立

〈文献〉

・浄土真宗本願寺派ビハーラ実践活動研究会編：ビハーラ活動、本願寺出版社、1994

人と人の「連携」を可能にするのは
高邁な理屈ではない。
人間としての「共感」が
「共鳴」をさそい、
「活動」を生む。

【実践に関連した自著・共著論文】

・長野県における農村婦人の肥満に関する研究、日本農村医学会雑誌、VOL32・No2・P88―100、1983
・農村住民の1日摂取食品中Na、K量と尿中時間別排泄量、ならびに早朝尿中Na/creatinine値の生活習慣病予防対策のScreening的利用価値についての一考、兵庫医科大学医学会雑誌VOL9・No1・P39―52、1984
・学童の血清脂質に関する疫学的研究（1）高脂血症児と健常児における血液性状、栄養摂取量、身体計測値および体力測定値の比較検討、兵庫県医師会医学雑誌、VOL29・No2・P40―45・1986
・淡路島学童におけるアポリポ蛋白質CⅡの分布と血圧、血液諸検査値、栄養摂取量および高血圧家族歴との関連について、日本公衆衛生雑誌　VOL33No7・P329―339・1986
・淡路島五色町における学童期生活習慣病対策から―高血圧家族歴と血圧、諸検査値の疫学的検討、日本循環器管理研究協議会雑誌、VOL22・No3・P381―386・1988
・脳血管疾患多発地域の中学生における血清と赤血球のマグネシウム濃度に関する疫学的研究、マグネシウムVOL7・NO1・P51―56・1988
・淡路島　―地域における学童の血清脂質、アポリポ蛋白質の家族集積性と経年変化に関する疫学的研究、日本衛生学雑誌、VOL44・No6・P1083―1090・1990
・中学生の健康に関する知識と生活様式についての疫学的研究、民族衛生、VOL58・No2・P87―98・1992

・ゲートボール中の循環動態の変動に関する調査、臨床スポーツ、VOL9・No1・P71—78・1992
・児童・生徒を対象とした地域総合栄養調査システム　—五色栄養調査システムの構成と調査方法—、学校教育研究、VOL4・P131—146・1993
・五色町における住民の総合的ライフケア対策の指針づくり　—農漁村における肥満要因の多角的検討—、小野スポーツ科学、VOL2・P167—185・1994
・地域包括ケアの実践的考察　—その1．ヒューマンネットワークの形成過程における諸問題と克服要因の考察—、家庭医療、VOL3・No2・P13—23・1995
・特別養護老人ホームにおける健康管理に関する多角的検討、老年社会科学誌、VOL17・No2・P117—128・1996
・双方向ＣＡＴＶを活用した在宅療養支援システムの構築と運用評価、日本農村医学会雑誌、VOL44・No5・P690—696・1996
・学齢期小児の血清 IgE の分布とアレルギーに関する疫学的研究：Goshiki Health Study（1）Study Design および総 IgE の分布、日本小児アレルギー学会、VOL11・No2・P41—50・1997
・要介護・要援護老人の在宅生活の阻害要因に関する研究、大阪医科大学雑誌、VOL56・No1・P 15—23・P1997
・行政の在宅保健・福祉サービスを受けている高齢者の特別養護老人ホームの入所に関連する要因について、日本公衆衛生雑誌、VOL45・No1・P 45—55・1998
・児童・生徒における生活習慣の家族歴について、鳴門教育大学研究紀要、VOL15・P27—34・2000
・一農村地域に在住する高齢者における抑うつ症状と受療状況との関連、大阪医科大学雑誌、VOL60・No2・P32—39・2001

・生活自立高齢者における日常生活時血圧変動と抑うつ症状、睡眠状況との関連、日本公衆衛生雑誌、VOL49・No3・P178—187・2002

・生活自立高齢者における要介護状態移行に関わる短期的予後危険因子の年齢期による差異、大阪医科大学雑誌、VOL62・No1・P1—7・2003

・基本的日常生活動作の自立している地域高齢者の閉じこもり状態像とその関連要因、大阪医科大学雑誌、VOL62・No2・P124—132・2003

・地域に在住する生活自立高齢者の歩行の特徴とその関連要因、大阪医科大学雑誌 VOL62・No1・P79—88・2003

・学齢期小児における血清尿酸と循環器疾患のリスクに関する疫学的研究：Goshiki Health Study（1）Study Design および血清尿酸の分布、学校保健研究、VOL45・No6・P528—540・2004

・コミュニティーの基盤づくり —保健・医療・福祉の総体的推進—、月刊福祉、VOL87・No2・P28—31・2004

・地域に在住する自立高齢者の生活活動性低下に関連する起立時の大脳循環代機能、愛知教育大学保健管理センター紀要、VOL4・P3—10・2005

・学齢期小児の貧血とその関連要因に関する疫学的研究 —血漿ビタミンCと貧血—、教育医学、53（3）・P193—201・2007

・農村地域在住高齢者の生きる意欲に関連する因子、甲南女子大学紀要、創刊号、P39—45・2008

おわりに

生まれ育った頃の田舎へのノスタルジーもあってか、人口高齢化のなかで農村が崩壊しつつある現状に心を痛めている。人びとの心の故郷である農村社会がなくなっていくことは、日本の健全な社会構造を維持するうえでも由々しき事態ではなかろうか。しかし、若者が居つく『活性化』方策を希求しても、経済の論理のもとでは、うまくいかない事例が多い。その非情な現実のなかで、残された高齢者が家を守り、人生とともにあった田畑を眺めながら暮らし続けるための医療・ケア・生活支援の仕組みを創出し、「故郷に帰ろうかな」と思う人たちの老後不安をも払拭する基盤がなくてはならない。地域の総力をあげてその仕組みづくりが急がれる。

医学界では、ようやく「総合診療専門医」の養成にむけて動き始めた。遅きに失した感はあるが、専門分化が進み、幅広い診療素養を有した医師が少なくなり、疾病だけでなく生活背景も勘案しながら医療を担う医師の必要性が国にも理解され、専門医養成の制度改正につながった。

総合診療医養成カリキュラムも整ったが、少し気になるのは、幅広い診療能力の養成は当然のこととして、指導書のなかに、地域にどう向き合うか、地域医療、地域ケアの具体的実践論が希薄ではないかということである。

「地域医療」が直面する諸問題は、医学の物差しだけでは測れない面があることに留意する必要がある。その思いもあって、本書は、地域と関わる実践を中心に記載したが、もちろん、筆者の実践経験は限られたものであり、これから地域医療・ケアに携わる多くの人たちが新しい地域実践を積み重ね、わが国における地域医療・地域ケアのあらたな姿を住民とともに創り上げていってほしいと願っている。

思えば、私にとっての「地域」とは、赴任地だけではなく、いつも故郷をはじめ、人々の懐かしくもさびしい島や農山村でありつづけた。

稿を終えるにあたり、松島松翠先生をはじめ、佐久総合病院のかつての仲間である飯嶋郁夫さん、浅沼信治さん、横山孝子さん、大垣書店出版部の方々の心温まるご指導や、出版にむけてのご尽力に深くお礼申し上げます。

２０１９年秋

プロフィール
〈略歴〉（2020年３月現在）
・広島県　上蒲刈島生まれ
・大阪医科大学卒業
・長野県厚生連佐久総合病院外科、内科、健康管理部
・兵庫県 国保五色診療所長、五色町健康福祉総合センター所長兼務
・五色町理事（保健・医療・福祉統括担当）
・兵庫県 洲本市健康福祉部理事
・甲南女子大学看護リハビリテーション学部教授
・多可赤十字病院院長
・多可赤十字病院名誉院長、兵庫県多可郡多可町医療保健福祉統括参与

〈主な著書〉
・死んだてか、まだ生きとらよ―潮騒の町の地域ケア奮闘記、厚生科学研究所、1998（単著）
・医師・歯科医師・薬剤師のための介護保険実務ガイドブック、2000（共著）
・病気からみた高齢者在宅ケアマニュアル、金芳堂、2001（編著）
・症状からみた高齢者在宅介護マニュアル、金芳堂、2001（編著）
・保健・医療・福祉の連携による包括的地域ケアの実践、金芳堂、2002（単著）
・医療・福祉系学生のための専門基礎科目、金芳堂、2007（共著）
・研修医・指導医のための地域保健・医療／予防医療、金芳堂、2008（編著）
・弥陀の舞う島、日本文学館、2009（単著）
・保健・医療・福祉を学ぶ人のための地域ケア総論、久美出版、2009（単著）

他

地域を紡ぐ包括的医療・ケア

2020年８月１日発行

著　者　松浦 尊麿

発　行　株式会社 大垣書店
京都市北区小山西花池町１－１

印　刷　亜細亜印刷 株式会社

ISBN978-4-903954-32-5